JN436090

여과백문

여과백문(女科百問)
Korean Translation Copyright © 2016 Chae Duck Won All rights reserved.
This Edition was published by Jipmoondang Publishing Co. in 2016, Seoul, Korea.

이 책의 저작권은 역자에게 있습니다.
이 책의 출판권은 집문당에 있습니다.
저작권법에 의하여 보호를 받는 저작물이므로 무단전재와 무단복제를 금합니다.

여과백문

齊仲甫 저
채덕원 역

집문당

채덕원(蔡德元) 중부대학교 한약자원학과 졸업
명지대학교 산업대학원 자연치유학과 자연치유학 석사
원광대학교 한의학전문대학원 한의정보학과 한의학 박사
현 명지대학교 산업대학원 건강과학산업학과 초빙교수
명지대학교 사회교육원 교수
서울시 국민생활교육 전통선술연합회 부회장
자연건강정보학회 회장
저서『안티에이징헬스치공』공동편찬위원

여과백문

2016년 1월 11일 1판 1쇄

저 자 | 齊仲甫
역 자 | 채덕원
발행인 | 임동규
발행처 | **집문당**
등 록 | 1971. 3. 23. 제300-2012-69호
영업부 | 10881 경기도 파주시 광인사길 85
(02)743-3192~3 팩스(02)742-4657
전자우편 | sale@jipmoon.co.kr
편집부 | 03134 서울시 종로구 돈화문로 82
(02)743-3096~7 팩스(02)743-0227
전자우편 | edit@jipmoon.co.kr
홈페이지 | www.jipmoon.co.kr

편 집 | 남시중
디자인 | 임용우

ISBN 978-89-303-1710-8

가격 25,000원

이 도서의 국립중앙도서관 출판시도서목록(CIP)은 e-CIP홈페이지(http://www.nl.go.kr/ecip)와
국가자료공동목록시스템(http://www.nl.go.kr/kolisnet)에서 이용하실 수 있습니다.
(CIP제어번호: CIP2015036278)

추천사

채덕원 박사를 대하면 『논어論語』에 “제자는 집안에서 효도하고, 밖에 나가서는 남을 공경하며, 언행엔 변함이 없으면서 진실하고, 많은 사람에게 어진 덕을 베풀고, 어진 사람을 가까이 하며, 그러고서도 여력이 있으면 학문에 힘써야 한다.”고 하신 공부자孔夫子의 말씀이 생각난다.

채 박사는 젊은 시절 가문의 종추로서 가솔들을 거느리고 큰살림을 꾸려오면서, 깊은 신앙심으로 밖의 모든 사람에게도 자신의 도움이 필요한 곳에는 몸을 아끼지 않고 봉사하는 덕을 베풀며 살아왔다. 그는 늦은 연세에도 불구하고 본인의 할 바를 다하고, 시간을 쪼개어 학문에 대한 열정으로 원광대학교 한의학전문대학원 박사과정을 시작하였다.

그는 박사과정 재학 중 매주 왕복 천 리 길을 멀다 아니하고 빠짐없이 먼저 수업에 참여하는 성실성으로 젊은 학우들의 모범이 되었다.

학기가 시작되고서 그가 학위논문 연구주제를 무엇으로 정해야 할지 나에게 상의하기에, 그때 마침 내가 부인과 전문서적이면서 국내에 잘 알려지지 않은 『여과백문女科百問』에 관심이 있었기에 이를 연구할 것을 권하였다.

국내에서의 부인과 관련 서적 연구로 진자명陳自明의 『부인대전양방婦人大全良方』은 다수 있으나, 제중보齊仲甫의 『여과백문』에 대한 연구는 전혀 없는 실정이다.

古書의 국역 연구는 제2의 창작이라고도 한다. 언뜻 쉬워 보일 수도 있으나, 저자의 생각을 우리 글로 옮기는 작업인 만큼 적절한 어휘의 선택으로 본래의 의미에 부합해야 하기 때문이다. 또 우리나라 전래의 고문연구 방법으로 현토懸吐작업도 이루어져야 의미가 있기에, 비록 학위과정을 시작하자마자 시작한 연구라 할지라도 심고하는데 오랜 시간이 요구된다.

채 박사는 자신이 이루고자 하는 목표를 위해 인내와 열정으로 방학 기간에도 연구실에 나와 연구를 진행하였으며, 집에 돌아가서는 매일 새벽에 일어나 어두운 방에 스탠드를 켜고 작업을 하였기에 시력도 많이 나빠져 본인에게 안질에 대한 처방을 부탁한 적도 있다.

자신의 노력은 물론이고 가족을 비롯한 주변 분들의 도움과 성원으로 마침내 학위논문의 심사를 통과하여 한의학박사의 영예를 취득하고, 더하여 교수로 대학에서 후진을 양성하는 보람을 갖게 된 것에 찬사를 보낸다. 또 학위논문에만 그치지 않고 이를 다시 정리하여 이제 한 권의 책으로 세상에 내놓게 되어 기쁜 마음 한량이 없으며 다시 한번 축하를 보낸다.

이 책이 여러 사람에게 읽혀져 한의학 발전과 함께 여성 질환 치료에 보탬이 되기를 기대한다.

2016년 1월
원광대학교 한의과대학 교수
금경수 근서

역자 머리말

2012년 가을 원광대학교 한의학전문대학원에 입학했을 때만 해도 그저 무사히 박사과정을 마치고, 또 박사학위를 취득하는 것이 목표였다. 하지만 생각보다는 더 힘든 과정이 기다리고 있었다. 강의가 있는 날이면 새벽차에 몸을 싣고 익산역으로 향했고, 강의가 끝나면 다시 기차를 타고 밤늦게 광명역에 도착하는 일정이 2년간 계속되었다. 강의도 따라가기가 쉽지 않았는데, 금경수 교수님, 정헌영 교수님, 엄동명 교수님, 정현종 교수님의 강의들은 따로 정리하고 되새겨보지 않으면 안 되는 상황이 계속되었다.

1학기가 지나갈 때 쯤 지도교수님이신 금경수 교수님이 『여과백문女科百問』을 권하시면서, 국역을 통해 내용을 고찰해보면 어떻겠느냐는 의견을 주셨다. 그러잖아도 박사학위 논문으로 연구주제를 정하지 못해 마음이 다급하던 나로서는 가뭄에 단비 같은 말씀이었다.

한의문헌학사전에 따르면 『여과백문』은 송대宋代 제중보齊仲甫 선생이 편찬한 서적으로 1220년에 간행되었으며, 상하 2권으로 구성되어 있는데, 문답체로서 산부인과 주요질병 치료의 요점을 기술하였다. 상권 전반부에는 부녀자의 생리와 병리를 설명하였고, 후반부에는 월경, 대하병을 중심으로 산전 질환의 증상과 치법을 논술하였다. 하권에서는 임신 이후, 즉 임신 중, 출산, 산후에 따라 각 시기의 질환 증상과 치법을 논술하였다.

부인과 질환은 『여과백문』의 서문에서 "남자 10명을 치료할지언정 어린이 1명을 치료하기 어렵고, 어린이 10명을 치료할지언정 부녀자 1명을 치료하기 어렵다"고 한 것과 같이, 그 특수성과 복잡성 때문에 치료도 일반 성인의 치료와 달리 접근해야 한다. 따라서 소아과와 함께 의학사상 이른 시기부터 전문과로 구분되었으며, 현재도 구분하여 다루고 있다.

중국에서는 『여과백문』에 대한 교감이나 백화문으로 번역하는 등의 방법으로 어느 정도 연구가 되었으나, 한국에서는 부인과 서적에 대한 연구가 주로 『부인대전양방婦人大全良方』 중심으로 이루어져 『여과백문』에 대한 연구는 아직 없는 실정이다.

지도교수님의 추천 후 본인이 『여과백문』에 대한 사전 조사를 바탕으로 연구를 시작하게 되었고, 그 결과로 박사학위를 취득하게 되었다.

부족한 부분이 많은 논문임에도 불구하고, 지인들의 수많은 축하와 더불어 논문으로 그치지 말고 서적으로 출간을 해보는 것이 좋겠다는 의견들을 주었다.

처음에는 어렵다고 생각했었다. 본인이 국역하기는 했지만, 학위심사과정 중 심사위원 교수님들의 지도사항이 수없이 반영되었고, 결정적으로 원문 현토는 지도교수이신 금경수 교수님께서 처음부터 끝까지 일일이 지도해주신 덕분에 욕심을 내게 되었는데, 이 역시 금경수 교수님의 격려와 추천이 아니었으면 불가능한 일이었다.

혹 독자들이 책의 내용을 이해하는 데 다소 어려운 단어가 있겠으나, 의학용어이기 때문에 세밀하게 번역하지 않았고, 병증에 따른 약 처방전에는 『동의보감東醫寶鑑』에 수록된 내용을 삽입하였다.

책을 내느라 교정 과정에서 내용을 다시 들여다보니 또다시 수정할 부분이 있었다. 아마도 책이 나온 이후에도 그러할 것이다. 내용 중 미흡한 부분은 앞으로 강호 제현의 질정을 바란다. 인생의 황혼기에 들어섰지만 앞으로도 학문하는 마음가짐은 초심으로 한 발 한 발 전진해보고자 한다.

새삼 대학원에서 학위를 마칠 수 있게 도와주신 금경수 교수님, 그리고 학위를 받도록 도와주신 여러 교수님께 책 출간에 즈음하여 다시 감사를 드립니다.

끝으로 지금까지 함께해주신 하나님의 큰 은혜에 감사드립니다.

2015년 12월

채덕원

차 례

추천사 v

역자 머리말 vii

女科百問序(許穀) 1

女科百問序(齊仲甫 自序) 5

女科百問(閔齊及 序) 8

第一問 남녀의 본원 11

第二問 남자는 30에 여자는 20에 결혼하는 이유 13

第三問 부인병이 남성의 질환보다 많은 이유 14

第四問 天癸 16

第五問 經候 17

第六問 불규칙한 월경 18

第七問 규칙적이지만 잘 나오지 않는 월경 24

第八問 월경 직전 통증이 있는 경우 26

第九問 월경이 안 나오는 이유 30

第十問 虛勞病 34

第十一問 폐경 후 다시 월경이 나오는 이유 39

第十二問 避年 42

第十三問 초경이 없는 이유 44

第十四問 부인 三病 46

第十五問 부인이 자주 놀라는 이유 49
第十六問 風疾로 인한 부인병 52
第十七問 頭眩 55
第十八問 돌아다니는 신체동통 59
第十九問 아침에 식사를 하고 저녁에 吐하는 이유 62
第二十問 부인의 氣로 인한 병 64
第二十一問 기절했다가 다시 소생하는 이유 67
第二十二問 사시마다 寒熱을 앓는 이유 70
第二十三問 咳嗽로 인해 월경이 나오지 않는 이유 72
第二十四問 咳嗽에 피가 섞인 경우 74
第二十五問 吐血, 衄血, 齒衄, 舌上出血, 汗血 등 출혈증 77
第二十六問 부인이 신맛 또는 찬 음식을 좋아하는 이유 80
第二十七問 부인이 화를 잘 내거나 슬퍼하는 이유 82
第二十八問 梅核氣 83
第二十九問 熱痛과 冷痛의 이유 86
第三十問 모발이 적은 이유 89
第三十一問 복부 脹滿 91
第三十二問 血分病과 水分病을 구별하는 방법 93
第三十三問 心腹痛과 小腹痛이 함께 있는 경우 95
第三十四問 下痢症이 있으면 월경이 안 나오는 이유 99
第三十五問 부인이 밤에 譫語가 있어 귀신이 든 것과 같은 병 101
第三十六問 癲狂證 105
第三十七問 臂痛 109
第三十八問 부인의 渴病과 三消病의 차이 112
第三十九問 요통 115
第四十問 기미와 검은 반점 118

第四十一問 身目黃 120
第四十二問 陰崩과 陽崩의 차이 123
第四十三問 자면서 땀을 많이 흘리는 이유 127
第四十四問 왼쪽 협통 130
第四十五問 積聚 132
第四十六問 소양증 137
第四十七問 귀신과 교접하는 증 139
第四十八問 대소변이 나오지 않는 경우 142
第四十九問 대하의 36疾 146
第五十問 대하가 뚝뚝 떨어져 끊이지 않는 경우 151
第五十一問 수태 후 형성과정 153
第五十二問 임신의 징후 155
第五十三問 居經 156
第五十四問 居經 이후 번민과 권태와 식욕부진이 있는 경우 160
第五十五問 居經 이후 피가 비침 165
第五十六問 태동 170
第五十七問 子滿 173
第五十八問 반복적인 유산 176
第五十九問 임신 후 대소변 불통 180
第六十問 임신 중 傷寒치법 185
第六十一問 임신 중 傷寒이 나은 후 다시 발열하는 경우 189
第六十二問 瘟病이 損胎하는 경우 191
第六十三問 임신 중 寒熱의 원인 194
第六十四問 下痢와 滯痢의 구분 198
第六十五問 喘病 203
第六十六問 임신 중 痰이 많은 경우 205

第六十七問 임신 중 霍亂 207
第六十八問 子煩 211
第六十九問 子嗽 213
第七十問 胸痺 216
第七十一問 子癎 219
第七十二問 태아가 腹中에서 사망하는 경우 222
第七十三問 유산으로 인한 출혈 226
第七十四問 子淋 230
第七十五問 임신 중 소변 문제 232
第七十六問 임신 중 대변 문제 235
第七十七問 임신 중 두 다리 부종 240
第七十八問 임신 중 양생법 243
第七十九問 橫産과 逆産 258
第八十問 熱疾로 인한 복중 태아 사망 262
第八十一問 胎衣不下 266
第八十二問 난산의 원인 268
第八十三問 산후 血運 271
第八十四問 산후 口乾과 痞悶 273
第八十五問 산후 한열 왕래 276
第八十六問 산후 四肢虛腫 279
第八十七問 산후에 귀신 들린 것 281
第八十八問 산후 不語 284
第八十九問 산후 복통 및 설사 286
第九十問 산후 전신동통 288
第九十一問 산후 변비 290
第九十二問 산후 血崩 292

第九十三問 산후 腹脹 및 구토 294
第九十四問 산후 입과 코 주변의 기미와 코피 296
第九十五問 산후 喉中 氣急 및 천식 297
第九十六問 산후 중풍 299
第九十七問 산후 心痛 301
第九十八問 산후 熱悶과 脚氣 303
第九十九問 산후 汗出 과다로 痓風이 생기는 경우 305
第一百問 산후 下血 과다로 인한 虛極生風 307

찾아보기 309

女科百問序(許穀)

齊仲甫先生은 在宋爲醫局教授하야 分治婦人一科하야 嘗譔[1)]女科百問二卷과 產寶雜錄과 藥方一卷이라 往藏於吾鄕少司馬[2)]容菴金公家하야 訥齋翁取而錄之라 每遇國中女婦諸證이면 凡與所問答으로 相合者는 卽用其方療之하야 靡[3)]不立効라 嘗語太保[4)]石岡公하야 曰 此書는 有功濟陰하니 盍梓[5)]之以傳하니라 太保歷宦南北에 宣猷[6)]不暇하야 幾[7)]欲成翁之志라가 不果라 玆에 同鄕小石君이 疏允乞間하야 因撿[8)]故篋[9)]하야 始取而刻之하야 曰此는 吾祖父志也라 刻成持以過我屬하야 引其端하니 余惟醫家立論處方書之種類多矣라 自黃帝岐

여과백문女科百問 서序(허곡許穀)

제중보齊仲甫 선생은 송宋나라의 의서국醫書局 교수敎授로 있으면서 별도로 부인과를 담당하였고, 일찍이 『여과백문女科百問』 2권, 『산보잡록產寶雜錄』, 『약방藥方』 1권을 저술하였다. 원래는 내 고향의 소사마少司馬 용암容菴 김공金公의 집에 이 책을 두었는데, 눌재옹訥齋翁이 얻어 기록하였다. 매번 여성들의 질환 중에 묻고 답한 내용이 서로 합치되는 경우는 즉 그 처방을 사용하면 바로 효과가 있었다. 일찍이 태보太保 석강공石岡公에게 이 책은 효과가 있어 질병을 다스릴 수가 있으니 출간하여 전하라고 하였다. 태보太保가 여러 차례 남북으로 벼슬을 하러 다님에 여가가 없었기 때문에 여러 번 눌재옹訥齋翁의 뜻을 이루고자 출간을 시도하였으나 결실을 맺지 못하였다. 이에 동향의 젊은 석石군이 진심을 내고 틈을 내어서 옛 상자를 거두어, 비로소 판각을 하고 말하길, "이는 내 조부祖父의 뜻이다."라고 하였는데 판각이 완성되고 그것을 가지고 나에게 와서 그 단초端初를 이끌도록 부탁하였다. 내가 보기에 의가醫家들이 각자의 이론에 기반을 둔 처방에 몰두하였는데 그 책의 종류가 많았다. 황제黃帝와 기백岐伯으로

---

1) 譔: 지을 찬.
2) 少司馬(소사마): 원래는 周代의 관직명이었으나, 隋代 이후는 兵部侍郎의 별칭.
3) 靡: 아닐 미.
4) 太保(태보): 고대 군왕을 보필하던 관직의 명칭.
5) 梓: 판목자. 木版으로 출간함을 의미.
6) 猷: 꾀 유. 공적 유.
7) 幾: 자주 기.
8) 撿: 거둘 염.
9) 篋: 상자 협.

부터 의론醫論을 피력한 것이 반복되고, 글귀들이 간략하면서도 뜻이 깊으니 이는 의학醫學의 시조가 됨 직하고 대를 이어 전문명가로서 서로 저술著述함이 있는 것 같았으나 대개 그 뜻을 따라서 미루어 부연하였으니 실제로는 황제黃帝와 기백岐伯을 벗어나서 별도로 하나의 학설을 확립할 수는 없었다. 질병의 발생을 살펴보면 분과로 나눌 수 있으나, 부인이 앓는 바는 남자에 비해서 갑절 더 많을 뿐만이 아니다. 하물며 임신과 출산 전후에 예방이 주도면밀하지 않고, 조리와 치료가 적절하지 못하면 화禍가 순식간에 미치니, 그런 즉 먼저 예방하고 임상에서 고찰考察하고 구해서 편함을 얻고, 쉽게 도모해서 그 입론立論과 처방을 살펴 각 의서醫書들 가운데 흩어져 있는 것들이 간략한 요점을 명백히 하고 차례의 조리가 상세하지 않으면 안 된다. 이 때문에 견문이 넓지 않은 자는 병이 되니, 중보仲甫가 당시에 부인과에 전념하여 현묘한 이치를 깊이 구해 구문舊聞을 널리 수집하여 이 책을 완성하였으니 마음을 씀이 참으로 고되었다. 문답을 빌어 발병의 연유를 미루어 살피고 변론辯論에 근거하여 치료법을 세워 의론마다 맞는 법을 세웠으니, 모두 근거와 요점과 앞 사람들의 뜻을 가지고 있되, 사이사이에 그만이 터득한 견해를 넣었으니 어찌 부인과 가운데의

伯으로 設論反復하고 詞簡[10] 義深하니 是爲醫學之祖라 嗣是專門名家로대 互有譔著하니 大抵遡其意而推衍之나 其實은 不能外軒岐[11] 而別立一說也라 顧人生疾病하면 殊[12]科나 而婦人所患이 比之男子하야 不啻[13] 倍蓰[14]오 矧[15]胎産前後에 防閑不密하고 調治失宜하면 則禍在瞬息하니 然則先時預待하고 臨證考救하면 安得易하고 易圖之하야 顧其立論處方컨대 散見各書中者는 非不明白簡要 而條理節目이라 或者未詳하니 以此로 見聞不廣하니 學者病焉이니 仲甫在當時에 專領此科하야 乃深求玄理하야 廣集舊聞하야 贊成此帙[16]하니 用心良苦라 觀其借問答而推其致病之繇[17]하고 據辯論而立以療治之法

10) 詞簡(사간): 글 사. 대쪽 간. 글을 의미함.
11) 軒岐(헌기): 黃帝 軒轅과 岐伯.
12) 殊: 다를 수.
13) 啻: 뿐 시.
14) 蓰: 풀 빽빽할 좀.
15) 矧: 하물며 신.
16) 帙 :원문에는 申+失로 되어 있음.
17) 繇: 由也. 말미암을 유.

하야 論匪無稽[18]法하니 咸[19]有據要之萃와 前人之意로대 而間以獨得之見參焉하니 豈非婦人科中之至寶至寶者歟아 抑余嘗謂自古在昔에 婚姻以時하고 胎教有法하니 是以로 胤嗣[20]端良하고 災疢[21]罕[22]有나 乃今未知爲人父母之道而有子하야 方抱孕在身에 罔知禁忌하고 及免身[23]未久면 凡百任情이라 此則教化不明이니 無怪乎病之易生而民之多殀也라 昔人이 謂不治已病治未病이라하니 以論胎産으로 尤爲要語라 余覽是書하니 卓有源流하고 深探標本하니 蓋不專侍湯液以爲功者오 學者能考其答問之意하야 取其方而斟酌用之라 其圖難於易轉危而安하야 有補造花나 豈其微哉아 此는 固先生所望於後人이오 而亦訥齋翁濟人之本意也라 翁姓은 王氏오 名綸이오 字廷

지극한 보물이 아니겠는가! 내 일찍이 이르길, 옛날부터 혼인에는 때가 있고 태교에는 법도가 있다고 하였으니, 이런 까닭으로 자손들이 단정하며 어질고 재앙이 거의 없었으나, 지금은 부모된 도리를 알지 못하고 임신하였을 때에 금기를 알지 못하며 분만한 지 오래되지 않아 수도 없이 정을 맘대로 통하니, 이는 교화가 밝지 못한 것으로 병이 쉽게 생기고 백성들이 일찍 죽는 것이 괴이할 것이 없다. 옛날 사람들이 "이미 병된 것[已病]을 다스리지 않고 아직 병되지 않은 것[未病]을 다스린다."라고 하였니 임신과 출산으로 논하자면 더욱 요긴한 말이다. 내가 이 책을 살펴보았는데 탁월하게 근본이 있고 여러 방면을 탐색하였으니, 대개 오로지 탕액으로만 일삼지 않았고, 학자가 능히 그 답문의 의미를 상고하여 그 방책을 가지고 참작해서 사용하면 된다. 또한 그 의도가 쉽게 위태로움을 없애고 편하게 하여 변화를 이루는 데 도움이 되므로 어찌 미약하겠는가! 아! 이는 진실로 선생이 후인들에게 바란 바이고 또한 눌재옹訥齋翁이 사람을 구제하는 본래 뜻이었을 것이다. 옹翁의 성은 왕王이고 이름은 윤綸이며 자字는 정언廷言이니 내 고향 선배인 거유巨儒이며 태보太保로서 귀한 자리에 있었고, 번갈아 녹봉을 받아서 오랫동안 누렸으며, 경사롭게 어진 자손들이 대대로 능히 그 집안을 이어 동향同鄕을 이루고, 높은 지위에 올라 어진 이들과 교우하다가 완전한 명

18) 稽: 견줄 계.
19) 咸: 다 함.
20) 胤嗣(윤사): 자손 윤, 이을 사. 자손을 의미함.
21) 疢: 열병 진.
22) 罕: 드물 한.
23) 免身(면신): 분만을 의미함.

성을 가지고서 용퇴하였다. 지금 오직 은둔하여 학문에 정진해서 날로 무왕武王의 도道를 이어 뜻을 세워 마음에 새겨두었으며, 또한 이를 잇는 단초로 삼았다.

융경隆慶 신미년辛未年(1571년) 여름 6월 9일에

賜進士出身 南京 尙寶司卿致仕 詔進朝列大夫 前中順大夫 南京太常寺 少卿 改江西按察司 僉事奉勅提督學政 石城居士 허곡許穀은 찬撰하노라

言이니 爲吾鄕前輩碩儒며 以太保公貴하고 迭[24]受崇封하야 饗有遐[25]算[26]하고 流慶哲孫하야 克[27]世其家하야 乃同鄕하고 致位通顯[28]이라가 勇退[29]完名[30]이라 今惟閉門緝學하야 日以繩武繼志하야 爲心玆刻[31]이오 亦繩繼之一端也라

隆慶辛未夏六月九日에

賜進士出身南京尙寶司卿致仕 詔進朝列大夫前中順大夫南京太常寺少卿改江西按察司僉事奉 勅提督學政石城居士許穀은 譔하노라

24) 迭: 갈마들 질.
25) 遐: 멀 하.
26) 遐算(하산): 정신을 모으는 것을 말함.
27) 克: 能也. 능할 극.
28) 通顯(통현): 명성이 높고 지위가 높은 관직을 말함.
29) 勇退(용퇴): 과단성 있게 은퇴하는 것.
30) 完名(완명): 명성을 완전하게 하는 것.
31) 刻: 원문에는 亥+月로 되어 있음.

女科百問序
(齊仲甫 自序)

醫道는 肇[32]於上古하고 經論은 著於往聖하니 治醫設官이 始於周하야 於是에 聖王好生之心과 良醫生生之道가 達於天下後世矣라 周末秦越人이 尤善其事하야 至邯鄲에 卽爲婦人醫하야 婦室專科하니 其昉[33]於此乎인저 然이나 未有成書也라 濮陽李師聖施郭이 稽古産論二十一篇하니 盛行於世나 而産前無方하고 至巢氏病源하야 證詳而方不具하고 太平聖惠엔 有方而雜見하니 外此則未有聞也라 史所載錄婦人嬰兒十九卷과 楊氏産乳集驗三卷은 皆有錄無書하니 婦人受病이 比男子倍多而難治인대 況産蓐尤爲急務하고 命繫須臾[34]하야 可不詳謹이랴 恭惟聖朝列聖繼承하야 念民疾疢하야 創學說科하야 釐[35]爲十三

여과백문女科百問 서序
(제중보齊仲甫 자서自序)

의학의 도道는 상고上古에서 시작되었고 경학經學의 이론理論은 옛 성현들로부터 드러났으니, 정치와 의학에 관직官職을 둔 것은 주周에서 시작하였다. 이에 성왕聖王의 생명을 아끼는 마음과 어진 의사가 생명을 살리는 도道가 천하 후세에 도달하게 되었다. 주周나라 말에 진월인秦越人이 더욱 그 일을 잘해서 한단邯鄲에 이르러서는 부인의婦人醫가 되어 부인과 처녀만을 전문으로 치료하니 부인과는 이에서 비롯되었으나, 책이 남아 있지 않았다. 복양濮陽 이사성시곽李師聖施郭이 옛 『산론産論』 21편을 살펴보니 세상에 성행은 하였으나 산전産前에 해당하는 처방이 없고, 소원방巢元方의 『제병원후론諸病源候論』에 이르러 증상을 서술한 것이 상세하였으나 처방이 갖추어진 것이 없었고, 『태평성혜방太平聖惠方』에는 처방이 있으나 번잡함이 보였으니, 이외에는 들은 바가 없었다. 사서史書에 실린 『부인영아婦人嬰兒』 19권과 양귀후楊歸厚의 『산유집험방産乳集驗方』 3권은 모두 기록은 있으나 서적은 없으니 부인이 병을 앓는 것이 남자에 비해 배나 많고 치료하기 어려운데, 하물며 산욕병産蓐病은 더욱 급선무가 되고 목숨도 경각에 달려 있기 때문에 자세히 삼가지 않을 수 있겠는가! 삼가 오직 우리 조정에서 여러 성현을 계승해서 백성들의 질환을 염려하여 학문을 창시하고

---

32) 肇: 비롯할 조.
33) 昉: 비로소 방.
34) 須臾(수유): 잠깐.

과를 설치한 다음 이를 정리하여 13과를 만들어 각각 전문적으로 학습하게 하고, 돌이켜 보고 두루 미침을 이루게 해서 그 관직이 아니면 그 의학醫學을 다루지 못하게 하고 그 의학醫學이 아니면 그 과科를 다루지 못하게 하였다. 이에 부녀자들의 전문과가 비로소 생기게 되었으니 서적을 만들지 않을 수 있겠는가! 중보仲甫는 나누어 부인과를 담당하였다. 의학은 감히 업신여길 일이 아니로되, 문득 몽매함을 잊고 일찍이 여러 방서들을 모아 책 한권을 찬집하고 제목을 『여과백문女科百問』이라 하였고, 또 잉태孕胎의 처음으로부터 기형氣形이 장차 보호되어야 하는 것과 산전·산후의 여러 잡병을 덧붙여 『산보잡록産寶雜錄』을 넣었으니 비록 옛날 성현들의 저작에 만에 하나라도 따라가길 바라지는 않았다. 그러나 분석하여 답을 내고 명백하게 쉬운 견해를 내어, 바라건대 조금이라도 보탬이 있을 것이다. 또한 한 병증이 있으면 반드시 대응하는 여러 약을 두어 각 부분마다 그 원뜻을 본받게 하고 그 근본은 환자의 거처에 비치하게 하였으니 한 증상이 있으면 한 약을 사용하여 비록 의사가 아니더라도 또한 질병을 나을 수 있게 하여 속수무책은 면하게 할 수 있으므로 이 책을 저술하였다. 세상에 이 책이 간행되길 바랬으니 어찌 조정에 (소문이) 들리지 않을 수 있겠는가? 참람되게 진상을 하고자 하니 오히려 견문이 부족하고 고루하여 고려하고 교정한 것이 자세하지 못하여 방증方證이 잘못되고 어그러졌으나

科하야 各有專習하고 回視成周하야 不惟其官惟其學하고 不惟其學惟其科라 於是에 婦室始專科矣니 可無成書乎아 仲甫分職其科라 醫學은 不敢怠事로대 輒忘蒙昧하고 嘗集衆方하야 纂成一帙하고 目曰女科百問이오 又自孕元胎始로 氣形將護와 產前後諸雜病證과 附爲產寶雜錄이니 雖不敢望古述作之萬一이라 然이나 剖析酬答[36]하고 明白易見하야 庶幾[37]有補萬一이라 且一病必對數藥하야 區區本志하고 本爲病家居處僻左하니 有是證이면 用是藥하야 雖非醫家라도 亦能愈疾하야 免致束手無措 故로 著爲此書라 旣欲其行於世하니 豈可不聞於朝리오 僭欲上進하니 惟是寡陋孤聞하야 慮考訂未詳하야 方證訛舛[38]이나 高明同志가 能術而證者하니 不亦爲萬世之幸矣乎인저

35) 釐: 정리할 리.
36) 酬答(수답): 남의 물음에 대해 말로 대답함
37) 庶幾(서기): 바라건대.
38) 訛舛(와천): 그릇될 와, 어그저릴 천. 어긋남을 의미.

峕嘉泰庚辰春二月吉旦에 太醫局敎授 齊仲甫는 謹序하니라	고명한 동지가 능히 의술을 펼쳐 증험할 수 있으니 또한 만세의 다행이 아니겠는가! 때는 가태嘉泰[39] 경진庚辰 1220년 봄 2월 길단吉旦에 태의국교수太醫局敎授 제중보齊仲甫는 삼가 서문을 짓노라.

39) 嘉泰(가태): 南宋의 年號로 1201년부터 1205년까지의 기간이다. 하지만 이 기간에는 庚辰年이 없다. 이에 『醫學史辭典』에서 嘉泰를 嘉定으로 보고 嘉定年間의 庚辰年인 1220년을 『女科百問』이 만들어진 해로 기술하고 있다고 판단된다. 또한 齊仲甫는 宋代 寧宗시기 太醫局 敎授를 역임하였는데, 寧宗의 재임기간 중 庚辰年은 嘉定年間의 1220년이다.

여과백문女科百問(민제급閔齊及 서序)

의사들은 말하길, "대장부 10명을 치료할지언정 아이 1명을 치료하기 어렵고, 아이 10명을 치료할지언정 부녀자 1명을 치료하기 어렵다."고 하였는데, 즉 여자병에 대한 효과가 의사에게는 대장부 여러 명을 치료하는 것에 비하여 100명 중 1명에도 비할 수가 없으니, 그 99명 환자는 어떠하겠는가! 똑 같은 사람이나 99명 환자는 치료하기 어려운 것은 아니다. 의사가 진찰을 할 때에 사진四診을 이용하는데 맥진을 제일 아래 단계의 것으로 삼았다. 그러나 망문문절望聞問切의 사진四診은 대장부와 아이에게 사용할 수 있으나, 매번 부녀자를 진찰함에 부녀자들은 연지로 화장을 하여 본질을 덮고, 거처가 은밀하여 정숙한 듯 꾸미고, 헛기침을 하며 잘 들리지 않은 듯 하고, 안색과 웃음을 누군가 볼까 염려하여 망진望診과 문진聞診을 이미 싫어하는 바가 있다. 문진問診 한 가지 방법에만 의지하여서는 그 병을 얻은 바가 보통의 경우가 아니고 말할 수 없는 곳이면 근심하고 막히는 바가 되어 그 증후가 된 까닭을 알 수 없다. 아직 아이를 낳은 경험이 없으면 대하병帶下病이나 임증淋證이니 그 일이 일찍 있었는지 여부와 어디에 있는

女科百問(閔齊及 序)

爲軒岐之言者[40] 曰寧醫十丈夫이언정 不醫一嬰兒오 寧醫十嬰兒이언정 不醫一婦女라하니 夫然則女病之効가 於醫而獲比於丈夫之數者가 百人에 中不能一人耳니 彼九十九人者何如哉아 等人耳니 非九十九人之難爲治也라 蓋醫之候病이 止於四術而切脈爲下라 然이나 望聞問三事로 可施諸丈夫嬰兒나 而每窮於女婦에 彼朱門[41]艶質하고 青瑣[42]靜姝[43]하며 謦咳莫聆하고 色笑誰覩하야 望與聞에 旣以嫌遠矣라 所恃問之一道而其受病也가 不於牀第하고 不可說之地면 則爲悒[44]鬱하야 莫能喩之悰[45]其爲證候也라 非關經産이면 卽屬帶淋이니 可云其事曾否와 有無某處와 如何

---

40) 爲軒岐之言者(위헌기지언자): 의사를 가리킴.
41) 朱門(주문): 원래는 지위가 높은 벼슬아치의 집을 비유해서 이르는 말이지만 여기서는 부녀자가 거처하는 곳으로 이해됨.
42) 靑瑣(청쇄): 푸를 청, 젊고 예쁠 쇄. 젊고 아름다움.
43) 靜姝(정주): 고요할 정, 예쁠 주. 우아하고 고요함.
44) 悒: 근심할 읍.
45) 悰: 마음 종.

痛癢과 某物이오 若爲色狀問之면 則醫危오 不問則病危라 雖然이나 胡[46]可問也리오 於是에 病者擇言而授指妳嫗하고 妳嫗展轉[47]而傳語主人하니 主人未言은 先頳[48]其面하고 欲言更恧하야 其詞爲三變而成白하니 尙有眞病이 入於先生之耳哉아 三指之下所得幾許며 又安能淺深이 細按하야 如丈夫嬰兒之得하야 從容[49]談笑하야 以究其故也리오 無已而爲之니 說曰醫者意耳라 夫舍四術而至求之於意無惑乎리오 其難之也矣라 南宋齊公重閔이 此情設爲百問하고 次以受病之因하고 次以治病之法하야 有不可問者는 百問問之오 有不便答者는 百答答之하야 使人自曉其因하야 而人自諳하니 其治에 可無煩先生之三指也가 詎[50]不賢於四術也耶리오 是故로 女科之書充棟[51]하니

지의 여부와 통증이나 가려움증이 어떠한지와 어떤 물질이 있는지 여부를 물을 것이고, 만약 색으로만 물으려면 치료가 위태로울 것이요 묻지 않으면 병이 위태로울 것이다. 그러니 어찌 문진만 가능하겠는가! 또한 이때에 병자는 말을 가려 유모를 가리키고 유모는 빙빙 돌려 주인의 말을 전할 뿐이니 주인이 말하기도 전에 먼저 그 얼굴을 붉히고 하고자 하는 말은 다시 부끄러워서 그 말이 검다하는 것도 3번 변하면 흰색이 되니 어찌 병상의 진실이 의사의 귀에 직접 들어가는 것만 하겠는가! 손가락 3개 아래 얼마쯤을 얻은 바며, 또한 어찌 능히 진맥을 세밀하게 눌러서 대장부와 아이에게 얻은 것과 같아 조용히 담소를 나누어 그 까닭을 연구하리오. 일설에 '의醫'는 '의意'의 의미라고 하였다. 무릇 사진四診을 버리고 헤아림에 의혹됨이 없음을 구할 수 있겠는가! 어려울 따름이다. 남송南宋의 제공齊公 중민重閔이 이러한 뜻으로 100개의 질문을 하고 병이 생긴 원인을 그 다음, 치료하는 방법을 그 다음 순서로 정리하였다. 물을 수가 없는 것은 100가지로 질문하였고, 대답하기 불편한 것은 100가지로 답을 해서 사람들이 스스로 그 원인을 깨달아 알게 하였으니, 그 치료에 선생의 3개 손가락을 번거롭게 하지 않았던 것이 어찌 사진四診보다 어질지 못해서이겠는가! 이런 까닭으로 여과女科 서적이 아주 많았으니 모두 한 사람을 살리는

46) 胡: 어찌 호.
47) 展轉(전전): 뒤풀이함.
48) 頳: 붉을 정.
49) 從容(종용): 침착하고 덤비지 않음. 조용의 원말
50) 詎: 어찌 거.

것이었다. 백문百問이 이루어져 99명의 사람들이 살게 되었다.

숭정崇禎 경진년庚辰年(1640년) 3월 10일 내 아들이 태어난 날에 오정烏程 민제급閔齊伋이 서문을 쓰노라.

皆活一人者也라 百問成而九十九人者는 生矣라

崇禎庚辰 歲三月十日에 爲予懸弧[52]之歲之月之日에 烏程閔齊伋은 序하노라

51) 充棟(충동): 汗牛充棟. 수레에 실어 운반하면 소가 땀을 흘리게 되고, 쌓아올리면 들보에 닿을 정도의 양이라는 뜻으로, 장서가 많음을 이르는 말.

52) 懸弧(현호): 옛날에 사내아이가 태어나면 뽕나무로 만든 활을 문의 왼쪽에 걸어놓았다는 데서, 사내아이가 태어남을 이르는 말.

第一問 남녀의 본원

精血以分男女之本源者는 何也오

정精과 혈血로 남녀의 본원을 나누는 것은 무엇 때문인가?

答曰 男子는 以精爲本이요 女子는 以血爲源이라 男子爲陽이요 陽中必有陰하니 陰中之數八 故로 一八而陽精降하며 二八而陽精溢하고 女子爲陰이요 陰中必有陽하니 陽中之數七 故로 一七而陰血升하며 二七而陰血溢이라 陽精陰血은 皆飮食五味之實秀요 爲男女之本源也라 方其升也에 智慮開明하고 齒牙更始하며 髮黃者黑하고 筋弱者強하며 暨[53]其溢也에 凡充身肢體手足耳目之餘하야 雖針芥之處[54]라도 無有不至라 凡子形肖父母者는 盖其精血이 嘗於父母之身에 無所不歷也라 是以로 父一肢廢 則子一肢不肖其父母하고 一目虧 則子一目不肖其父母라 然이나 雌雞牝獸는 無

남자는 정精으로 근본을 삼고 여자는 혈血로써 근원은 삼는다. 남자는 양陽이고 양陽 가운데는 반드시 음陰이 있으니, 음陰 가운데의 수數는 8이므로 1·8에 양정陽精이 하강하고 2·8에 양정陽精이 차서 넘치며, 여자는 음陰이고 음陰 가운데는 반드시 양陽이 있으니, 양陽 가운데의 수數는 7이므로 1·7에 음혈陰血이 상승하고 2·7에 음혈陰血이 차서 넘친다. 양정陽精과 음혈陰血은 모두 음식오미飮食五味의 정화이고, 남녀의 본원이다. 바야흐로 기氣가 상승함에 시려智慮가 열려 밝아지고 치아를 갈기 시작하며 노란 머리터럭이 검게 되고 연약한 근육이 강해지며, 정혈이 넘쳐 나는 때에 지체肢體와 수족手足과 이목耳目의 나머지를 채워서, 비록 아주 작은 곳이라도 이르지 않음이 없다. 무릇 자식이 부모를 닮은 것은 대개 그 정혈精血이 일찍이 부모의 몸을 거치지 않음이 없기 때문이다. 이런 까닭에 부모의 한쪽 사지에 장애가 있어도 자식의 사지는 부모를 닮지 않고, 부모의 한쪽 눈이 장애이더라도 자식의 눈은 부모를 닮지 않는다. 그러나 암탉이나 숫짐승은 천계天癸가 없이 태胎를 이루는 것은 무엇 때문인가? 조수鳥獸의 정혈精血은 꼬리 사이에서

53) 暨: 至也. 이를 기.

54) 針芥之處(침개지처): 바늘과 가시와 같이 작은 곳. 구석구석을 의미함.

왕래하기 때문이다. 정精이 충만하지 않았는데 여자를 만나 정精을 통하면 오체五體가 차지 않는 곳이 있어서 앞날에 어려운 형태의 질환疾患이 생기니, 음혈陰血이 이미 부족한데 색에 대한 생각으로 사정을 하면 정精이 나오지 않고 안에서 썩어 요도가 깔깔하여 임증淋證이 되고, 정精이 이미 모손되어 다시 고갈이 된다. 여인의 천계天癸가 이미 이르러 십년이 넘도록 남자와 합방하지 않으면 조화롭지 못하고, 십년이 되지 않아 남자와 합방하더라도 조화롭지 못하게 되니, 조화롭지 못하면 오래된 혈血이 나오지 않고 새로운 혈血이 잘못 운행되어 혹 뼈에 적셔 들어가거나 혹 변하여 부종浮腫이 되거나 혹 비록 합방을 하더라도 자식을 갖기가 어렵고, 남자와 합방이 지나치면 하혈下血이 있어 마르고 허약한 사람이 되고, 아이를 많이 낳으면 혈이 마르고 죽게 되니, 그 정혈精血을 살피는 것이 중요하다고 생각한다.

天癸[55]而成胎는 何也오 鳥獸精血往來尾間也라 精未通而遇女子하야 通其精 則五體有不滿之處하야 異日有難狀之疾하니 陰已痿而思色以降其精이면 則精不出而內敗하야 小便道澁而爲淋하고 精已耗而復[56]竭也라 女人天癸既至하야 踰[57]十年無男子合이면 則不調하고 未踰十年男子合도 亦不調하니 不調則舊血不出하고 新血誤行하야 或漬而入骨커나 或變而爲腫커나 或雖合而難子하고 合男子多 則瀝枯虛人하고 産乳衆 則血枯殺人하니 觀其精血 思過半矣라

55) 天癸(천계): ①남녀의 腎精을 말함. 天癸에는 성호르몬과 유사한 작용이 있다. ②부인과에서는 天癸를 때로 월경의 다른 말로 쓴다.
56) 復: 다시 부.
57) 踰: 넘을 유.

第二問 남자는 30에 여자는 20에 결혼하는 이유

古法에 男子三十而娶하고 女子二十而嫁者는 何也오

옛법에 남자는 30에 장가가고 여자는 20에 시집을 간다고 하니 무엇 때문인가?

答曰 天以剛陽爲尊하고 地以柔陰而卑하면 則乾坤之體定矣요 若天不剛陽하고 地不柔陰하면 是乾坤之體不定矣라 夫乾道成男하니 男은 自子位左旋하야 積三十歲而至已하니 所以로 男及三十而娶하니 當是之時에 天陽已剛也라 坤道成女하니 自子位右旋하야 積二十歲而至已하니 所以로 女二十而嫁하니 至斯之際에 地陰以順也라 故로 及其時하야 得子皆強하니 所謂乾坤之體定矣요 不及其時而嫁娶者면 則剛陽柔陰이 必有所虧也라

천天은 강건한 양陽으로 존귀한 것이 되고 지地는 부드러운 음陰으로 비천한 것이 되면 즉 건곤乾坤의 본체本體가 바른 것이고, 만약 천天이 강건한 양陽이 아니고 지地가 부드러운 음陰이 아니면 이는 건곤乾坤의 본체本體가 바르지 않는 것이다. 무릇 건도乾道는 남男을 이루니 남자는 자위子位로부터 좌선左旋하여 30세에 이르러 그치기 때문에 남자는 30세에 이르러 장가를 가니 이때에 당하여 천양天陽이 이미 강건해진다. 곤도坤道는 여女를 이루니 여자는 자위子位로부터 우선右旋하여 20세에 이르러 그치기 때문에 여자는 20세에 이르러 시집을 가니 이때에 이르러 지음地陰이 유순해진다. 그러므로 이때에 이르러 자식를 얻으면 모두 강건하니 건곤乾坤의 본체가 바르게 되었다고 하는 것이고, 이때에 이르지 않고 시집이나 장가를 가면 강한 양陽과 유순한 음陰이 반드시 휴손되는 바가 있다.

第三問 부인병이 남성의 질환보다 많은 이유

부인婦人의 병이 남자의 병보다 배가 되는 것은 무엇 때문인가?

婦人感病이 倍於男子者는 何也오

부인은 여러 음기陰氣가 모인 바이니 항상 습기濕氣와 더불어 생활한다. 14세 이상에 음기陰氣가 넘쳐 온갖 생각으로 마음을 써서 안으로는 장부臟腑를, 밖으로는 자태와 용모를 손상시킨다. 월경이 있다가 없다가 앞당겨 나오고, 어혈瘀血이 정체해서 중도에 끊어지기도 하고, 그 가운데 유산도 하게 되니 모두 설명할 수도 없다. 장부를 냉冷하게도 하고 열熱하게도 하고 허실이 서로 뒤섞여 악혈惡血이 안에 가득하고 기혈氣血이 소모되어 마르거나 혹 음식에 절도가 없어서 손상되는 것이 빈번하거나 혹 출산할 때의 상처가 낫지 않았는데 성생활을 하거나 혹 길을 나서서 바람을 맞고 화장실에서 용변을 보는데 바람이 아래에서 들어와서 12개 고질痼疾을 형성하니,어디에는 13개라고 함. 이 때문에 별도로 부인과를 확립했다. 가령 사시절기의 허실냉열虛實冷熱이 질환을 일으키므로 장부와 치법이 같으나, 오직 임신 상태에서 병을 앓을 경우는 독약을 피하니 태胎를 상하게 할까 염려해서이다. 부인은 사랑과 연민, 애증, 질투, 근심과 화냄으로 단단히

答曰 夫婦人者는 衆陰之所集이니 常與濕居라 十四以上에 陰氣浮溢하야 百想經心하야 內傷腑臟하고 外損姿容이라 月水[58]去畱[59]前來交互하고 瘀血停凝하야 中道絶斷하고 其中傷墮[60]하니 不可具論이라 冷熱臟腑하고 虛實交錯하야 惡血內滿하고 氣脉耗竭커나 或飮食無度하야 損傷非一커나 或胎瘡未愈에 合其陰陽[61]커나 或行步風來하고 便利於懸厠之上에 風從下入하야 便成十二痼疾하니 一作三痼之疾 所以로 婦人은 別立其科也라 若是四時節氣虛實冷熱이 爲患者 故로 與丈夫로 治法同也나 惟妊娠而挾病者는 避毒藥하니 恐

58) 月水(월수): 月經水.
59) 畱: 留와 같다.
60) 墮: 떨어질 타.
61) 合其陰陽(합기음양): 성행위를 함.

或傷胎耳라 大抵婦人은 以其慈戀憎愛疾妬憂恚로 染着堅牢[62]하야 情不自制하니 所以로 爲病根深하야 療之難差라 故로 倍於男子之病者는 此也라

응어리져서 감정을 자제하지 못하므로 병이 깊고 치료해도 잘 낫지 않는다. 그러므로 남자의 병보다 배가 되는 것이 이 때문이다.

62) 堅牢(견뢰): 단단하여 쉽게 부서지지 않음.

第四問 天癸

무엇을 천계天癸라 하는가?

何以謂之天癸오

임계壬癸라 하는 것은 북방수北方水의 천간天干이다. 임壬은 양수陽水며 정丁과 짝하여 목木으로 변화하고, 계癸는 음수陰水니 무戊와 합하여 화火로 변화한다. 『소문素問・음양응상대론陰陽應象大論』에 "수화水火는 음양陰陽의 징조徵兆다."라 하고, 또 "부인은 중음衆陰이 모인 바이다."라고 하였으니, 음陰으로써 음陰을 모은 까닭에 수水의 계간癸干을 얻은 것이다. 여자는 14세에 신기腎氣가 온전히 성하고 충임衝任맥이 유통하고 경혈經血이 점차 차서 때에 응하여 나오고 천진天眞의 기가 특별히 내려와 임신姙娠할 수 있도록 하므로 천계天癸라 이른 것이다. 『소문素問・상고천진론上古天眞論』에 "14세에 천계天癸가 이르러 임맥任脈이 통하고 태충맥太衝脈이 성해서 월경이 때마다 나온다. 그러므로 자식을 가진다."고 하였으니, 태충맥太衝脈은 혈해血海가 되고 임맥任脈은 포태胞胎를 주관하니 음해陰海가 안정되고 가득 차서 태충맥太衝脈과 임맥任脈이 서로 의뢰하므로 자식을 갖게 된다.

答曰 謂壬癸은 北方水干也라 壬爲陽水니 配丁而化木이오 癸爲陰水니 合戊而化火라 經에 云 水火者는 陰陽之證兆也라하고 且婦人者는 衆陰之所集이라하니 以陰類陰 故로 得水之癸干也라 女至二七에 腎氣全盛하고 衝任流通하고 經血漸盈하야 應時而下하고 天眞之氣殊[63] 降하야 與之從事[64] 故로 云天癸也라 內經에 云 二七而癸至[65]하야 任脉通하고 太衝脉盛하야 月事以時下라 故로 有子라하니 然衝爲血海오 任主胞胎니 陰靜海滿하야 二者相資 故로 令有子라

---

63) 殊: 특히 수.
64) 從事(종사): 본래 의미는 어떤 일에 매달려 일하는 것이지만, 여기에서는 가임을 뜻함.
65) 『素問・上古天眞論』에는 '癸至'가 '天癸至'로 되어 있다.

第五問 經候

何以謂之經候오

무엇을 경후經候라고 하는가?

答曰 夫女子十四에 天癸至하야 腎氣全盛하고 衝流任通하야 血漸盈하야 應時而下하니 常以三旬一見이라 愆期者病 故로 謂之經候라 然하야 經者는 常也오 候者는 謂候一身之陰陽也니 經常之氣伺66)候而至가 若潮候之應乎時也하고 天眞之氣가 與之流通 故로 一月一次行하야 平和則不失乎期하니 所以謂之經候로 又名月水也라

여자는 14세에 천계天癸가 이르러 신기腎氣가 온전히 성하고 충맥衝脈과 임맥任脈이 유통해서 혈血이 점차 차서 때에 응하여 나오니 월경月經은 항상 30일에 한 번 보인다. 기일이 늘어나는 것은 병이므로 정기적으로 월경이 나오는 것을 경후經候라고 한다. 경經이란 일정한 것이고, 후候란 인체의 음양陰陽의 징후이니 정상적인 기氣의 징후徵候에 따라 이르는 것이 조수潮水의 드나듦이 때에 따라 응하는 것과 같이 천진天眞의 기와 더불어 유통하므로 한 달에 한번 행해서 평화롭게 그 때를 어기지 않으니 경후經候라 하고 또한 월수月水라 명명한다.

---

66) 伺: 엿볼 사.

第六問 불규칙한 월경

경후經候가 혹 당겨지거나 혹 미루어지고 양이 많거나 적어서 일정하지 않는 것은 무엇 때문인가?

經候或前或後하고 多寡不定者는 何也오

부인병은 대개 월경月經이 많기도 하고 적기도 하거나 혹은 기일이 당겨지거나 연기되기도 하고 때에 따라서는 통증이 발생하니, 의사가 모두 경병經病이라 부른다. 이것이 곧 음陰이 양陽을 이기거나 양陽이 음陰을 이겨서 얻게 된 까닭을 말하지 않으니 복약服藥을 하여도 효과가 적다. 대개 음기陰氣가 성하여 양陽을 타면 포기胞氣가 한랭寒冷해서 혈血이 운행하지 않으니 『소문素問 · 이합진사론離合眞邪論』에 "하늘은 차고 땅은 얼어서 물이 응어리져 얼음이 되었다."고 하였으니, 그러므로 하여금 월경의 양이 적어지고 지연된다. 만약 양기陽氣가 성하여 음陰을 타면 혈血이 넘쳐 흘러나니 『소문素問 · 이합진사론離合眞邪論』에 "하늘은 덥고 땅은 열이 나서 경수經水가 끓어 넘친다."고 하였으니, 그러므로 하여금 월경月經의 양이 많아지고 시기가 당겨진다. 그 까닭에 음양陰陽과 기혈氣血을 조화롭게 해서 평형을 이루는 것이 건강하게 하는 것이다.

答曰 夫婦人病은 多是月經乍[67] 多乍少커나 或前或後하고 時發疼痛하니 醫者一例呼爲經病이라 不曾說得是陰勝陽하고 是陽勝陰하니 所以로 服藥少得有效라 蓋陰氣盛乘陽이면 則胞寒氣冷하야 血不運行하니 經에 所謂天寒地凍하야 水凝成氷이라하니 故로 令乍少而在月後라 若陽氣盛乘陰이면 則血流散溢하니 經에 所謂天暑地熱하야 經水沸溢이라하니 故로 令乍多而在月前이라 當和其陰陽하고 調其氣血하야 以平爲福이라

양기陽氣가 음陰을 이겨서 월경이 많은 경우는 **당귀음當歸飮**을 사용하는데, 이 처방은 양陽을 누르고 음陰을 도와 경맥經脈을 순조롭게 한다.

陽氣勝陰하야 月假多者는 **當歸飮**이 抑陽助陰하야 調理經脈이라

當歸去蘆 微炒 熟地淨洗 酒蒸 焙乾 川芎 白芍 黃芩小半

當歸去蘆微炒 熟地淨洗酒蒸焙乾

67) 乍: 잠깐 사.

川芎 白芍 黃芩小半 白朮各等分

右爲麤末하야 每服三錢호대 水盞半에 煎至八分하야 食前熱服이라

白朮 各等分

위 약재들을 거칠게 가루 내어 매번 3돈을 물 반 잔에 넣고 달여 8할이 되게 한 다음 식전에 뜨겁게 복용한다.

沉香降氣湯은 順氣道하고 通氣脉이라

烏藥 沉香 香附 甘草 砂仁各等分

右爲細末하야 每服二錢호대 空心鹽湯調下라

침향강기탕沉香降氣湯은 기도氣道를 순하게 하고 맥기脈氣을 통하게 한다.

烏藥 沉香 香附 甘草 砂仁 各等分

위 약재들을 곱게 가루 내어 매번 2돈을 빈속에 소금 끓인 물에 타서 마신다.

陰氣勝陽하야 月假少者는 **七物湯**이 治婦人榮衛氣虛하야 經水愆期커나 或多或少而腹痛이라

當歸 芎窮 白芍 蓬朮 川薑 熟地酒蒸焙乾 木香各等分

右爲麤末하야 每服四錢호대 水一盞에 煎八分하야 溫服不拘時라

음기陰氣가 양陽을 이겨서 월경이 적은 경우는 **칠물탕七物湯**을 사용하는데, 이 처방은 부인의 영위기營衛氣가 허해서 월경이 지연되거나 혹은 많거나 적으면서 복통이 있는 경우를 다스린다.

當歸 芎窮 白芍 蓬朮 川薑 熟地酒蒸 焙乾 木香 各等分

위 약재들을 거칠게 가루 내어 매번 4돈을 물 한 잔에 넣고 8할 되게 달여 수시로 따뜻하게 복용한다.

紫石英圓은 治婦人病多是月經乍少커나 或在月後에 時發疼痛이라

紫石英水研飛 禹餘糧燒醋淬 人參 龍骨 川烏頭泡去皮尖臍 桂心不見火 杜仲去皮薑製炒黑 桑寄生 五味子 遠志去心 澤瀉

자석영원紫石英圓은 부인병 중에 대개 월경이 적거나 월경이 나올 때나 나온 뒤에 때때로 통증이 발생하는 것을 치료한다.

紫石英水研飛 禹餘糧燒 醋淬 人參 龍骨 川烏頭泡 去皮尖臍 桂心不見火 杜仲去皮 薑製炒黑 桑寄生 五味子 遠志去心 澤瀉 當歸去蘆 石斛去根 酒炒 蓯蓉酒浸洗 乾薑炮 各一兩 甘草炙 半兩 川椒去目幷合口 炒 地上出汗 牡蠣固濟 火燒通紅 各半兩

위 약재들을 곱게 가루 내어 연밀煉蜜에 오동 씨梧桐子 크기로 환을 만들어 빈속에 미음米飮으로 30환을 복용하는데 5, 60환까지 늘여 복용한다.

當歸去蘆 石斛去根酒炒 蓯蓉酒浸洗 乾薑炮各一兩 甘草炙半兩 川椒去目幷合口炒地上出汗 牡蠣固濟火燒通紅各半兩

右爲細末하야 煉蜜爲丸梧桐子大하야 空心米飮下三十丸호대 至五六十丸이라

이상은 무구자無求子의 처방이다.

已上은 無求子[68]方이라

금화산金華散은 부인의 월경이 있은 뒤에 열熱이 있어 붕루崩漏가 그치지 않고 입이 쓰고 혀가 마르거나, 월경이 나오지 않는 경우에 아울러 복용함이 마땅하다.

玄胡索 瞿麥 當歸 牡丹皮 石膏二兩 幹葛 各一兩 蒲黃半兩 桂心 葳靈仙 各三分 方中에 1푼 분량은 2돈 5푼으로 봐야 한다.

위 약재들을 거칠게 가루 내어서 매번 2돈을 물 1잔에 생강 3조각과 함께 넣어 6할이 되게 달여 빈속에 복용한다.

金華散은 治婦人經血後熱하야 崩漏不止하고 口苦舌乾커나 經候不通에 竝宜服之라

玄胡索 瞿麥 當歸 牡丹皮 石膏二兩 幹葛各一兩 蒲黃半兩 桂心 葳靈仙各三分凡方中云一分者二錢五分也

右爲麤末하야 每服二錢호대 水一盞에 薑三片을 煎至六分하야 空心服이라

이상은 양생석판관養生席判官의 처방이다.

已上은 養生席判官方이라

통경환通經丸은 부인과 처녀가 월경이 나오지 않고 통증이 있거나 혈가血瘕를 이룬 경우를 다스린다.

桂心不見火 青皮去白 大黃炮 乾薑 川椒炒 去目 蓬朮 川烏泡 去皮尖 乾漆炒 去烟出 當歸 桃仁炒 去皮尖 이상 各等分

通經丸은 治婦人室女月候不通하고 疼痛커나 或成血瘕라

桂心不見火 青皮去白 大黃炮

68) 無求子(무구자): 宋代 朱肱의 號.

乾薑 川椒炒去目 蓬朮 川烏泡去皮尖 乾漆炒去烟出 當歸 桃仁炒去皮尖已上各等分

右爲細末하야 將四分하야 用米醋熬成膏하고 和餘六分末하야 成劑호대 杵[69]中治之하야 丸如桐子大하야 陰乾하야 每服二十丸호대 空心食前米飮湯下라가 加至三十丸하니 溫酒亦得이라

위 약재들을 곱게 가루 내서 4푼은 미초米醋에 달여 고膏를 만들고 나머지 6푼의 분말을 넣어 절구에 찧어 오동 씨 크기로 환을 만들어 음건陰乾해서 매번 20환을 식전의 빈속에 미음탕米飮湯으로 복용하다가, 30환까지 늘여 복용한다. 따뜻한 술로 복용해도 좋다.

五靈脂散은 治經候不止라 拯濟[70]方이라

五靈脂爲末하야 炒令過熟出盡烟하야 每服二錢호대 當歸二片을 酒一中盞에 煎至六分하야 去滓熱服이라 連三服立效니 如血室有乾血이면 用醋一盞煎七分하야 和滓空心熱服이라

오령지산五靈脂散은 월경이 그치지 않는 것을 다스린다. 구제하는 처방이다.

오령지五靈脂를 가루로 내어 초炒하기를 연기가 다 날 때까지 충분히 볶아 매번 2돈을 당귀當歸 2조각과 술 1잔에 넣어 6할이 되게 달여 찌꺼기를 버리고 뜨겁게 복용한다. 연이어 세 번 복용하면 바로 효과를 보니 가령 혈실血室에 건혈乾血이 있으면 식초 1잔을 7할이 되게 달여 오령지五靈脂 분말을 타서 빈속에 뜨겁게 복용한다.

溫經湯

治衝任虛損하야 月候不調커나 或來多不斷커나 或過期不來커나 或崩中去血하야 過多不止하고 又治曾經損孕

온경탕溫經湯은 충임衝任맥이 허손하여 월경이 순조롭지 않거나 혹은 월경이 지나치게 많아 그치지 않거나, 기간이 지났는데도 나오지 않거나, 붕루崩漏가 과다하여 그치지 않는 경우를 다스린다. 또한 일찍이 유산遺産을 경험하여 어혈瘀血이 정체되어

69) 杵: 두레박 구.
70) 拯濟(증제): 구조. 구제.

소복少腹이 땅기면서 아프고 열이 나면서 설사를 하고, 손바닥에 번열煩熱이 나고 입술과 입이 건조하고, 아랫배에 찬 기운이 있어 오랫동안 수태受胎하지 못한 경우를 다스린다.

丹皮 阿膠碎炒 當歸去蘆 人參去蘆 川芎 甘草炒 肉桂去粗皮 芍藥 各二兩 吳茱萸三兩 半夏各湯洗七次 二兩半 麥門冬去心 五兩半

위 약재들을 거칠게 가루 내어 매번 3돈을 물 1잔 반에 생강 5조각과 함께 넣고 8할이 되게 달여 찌꺼기를 버리고 식전 빈속에 뜨겁게 복용한다.

하야 瘀血停留하야 少腹急痛하고 發熱下利하고 手掌煩熱하고 脣乾口燥 及少腹有寒하야 久不受胎라

丹皮 阿膠碎炒 當歸去蘆 人參去蘆 川芎 甘草炒 肉桂去粗皮 芍藥各二兩 吳茱萸三兩 半夏各湯洗七次二兩半 麥門冬去心五兩半

右爲麤末하야 每服三錢호대 水一盞半애 生薑五片을 煎八分하야 去滓空心食前熱服이라

【東醫寶鑑】胞 · 調血治法

청열조혈탕清熱調血湯

治經水將來 腹中陣痛 乃氣血俱實也 當歸 川芎 白芍藥 生乾地黃 黃連 香附子 桃仁 紅花 蓬朮 玄胡索 牡丹皮 各七分 右剉作一貼 水煎服醫鑑

청경사물탕清經四物湯

治經水不及期而來 乃血虛有熱 當歸一錢半 生乾地黃 條芩 香附子 各一錢 白芍藥 黃連薑汁炒 各八分 川芎 阿膠珠 黃栢 知母 各五分 艾葉 甘草 各三分 右剉作一貼 煎服醫鑑

통경사물탕通經四物湯

治經水過期不行 乃血虛有寒 當歸一錢半 熟地黃 白芍藥 香附子 蓬朮 蘇木 各一錢 木通八分 川芎 肉桂 甘草 各五分 紅花三分 桃仁二十箇 右剉作一貼 空心 水煎服醫鑑

사제향부환四製香附丸

治月候不調 能調和經脈 香附米一斤 分作四製 ◯一用鹽水加薑汁 浸煮略炒 主降痰 ◯一用米醋 浸煮略炒 主補血 ◯一用山梔仁四兩 同炒去梔 主散鬱 ◯一用童便洗過不炒 主降火 ◯右爲末 入川芎 當歸 各二兩 同爲末 酒麪糊和丸 梧子大 每五七十丸 隨證作湯 使呑下種杏 ◯入門 香附米一斤 分四包 用酒醋童便鹽水 各浸 七日 焙乾擣末 醋糊和丸 鹽酒呑下

칠제향부환七製香附丸

治月候不調 結成癥瘕 或骨蒸發熱 香附米十四兩分 七包 ◯一包 同當歸二兩 酒浸 ◯二包 同蓬朮二兩 童便浸 ◯三包 同牡丹皮 艾葉 各一兩 米泔浸 ◯四包 同烏藥二兩 米泔浸 ◯五包 同川芎 玄胡索 各一兩 水浸 ◯六包 同三稜 柴胡 各一兩 醋浸 ◯七包 同紅花 烏梅 各一兩 鹽水浸 ◯右各浸 春五 夏三 秋七 冬十日 晒乾 只取香附爲末 以浸藥水 打糊和丸 梧子大 臨臥酒下八十丸入門

第七問 규칙적이지만 잘 나오지 않는 월경

월경月經이 제때에 나오나 순조롭지 못한 것은 무엇 때문인가?

月水依[71]時호대 來不快利者는 何也오

여성의 월경은 4경經이 주재하는 바이니 첫째는 충임衝任 2맥이고, 둘째는 수태양소음手太陽少陰 2맥이다. 그러나 충맥衝脈은 혈해血海이고 임맥任脈은 포태胞胎를 주재하니 둘이 서로 의지하는 까닭에 자식을 가질 수 있다. 수태양手太陽은 소장少腸의 경맥經脈이니 부腑가 되어 표부表部를 주재하니 표表는 양陽에 속하고, 수소음手少陰은 심心의 경맥經脈이니 장臟이 되어 이부裏部를 주재하니 이부裏部는 음陰에 속해 이 두 경맥經脈은 위로는 유즙乳汁이 되고 아래는 월경이 된다. 혹 노역勞役으로 기혈氣血이 손상되어 신체가 허약해지고서 풍랭風冷을 감수하면 풍랭風冷이 경락經絡에 머물러 기혈氣血을 핍박하여 혈血이 냉기冷氣를 얻으면 막혀서 울체되므로 월경이 잘 나오지 못하게 된다.

答曰 婦人月水는 有四經之所主하니 一者는 衝任二脈이요 二者는 手太陽少陰二經이나 然이나 衝爲血海요 任爲主胞胎니 二者相資 故로 令有子라 手太陽者는 小腸之經이니 爲腑而主表하니 表屬陽이요 手少陰者는 心之經이니 爲臟而主裏하야 裏屬陰하니 此二經은 在上爲乳汁이요 在下爲月水라 或勞傷氣血하야 致令體虛而受乎風冷하면 風冷客於經絡하야 搏於血氣하야 血得冷則壅滯라 故로 令月水不宜利也라

양영탕養榮湯은 부인의 혈해血海가 허약한 경우와 심心이 허하고 황홀恍惚해서 때때로 많이 경계驚悸를 일으키거나 허혈虛熱을 발해 경후經候가 순조롭지 못한 것을 치료한다.

白芍 川芎 當歸 熟地 青皮 薑黃 川薑 丹皮 海桐皮 五加皮 白芷

養榮湯은 治婦人血海虛弱하고 心忪恍惚하야 時多驚悸커나 或發虛熱하야 經候不調라

白芍 川芎 當歸 熟地 青皮 薑黃 川薑 丹皮 海桐皮

71) 依: 의지할 의.

五加皮 白芷

右爲㕮咀하야 每服五錢호대 水盞半에 薑五片과 烏梅一箇를 煎至一盞하야 去滓溫服不拘時候호대 將此藥送下紫桂丸七十粒이라紫桂丸方은 見四十九問이라

위 약재들을 잘게 썰어서 매번 5돈을 물 1잔 반에 생강 5조각과 오매 1개와 함께 넣고 달여 1잔으로 만들어 찌꺼기를 버리고 수시로 따뜻하게 복용하는데, 이 탕액으로 자계환紫桂丸 70알을 복용한다.자계환방紫桂丸方은 49문에 있다.

【東醫寶鑑】風 · 風有中血脈中腑中臟之異

양영탕養榮湯

治風中血脈 外無六經之形證 內無便尿之阻隔 但肢不能擧 口不能言 或痰迷不省

當歸 川芎 白芍藥 生地黃 麥門冬 遠志 石菖蒲 陳皮 烏藥 白茯苓 枳實 黃連 防風 羌活 秦艽 半夏 南星 甘草 各六分 右剉作一貼 入薑三片 竹茹一塊 水煎服回春

第八問 월경 직전 통증이 있는 경우

월경이 나오려고 할 때에 먼저 온 몸이 아프거나 혹은 복통이 있는 것은 무엇 때문인가?

經水欲行에 先身體痛커나 或腹痛者는 何也오

경맥經脈은 혈기血氣와 음양기陰陽氣를 통행시켜 온몸을 영양하고 호위한다. 혈기血氣가 왕성하고 음양기陰陽氣가 조화로우면 온몸이 알맞게 평형을 이루나, 혹 밖으로 위기衛氣가 채워져 기름이 무너지고 안으로 영혈營血의 공급이 부족해서 혈기血氣가 부족하게 되면 월경이 나오려고 할 때에 온몸이 먼저 아프게 된다. 혹 풍랭風冷의 기氣가 포락胞絡에 침범하면 충임衝任맥과 수태양手太陽・수태음경手太陰經을 손상시키므로 월경이 나오려고 할 때에 혈기血氣와 풍랭風冷이 서로 공격하는 까닭에 월경이 나오려고 할 때에 요통腰痛이 생긴다.

答曰 經脈者는 行血氣하고 通陰陽하야 以榮衛周身者也라 血氣盛하야 陰陽和하면 則形體適平이나 或外虧衛氣之充養하고 內乏榮血之灌漑[72]하야 血氣不足하면 經候欲行에 身體先痛也라 或風冷之氣이 客於胞絡하면 損傷衝任之脉과 及手太陽手太陰之經 故로 月水將下之際에 血氣與風冷相擊하니 所以로 經欲行而腰痛也라

진통음자趂痛飮子는 경맥經脈이 허한虛寒해서 온몸에 통증이 있는 경우를 다스린다.

虎骨五銖 茯苓 甘草 藁本 防風 白芷 各二銖 當歸 白芍 續斷 吳朮 附子 各三銖

위 약재들을 거칠게 가루 내어 매번 5돈을 물 2잔에 생강 5조각과 대추 2개와 함께 넣고 달여 1잔으로 만들어 찌꺼기를 버리고 수시로 따뜻하게 복용한다.

趂痛飮子는 治經脈虛寒하야 身體疼痛이라

虎骨五銖 茯苓 甘草 藁本 防風 白芷各二銖 當歸 白芍 續斷 吳朮 附子各三銖

右爲麤末하야 每服五錢호대 水二盞에 薑五片과 棗二枚를 煎至一盞하야 去滓溫服 不拘時라

72) 灌漑(관개): 물 댈 관, 물 댈 개. 물을 댐.

溫經湯은 治風寒客搏經絡하야 小腹作痛이라

當歸 川芎 白芍 官桂 丹皮 蓬朮各半兩 人參 甘草 牛膝各一兩

右爲麤末하야 每服五錢호대 水二盞에 煎八分하야 食前服이라

온경당溫經湯은 풍한風寒이 경락經絡에 머물러 소복小腹이 아픈 경우를 다스린다.

當歸 川芎 白芍 官桂 丹皮 蓬朮 各半兩 人參 甘草 牛膝 各一兩

위 약재들을 거칠게 가루 내어 매번 5돈을 물 2잔에 넣고 8할이 되게 달여 식전에 복용한다.

沒藥除痛散은 逐寒邪하야 療腹痛이라

蓬莪茂炮一兩 當歸焙 玄胡索 五靈脂 肉桂 良薑炒 蒲黃炒各七錢半 甘草 沒藥各半兩

右爲細末하야 每服三錢호대 溫酒調下라

몰약제통산沒藥除痛散은 한사寒邪를 몰아내어 복통을 치료한다.

蓬莪茂炮 一兩 當歸焙 玄胡索 五靈脂 肉桂 良薑炒 蒲黃炒 各七錢半 甘草 沒藥 各半兩

위 약재들을 곱게 가루 내어 매번 3돈을 따뜻한 술에 타서 복용한다.

楊氏謂婦人이 每經欲行에 必先腹痛하면 令服撞氣阿魏圓하고 酒調大聖散下數服하면 愈經行不復痛矣라

양씨楊氏가 이르길 부인이 매번 월경이 나오려고 할 때에 반드시 먼저 복통이 있으면 당기아위원撞氣阿魏圓을 복용하게 하고, 술에 대성산大聖散을 타서 자주 복용하게 하면 다음에 월경이 나올 때 다시 통증이 생기지 않을 것이라고 하였다.

撞氣阿魏圓 大聖散見宋局方[73]婦人門

茴香炒香 陳皮去白 靑皮去白 川芎 丁香皮炒 蓬莪朮炮 甘

당기아위원撞氣阿魏圓 대성산大聖散대성산大聖散은 『태평혜민화제국방太平惠民和劑局方 · 부인문婦人門』에 있다.

茴香炒香 陳皮去白 靑皮去白 川芎 丁香皮炒 蓬莪朮炮 甘草 縮砂仁 肉桂去粗皮 白芷炮 各半兩 生薑4면을 칼로 잘

73) 宋局方(송국방): 宋代에 출간된 『太平惠民和劑局方』을 말함.

라 소금 번냥半兩으로 하루를 묵혀 까맣게 초炒한다. 胡椒二錢半 阿魏二錢半 식초食醋로 하룻밤 재워 밀가루와 함께 풀칠한다.

위 약재의 분말을 아위阿魏로 풀에 계두雞豆 크기로 환을 만들되 매 약 1근을 주사硃砂 7돈으로 옷을 입혀 항상 1알을 깨물어 씹은 다음 초탕醋湯이나 차나 술로 만들어 수시로 복용한다.

草 縮砂仁 肉桂去粗皮 白芷炮各半兩 生薑四刄切鹽半兩醃一宿炒黑 胡椒二錢半 阿魏二錢半醋浸一宿以麪同爲糊

右末을 阿魏糊爲圓하야 雞豆大호대 每藥一觔[74]을 硃砂七錢爲衣하야 常服一粒호대 嚼爛醋湯茶酒任下라

자혈탕滋血湯은 혈풍血風으로 허해서 경후經候가 삽체澁滯하고 경맥經脈이 불통해서 사지가 마목麻木하고 온몸의 기육肌肉이 아프고 권태로우며 장차 노채勞瘵를 이루려는 것을 다스린다.

馬鞭草 荊芥穗 各四兩 丹皮一兩 赤芍 枳殼 肉桂 當歸 川芎 各二兩

위 약재들을 거칠게 가루 내어 매번 4돈을 오매烏梅 1개를 함께 넣고 물로 달여 식전에 복용한다.

滋血湯은 治血風虛하야 經候澁滯하야 經脉不通하야 四肢麻木하고 肌體渾身疼痛하고 倦怠將成癆瘵라

馬鞭草 荊芥穗各四兩 丹皮一兩 赤芍 枳殼 肉桂 當歸 川芎各二兩

右爲麤末하야 每服四錢호대 烏梅一箇를 水煎하야 食前服이라

호박산琥珀散은 월경이 막혀서 심복心腹에 통증이 있는 것을 다스리고, 산후에 오로惡露가 다 나오지 아니하여 혈血이 위로 심장을 찔러 가슴이 답답하고 정신이 혼미하여 인사불성이 되고 기절로 장차 죽을 것 같은 것을 다스린다.

琥珀散은 治月經擁滯하야 心腹疼痛하고 及治產後惡露[75]不快하야 血上搶[76]心하야 迷悶不省하고 氣絕欲死라

京三棱煮 蓬朮煮 赤芍藥煮

---

74) 觔: 힘줄 근. 斤 근.

75) 惡露(오로): 산후 陰道에서 배출되는 瘀濁敗血物을 말함. 이들 혈성의 액체에는 혈, 점액 및 괴사한 자궁내막조직 등이 함유되었다. 처음에는 약간의 작은 혈괴가 섞여, 색깔이 자홍색인데, 후에는 암홍색의 액체가 삼출된다.

76) 搶: 닿을 창.

劉寄奴煮 牡丹皮煮 官桂 菊花 蒲黃 熟地 當歸各一兩

右將前五味하야 用烏豆半升과 生薑半觔切片과 米醋四升同煮하야 豆腐爛爲度하야 焙乾하야 入後五味하야 同爲末하야 每服二錢호대 溫酒調下라

京三棱煮 蓬朮煮 赤芍藥煮 劉寄奴煮 牡丹皮煮 官桂 菊花 蒲黃 熟地 當歸 各一兩

위 약재 중 앞의 5가지를 가지고 녹두烏豆 반 되와 생강절편 반 근과 미초米醋 4되를 함께 오두烏豆를 짓무를 정도로 끓인 뒤에 불로 말려서 뒤의 5가지와 함께 넣어 분말을 만들어 매번 2돈을 따뜻한 술에 타서 복용한다.

【東醫寶鑑】 氣 · 氣痛

당기아위원撞氣阿魏元

治一切氣痛 蓬朮炒 丁香皮炒 陳皮 青皮 川芎 茴香炒 甘草炙 各一兩 縮砂 桂心 白芷 各五錢 阿魏酒浸一宿 研爲糊 胡椒 各二錢半 生薑四兩切片 鹽一兩 同淹一宿 炒褐色 右爲末 以阿魏糊和丸 芡實大 朱砂爲衣 每取三丸 空心 以薑鹽湯細嚼嚥下得效

목향순기환木香順氣丸

治諸氣痞滯刺痛 黑牽牛子頭末 破故紙 各二兩 枳殼 陳皮 香附子 各一兩 木香 蘿蔔子 大腹皮 各五錢 右爲末 水丸 梧子大 溫水下 五十丸 使氣升降而歸於腎也心法

第九問 월경이 안 나오는 이유

월경月經이 나오지 않는 것은 무엇 때문인가?

月水閉絶不通者는 何也오

월경月經이 나오지 않는 것은 풍랭風冷이 포락胞絡에 머무르거나 술에 취하여 성관계를 갖거나 혈고血枯・혈가血瘕・혈징血癥이 되거나 낙상이나 심하게 놀라는 것이 모두 월경을 나오지 않게 한다. 『제병원후론諸病源候論・월수불통후月水不通候』에 "혈血의 성질은 따뜻하게 하면 잘 순환하고 차게 하면 순환이 잘 되지 않고 막히니, 냉기冷氣가 결박하면 월경이 나올 수 없다. 가령 장腸에서 소리가 나는 경우는 월경이 오지 않으니 월경이 나오지 않으면 냉기冷氣가 위부胃腑를 간섭하기 때문이다. 혹 술에 취하여 성관계를 갖는 경우는 내부의 기氣가 모손되어 간경肝經이 상한 때문이고, 토혈吐血・타혈唾血・하혈下血을 탈혈脫血이라고 하는데 내부의 혈血을 마르게 하기 때문이다."라고 하였다. 적괴積塊, 혈가血瘕, 혈징血癥이 되는 것을 혈취血聚라고 하니 영기營氣가 안에서 뭉쳐지기 때문이고, 심心은 혈행血行을 주관하니 낙상으로 놀라 신기神氣가 의지할 바가 없어 혈血이 흩어져도 월경이 나오지 않게 된다.

答曰 夫月水不通은 因風冷客於胞絡커나 或醉以入房커나 或爲血枯血瘕血癥커나 或因墮墜驚恐하야 皆令月水不通也라 病源에 云 血性은 得溫宣流하고 得寒則澁閉하나니 旣爲冷所結搏이면 則月水不得通行이라 若腸中鳴者는 則月事不來하니 不來면 因冷干於胃腑라 或醉入房者는 則內氣耗損하야 勞傷於肝經이요 或吐血唾血下血을 謂之脫血이니 使血枯於中이라하니라 爲積塊血瘕血癥을 名曰血聚니 使榮結於內요 心主行血하니 墮墜驚恐하야 神無所倚[77]而血散도 亦令月水不通也라

순영탕順榮湯은 부인의 혈적血積 혈괴血塊 가징瘕癥이 배 안에 덩어리를 형성하여 욱신욱신 통증을 일으키는데 오래되어 한열寒熱이 없는 경우를 다스린다.

大黃一兩酒浸 蒸熟 剉 當歸一兩 華芨半兩 鬼腰帶 各一兩

順榮湯은 治婦人血積血塊瘕癥이 腹大內有塊形하야 築築作痛하야 久無寒熱이라

大黃一兩酒浸蒸熟剉 當歸一兩

77) 倚: 의지할 의.

草菱半兩 鬼腰帶各一兩腰帶一本作箭 枳殼一兩去穰麩炒 赤芍藥半兩 豬牙皁角半兩火上炙者	腰帶는 다른 책에 箭으로 되어 있다. 枳殼一兩 去穰 麩炒 赤芍藥半兩 豬牙皁角半兩 火上炙者
右爲㕮咀하야 每服一兩호대 純酒二盞을 煎至一盞하야 去滓食前溫服이라	위 약재들을 잘게 썰어서 매번 1냥을 맑은 술 2잔으로 1잔이 되게 달여 찌꺼기를 제거하고 식전에 따뜻하게 복용한다.
滋血湯은 治勞過度하야 致傷腑臟하야 衝任氣虛하야 不能約制其經하야 血忽暴下를 謂之崩中이라 或下鮮血커나 或下瘀血커나 或下血片커나 或下五色이 連日不止하고 淋瀝不斷하야 形氣羸劣하고 倦怠困乏커나 或月水閉絕하고 氣不升降이라	**자혈탕滋血湯**은 노역勞役 과도로 장부腑臟의 기氣를 손상시켜 충임衝任맥의 기氣가 허하게 되어 그 경經을 제약할 수 없어서 혈血이 갑자기 쏟아져 내리는 것을 붕중崩中이라고 하는데, 선혈鮮血이거나 어혈瘀血이거나 혈편血片이거나 오색혈五色血이 계속해서 그치지 않거나 조금씩 끊이지 않고 나와 살이 빠지고 기운이 빠져 피로해지거나 혹 월경이 막혀 나오지 않아 기氣가 승강하지 못하는 것을 다스린다.
馬鞭草 牛膝 荊芥穗各四兩 丹皮 赤芍 枳殼 肉桂 當歸 川芎各二兩	馬鞭草 牛膝 荊芥穗 各四兩 丹皮 赤芍 枳殼 肉桂 當歸 川芎 各二兩
每服四錢호대 烏梅一箇를 水煎空心服하면 至半月或一月에 經脈自通이라	매번 4돈을 오매烏梅 1개와 같이 물에 달여 빈속에 복용하면 보름 혹은 한 달이 되면 월경이 저절로 나온다.
桃仁煎丸은 治血瘕血積하야 經候不通이라	**도인전환桃仁煎丸**은 혈가血瘕와 혈적血積으로 월경이 나오지 않는 것을 다스린다.
桃仁去皮尖麩炒黃 大黃濕紙褁蒸 川朴硝各一兩 䖟蟲半兩炒黃	桃仁去皮尖 麩炒黃 大黃濕紙褁蒸 川朴硝 各一兩 䖟蟲半兩 炒黃
右爲末하야 以醇醋二升半으로 銀石器中慢火煎하야 取	위 약재들을 갈아서 진한 식초 2되 반으로 은석기銀石器 내에서 만화慢火로 달여 1되 반을 취하고,

대황大黃 도인桃仁 맹충蝱蟲 등을 넣고 반죽을 하여 둥글게 뭉쳐질 때에 박초朴硝를 넣고 다시 또 오랫동안 반죽을 하여 꺼내어서 오동 씨 크기로 환을 만든다. 전날 저녁을 먹지 말고, 5경更 초에 따뜻한 술로 5알을 복용하면 낮에 팥물이나 닭의 간과 같이 붉고 두꺼비 껍질 같은 것이 나올 것이고, 만약 나오지 않아 다시 복용하면 선홍색의 혈血이 나오고 곧 그칠 것이니, 이어서 기혈氣血을 조리하는 약으로 補한다. 이 처방은 『비급천금요방備急千金要方·부인방하婦人方下·월수불통제2月水不通第二』에 나온다.

一升半하고 下大黃桃仁蝱蟲等하야 不住手攪하고 欲團圓에 下朴硝하야 更不住手攪하야 良久出之하야 圓如桐子大라 前一日에 不用吃晩食하고 五更初에 用溫酒呑下五粒하면 日午에 取下如赤豆汁雞肝蝦麻衣[78]리니 未下再服하면 血鮮紅卽止니 續以調氣血藥으로 補之라 此는 千金方出이라

만병환萬病丸6문 가운데에 나온다.

萬病丸見六問中이라

【東醫寶鑑】胞·通血治法

옥촉산玉燭散

治月候凝滯不通 漸成癥瘕 當歸 白芍藥 川芎 熟地黃 大黃 芒硝 甘草 各一錢 右剉作一貼 水煎服 大便泄者 不可用丹心

위생탕衛生湯

補脾養血 黃芪二錢 當歸 白芍藥 甘草 各一錢 右剉作一貼 水煎服元素

통경탕通經湯

治月閉 當歸 川芎 白芍藥 生乾地黃 大黃 官桂 厚朴 枳殼 枳實 黃芩 蘇木 紅花 各七分 右剉作一貼 入烏梅一箇 薑三片棗二枚 水煎服醫鑑 ○心氣不得下通 故月事不來 宜用黃連厚朴之類 導痰降火 則月事來矣 此藥是也 宜加黃連七分

---

78) 蝦麻衣(하마의): 『備急千金要方』에 蝦蟆子로 되어 있으므로 두꺼비의 껍질을 의미하는 것으로 판단됨.

만통환萬痛丸

治月經瘀閉 臍腹疼痛 乾漆碎炒令烟盡 牛漆酒浸一宿焙乾 各一兩 右爲末 入生地黃汁一升 盛銀器內 慢火熬成膏 丸如梧子大 每服二三十丸 空心 米飮下拔粹 ○一名 萬病丸

第十問 虛勞病

허로虛勞의 병은 어찌하여 발생하는가?

虛勞之病은 何以得之오

노역勞役의 노勞가 있고 노상勞傷의 노勞가 있으니, 노역勞役의 노勞는 기운을 지나치게 많이 써서 장부臟腑의 기氣가 정도를 잃어 병에 이른 것이고, 허虛하여 이미 기운이 빠진 상태에 기운을 쓰면 손실되는 바로 인하여 점점 누적이 되어 여러 날이 걸려 형성되니, 어찌 하루 만에 그렇게 되겠는가? 소씨巢氏『제병원후론諸病源候論·허로후虛勞候』에 오로五勞·육극六極·칠상七傷은 허로虛勞이니, 지금 그 근원을 찾고 요점을 지적하여 설명하면 가령 배와 옆구리에 크고 작은 적괴積塊가 있어 누르거나 밀어도 이동하지 않고, 오래되어 학질瘧疾처럼 오한발열惡寒發熱이 나며, 해수咳嗽가 있으면서 얼굴과 눈이 붓고, 움직이면 약간 숨이 차고 날이 갈수록 파리하고 수척해지니, 이는 심하게 화를 내거나 놀라서 발생한 것으로 기氣가 치밀어 올라서 내려오지 않아 간肝을 손상시켜 기氣가 모여 흩어지지 않고 뭉쳐져서 형성된 것이 오랫동안 쌓여 허로虛勞로 변한 것이다. 또 어느 날 갑자기 수척해지고 숨이 가쁘며 힘이 없고, 허리와 등이 당기고 무릎과 발목이 시고 마르며, 소변이 혹 붉거나 혹 희면서 탁

答曰 夫有勞役之勞하고 有勞傷之勞하니 役之勞는 所用太過하야 臟腑之氣失其常度하야 所以致疾이요 虛則已有所虧에 勞則因有所損하야 其積之有漸하야 成之有日하니 豈一朝一夕而驟致哉아 巢氏云 五勞[79]六極[80]七傷[81]은 謂之虛勞也니 今尋原指要而論之면 若腹脇有塊하야 大小成形하고 按之不動하고 推之不移하고 久久令人寒熱如瘧하고 咳嗽面目浮腫하고 動輒微喘하고 日就羸瘦[82]하니 此繇[83]暴怒驚恐하야 氣上而不下하야 動傷於肝하야 氣聚而不散하고 結而成形하야 積久而變勞라 又有日頓[84]羸瘦하고 氣短乏力하고 腰背牽急하고 膝脛酸痿

79) 五勞(오로): 久視傷血·久臥傷氣·久行傷筋·久立傷骨·久坐傷肉.
80) 六極(육극): 血極·筋極·肉極·氣極·骨極·精極의 勞傷虛損 병증.
81) 七傷(칠상): 七情勞傷
82) 羸瘦(이수): 여윌 리, 파리할 수.
83) 繇: 말미암을 유.
84) 頓: 갑자기 돈.

하고 小便或赤커나 或白而濁하고 帶下不禁하고 夢與鬼交하고 翕翕如熱하고 骨肉煩疼하니 此繇房勞過度하야 精耗氣竭하야 得之於腎하야 爲勞尤速也라

하고, 대하帶下가 멈추지 않고 꿈에 귀신과 교접交接하고, 열熱이 나고 뼈와 살에 번열煩熱이 나면서 아픈 경우가 있으니, 이는 성관계 과다로 인하여 정기精氣가 소모되고 고갈되어 신장腎臟에 병이 들어 노역勞役을 할수록 더욱 빨리 허虛하게 된다.

柏子仁圓은 治婦人血閉不通하야 漸成癆瘵[85]라

柏子仁別研 當歸洗 熟地 白茯苓 丹皮 卷栢 白芍藥 石斛 巴戟去心 肉蓯蓉酒浸 山藥 杜仲 白薇 蒲黃 枳殼 肉桂 京三棱煨 蓬朮煨 覆盆子 枸杞子各一兩 附子炮去皮臍半兩

右爲細末하야 煉蜜丸梧桐子大하야 每服五十丸호대 溫酒或米飮下하야 空心食前이라

백자인원柏子仁圓은 부인의 혈血이 막혀 통하지 않아 점차 노채癆瘵가 된 것을 치료한다.

柏子仁別研 當歸洗 熟地 白茯苓 丹皮 卷栢 白芍藥 石斛 巴戟去心 肉蓯蓉酒浸 山藥 杜仲 白薇 蒲黃 枳殼 肉桂 京三棱煨 蓬朮煨 覆盆子 枸杞子 各一兩 附子炮 去皮臍 半兩

위 약재들을 곱게 가루 내어 오동 씨 크기의 연밀煉蜜로 환을 만들어 매번 50환을 따뜻한 술이나 미음米飮으로 식전 빈속에 복용한다.

人參剉散은 去熱解勞하고 調順經水하며 滋養新血하니 藥性이 中和하야 退熱하니 無大寒極冷之劑라

黃耆三分 黃芩 赤茯苓 白朮 熟地 赤芍藥 麥冬各一兩

인삼좌산人參剉散은 열熱을 제거하며 피로를 풀고 월경을 순조롭게 하며 신혈新血을 자양滋養하는데 약성藥性이 중화中和하여 열熱을 내리나 지나치게 한랭寒冷한 약은 없다.

黃耆三分 黃芩 赤茯苓 白朮 熟地 赤芍藥 麥冬 各一兩 柴胡半兩 人參 知母 當歸 甘草炙 各三錢五分

85) 癆瘵(노채): 폐결핵.

위 약재들을 모두 날것으로 마두麻豆 크기로 썰어 불로 말리고 자기磁器 속에 넣어 두었다가 매번 4돈을 물 한 잔 반에 3치 길이의 죽엽竹葉과 등심燈心 각 7줄기와 함께 7할이 되게 달여 찌꺼기를 제거하고 수시로 따뜻하게 복용한다. 하루에 세 번 복용하고 병이 사라지면 복용할 필요가 없다.

柴胡半兩 人參 知母 當歸 甘草炙各三錢五分

右竝生剉如麻豆大하야 焙乾入磁器中收라가 每服四錢호대 水一盞半에 竹葉 燈心 三寸長 各七莖을 同煎七分하야 去滓溫服 不拘時候라 日三服하고 如病退 不必服이라

침향전沈香煎은 심하게 화가 나거나 놀라서 기氣가 거꾸로 치밀어 올라 내려오지 않아 간肝을 손상시켜 기氣가 모여 흩어지지 않아 뭉쳐져서 생긴 병을 다스린다.

石斛五兩 川椒炒去目 附子炮去皮臍 秦艽去土 柴胡去苗 沉香 木香 鱉甲醋煮 刮去筋膜 黃耆二兩 檳郎 各二兩

위 약재들을 곱게 가루 내는데 먼저 신선한 구기자枸杞子 10근을 씻어서 찧어 법주法酒 2말에 달여 7되를 취하고, 구기근枸杞根을 별도로 법주 3되를 이용하여 깨끗하게 씻어 술과 함께 한 곳에 모아 꿀 4냥을 넣고 달여 고膏를 만들고, 앞의 약가루와 섞어 오동 씨 크기로 환을 만들어 미음米飮으로 30환을 복용하는데 식전에 하루 두 번 복용한다. 다른 처방엔 시호柴胡 2냥을 가한다고 했다. 양씨楊氏의 『산유집험방産乳集驗方』에 "부인이 비혈병脾血病을 앓음에 때때로 복통과 오심惡心을 느끼고 오심번열五心煩熱이 나며, 허로虛勞 상태가 혹 더 심하기도 하고 혹 덜하기도 해서 월경이 나오고서 밥을 먹으니 놀라고 두려움으로 인하여 생긴 병이

沉香煎은 治暴怒驚恐하야 氣逆上而不下하고 動傷於肝하야 氣聚而不散하야 結而成形이라

石斛五兩 川椒炒去目 附子炮去皮臍 秦艽去土 柴胡去苗 沉香 木香 鱉甲醋煮刮去筋膜 黃耆二兩 檳郎各二兩

右爲細末호대 先用新枸杞十觔하야 洗略槌碎하야 法酒二斗에 煮取七升하고 取枸杞根하야 別用法酒三升하야 洗拍令淨하고 與酒一處하야 更入蜜四兩하야 煮成膏하고 和前件藥末하야 丸如桐子大하야 米飮下三十丸을 食前日二服이라 一方엔 加柴胡二兩이라 楊氏方에 婦人患脾血病에 時覺腹痛惡心하고

五心[86]煩熱하고 如勞之狀이 或進或退하고 經候行而食하니 驚恐所致라 하니라 令服局方四物湯에 加吳茱萸하야 同煎하야 溫服病愈라

다."고 하였다. 『화제국방和劑局方』의 사물탕四物湯에 오수유吳茱萸를 더해서 달여 따뜻하게 복용하게 하면 병이 낫는다.

逍遙散

四物湯加柴胡 又正方 白茯苓 白朮 白芍 柴胡 當歸 甘草 人參

每服用煨薑一塊와 薄苛少許하야 不拘時煎服이라

소요산逍遙散

사물탕四物湯에 시호柴胡를 더한다. 또한 정방正方은 다음과 같다.

白茯苓 白朮 白芍 柴胡 當歸 甘草 人參

매번 구운 건강 한 덩어리와 박하薄荷를 조금 넣고 달여 수시로 복용한다.

膠艾湯은 治勞傷氣血하고 衝任虛損하야 月水過多하고 淋瀝漏下하야 連日不斷하고 腹臍疼痛하고 及妊娠將攝失宜하야 胎動不安하고 腹痛下墜하고 勞傷胞絡하야 胎損漏血하고 腰痛悶亂하고 因損動胎上搶心하야 奔衝短氣하고 因產衝任氣虛하야 不能約制經血하야 淋瀝不斷하고 延引日久하야 漸成羸瘦라

熟地 白芍 當歸 艾葉微炒 阿膠炒黃 芎窮 甘草炙各二兩

右爲㕮咀하야 每服四錢

교애탕膠艾湯은 노역勞役으로 기혈氣血을 손상하고, 충임衝任맥이 허손해서 월경이 과다하거나 하혈이 방울방울 떨어져 연일 끊이지 않고, 복부와 배꼽 부위가 아프고, 임신에 이르러 섭양攝養을 잘 못해서 태동胎動으로 불안하고, 복통이 있어 아래로 빠지는 듯하고, 노역勞役으로 포락胞絡을 손상하여 태胎가 손상되어 피가 나오고, 요통腰痛으로 답답하고 태동胎動이 가슴에까지 미침으로 인해 가슴이 뛰며 숨이 차고, 산후에 충임衝任맥의 기氣가 허해서 경혈經血을 제약할 수 없어서 방울방울 떨어지는 것이 끊이지 않고, 날이 오래되어 파리해지는 것을 치료한다.

熟地 白芍 當歸 艾葉微炒 阿膠炒黃 芎窮 甘草炙 各二兩

위 약재들을 잘게 썰어서 매번 4돈을 물 한 잔

86) 五心(오심): 양 손바닥, 양 발바닥, 심장을 합쳐 五心이라 함.

과 술 6푼으로 8할이 되게 달여 찌꺼기를 버리고 식전에 뜨겁게 복용한다. 심한 경우는 내보당귀환**內補當歸丸**을 이어서 복용한다.53문에 있다.

호대 水一盞酒六分을 煎八分하야 去滓 食前熱服이요 甚者는 連服**內補當歸丸**이라 見五十三問이라

【東醫寶鑑】 婦人 · 脈法

조경양혈원調經養血元

治經脈不調 久不受孕 香附子十二兩酒 醋 鹽湯 童便 各浸三日 焙 當歸酒洗 白芍藥酒炒 生乾地黃酒洗 牧丹皮酒洗 各二兩 川芎 白茯苓 白芷 乾薑炒 肉桂 紅花 桃仁 沒藥 半夏油炒 阿膠珠 各一兩 玄胡索六錢 蓬朮煨醋炒 甘草炙 各五錢 茴香炒二錢 右爲末 醋糊和丸 梧子大 空心 白湯或溫酒下百丸 有孕勿服回春

【東醫寶鑑】 胞 · 調血治法

조경산調經散

一名溫經湯 治月候不調 麥門冬二錢 當歸一錢半 人參 半夏製 白芍藥 川芎 牡丹皮 各一錢 阿膠珠 甘草炙 各七分半 吳茱萸 肉桂 各五分 右剉作一貼 薑三片 水煎服入門

第十一問 폐경 후 다시 월경이 나오는 이유

婦人卦數[87]已盡하야 經水當止而復行者는 何也오

부인의 나이가 이미 다하여 월경이 마땅히 멈추어야 하나 다시 나오는 것은 무엇 때문인가?

答曰 經에 云 男子生於寅하니 寅爲木이며 陽也요 女生於申하니 申爲金이며 陰也라하니라 寅屬木이요 陽中有陰하니 男子는 得八數 故로 八歲에 齒更髮長하고 骨之餘生齒하니 男子는 以氣爲本이요 八八則卦數已盡하야 盡則陰精痿라 申屬金이요 陰中有陽하니 女子는 得七數하야 七歲에 齒更髮長하고 □之□□□[88] 女는 以血爲主요 七七則卦數以終하야 終則經□□□[89]라 內經에 云 七七에 任脉虛하고 太衝脉衰少하야 天癸竭하야 地道不通이라 故로 形壞而無子也라 하니라 或勞傷過度하고 喜怒不時하야 經

『난경難經·19난難』에 "남자는 인寅에서 생하니 인寅은 목木이며 양陽이고, 여자는 신申에서 생하니 신申은 금金이며 음陰이다."라 하였다. 인寅은 목木에 속하고 양陽 가운데에 음陰이 있으니 남자는 8수를 얻으므로 8세에 치아를 갈고 머리카락이 자라며, 골지여骨之餘인 치아가 나니, 남자는 기氣를 근본으로 삼고, 64세가 되면 천계天癸가 이미 다하여 음정陰精이 마르게 된다. 신申은 금金에 속하고 음陰 가운데 양陽이 있으니 여자는 7수를 얻어 7세에 치아를 갈고 머리카락이 자라며, 혈지여血之餘인 머리카락이 많이 나니, 여자는 혈血을 주로 삼고, 49세가 되면 천계天癸가 이미 다하여 월경이 끊어진다. 『소문素問·상고천진론上古天眞論』에 "7·7에 임맥任脈이 허하고 태충맥太衝脈이 허약하여 천계天癸가 끊어져 지도地道가 불통한다. 그러므로 형체形體가 무너지고 자식을 가질 수 없다."고 하였다. 혹 노역勞役이 과도하고 희로喜怒가 수시로 나와 경맥經脈이 허쇠虛衰한 때에 또 사기邪氣가 침범하니 월

---

87) 卦數(괘수): 원래는 一乾天, 二兌澤, 三離火, 四震雷, 五巽風, 六坎水, 七艮山, 八坤地를 의미하지만, 여기서는 여성의 가임기간 나이, 즉 七七歲를 의미함.

88) 原書에 글자가 보이지 않는다. 한편 『産寶百問』(朱震亨 纂集. 中國醫學大成續集, 産寶百問— 이하 『産寶』라고 함)은 『女科百問』의 문장과 거의 차이가 없는데, 이를 바탕으로 교감을 하면 『産寶』에 "血之餘生髮"로 되어 있다. 이하 『女科百問』에 보이지 않는 글자는 『産寶』로 교감하였다.

89) 『産寶百問』에 "水絶止"로 되어 있다.

경이 마땅히 그쳐야하나 그치지 않는 것이다.

脈虛衰之餘에 又爲邪氣攻衝하니 所以當止而不止也라

용부양진탕茸附養眞湯은 충임衝任맥을 보補하고 혈기血氣를 조화롭게 한다.

乾薑四兩 肉桂 當歸 附子炮 各二兩 鹿茸三兩 酒炙 牡蠣煆 二兩 防風二兩 龍骨二兩 生

위 약재들을 잘게 썰어서 매번 반 냥을 큰 잔으로 물 두 잔에 8할이 되게 달여 찌꺼기를 버리고 수시로 따뜻하게 복용한다.

茸附養眞湯은 補衝任하고 調血氣라

乾薑四兩 肉桂 當歸 附子炮各二兩 鹿茸三兩酒炙 牡蠣煆二兩 防風二兩 龍骨二兩生

右爲㕮咀하야 每服半兩호대 水二大盞煎至八分하야 去滓하고 不拘時溫服이라

보중궁궁탕補中芎藭湯은 허풍虛風과 냉열冷熱로 충임衝任맥을 허손케 하여 월경이 가지런하지 않고, 붕루崩漏가 쏟아지고, 산후에 실혈失血이 과다해서, 허약해지면서 복통이 발생하거나, 임신 중에 태아가 불안하여 피가 나는 것을 다스린다.

當歸 乾薑炮 各三兩 川芎 黃芪蜜炙 茱萸湯洗七次 白芍 甘草炙 熟地 杜仲炒令絲斷 人參 各一兩

위 약재들을 잘게 썰어서 매번 3돈을 물 한 잔 반으로 한 잔되게 달여 찌꺼기를 버리고 식전 빈속에 뜨겁게 복용한다.

補中芎藭湯은 治風虛冷熱로 勞損衝任하야 月水不調하고 崩中暴下하고 產後失血過多하야 虛羸腹痛커나 或妊娠胎幻不安하야 血下라

當歸 乾薑炮各三兩 川芎 黃芪蜜炙 茱萸湯洗七次 白芍 甘草炙 熟地 杜仲炒令絲斷 人參各一兩

右爲㕮咀하야 每服三錢호대 水盞半煎一盞하야 去滓하고 熱服하니 空心食前이라

당귀산當歸散은 천계天癸가 이미 다함에 월경이 고르지 않아 혹 3~4개월 동안 나오지 않거나, 혹 한 달에 두 번 나오니, 7을 기준으로 성장하거나 쇠퇴하는 것은 여자가 7수를 다했는데도 경후經候

當歸散은 天癸已過期에 經脈不勻하야 或三四月不行커나 或一月再至하니 問云七損七益[90]에 謂女子七數盡

한대 是經候不依時者는 血有餘也니 不可止之라 但令依時不腰痛爲善이라

가 때를 가리지 않고 나오는 것은 혈血이 유여하여 그칠 수가 없음을 말한 것이다. 단 그 때마다 요통腰痛이 없는 것이 좋다.

當歸 川芎 白芍藥各一兩 白朮半兩 黃芩各剉碎炒各一兩如冷去芩加官桂 白朮半兩 山茱萸炮一兩半

當歸 川芎 白芍藥 各一兩 白朮半兩 黃芩각각 썰어 부수어 초炒한다. 各一兩 냉증冷證이 있으면 황금黃芩을 제거하고 관계官桂를 더한다. 白朮半兩 山茱萸炮 一兩半

右爲細末하야 每服二錢호대 酒調下하야 空心服이니 一日三服이라

위 약재들을 곱게 가루 내어 매번 2돈 술에 타서 빈속에 하루 세 번 복용한다.

【東醫寶鑑】胞 · 經斷復行

금심환芩心丸

治婦人天癸過後復行 或漏下不止 條黃芩二兩泔浸一作醋浸一日炙乾 又浸又炙 如此七次爲末 醋糊和丸 梧子大 每七十丸 空心 溫酒送下日二服瑞竹

당귀산當歸散

治婦人天癸已過 期經脈不勻 或三四月不行 或一月再至 腰腹疼痛 內經云 七損八益 謂女子七數盡而經不依時者 血有餘也 不可止之 但令得依時 不腰痛爲善 當歸 川芎 白芍藥炒 條黃芩炒 各一兩 白朮五錢 右爲末 每服二錢 空心 酒調下日二本事 ○良方 有山茱萸一兩半

가미사물탕加味四物湯

治經斷後 多年忽然再行 遂成崩漏腹痛 寒熱 四物湯四錢 加人參 吳茱萸 各一錢 右剉作一貼 入薑三片棗二枚 水煎服得效

---

90) 『素問 · 陰陽應象大論』에는 "七損八益"으로 되어 있다. 七損八益이란 王氷의 註에 의하면 "七損의 '損'이란 여자는 七數로서 표준이 되어 月事가 때를 맞추어 나오는 것이 중요하므로 '損'이라 하였고, 八益의 '益'이란 남자는 八數로서 표준이 되어 精氣가 충만하는 것이 중요하므로 '益'이라 한다."고 하였다. 여기서는 여자의 七損과 더불어 七益을 언급하여 여자가 나이가 들면서 7세를 기준으로 성장하고 노쇠하는 것을 의미한다.

第十二問 避年

무엇을 피년避年이라 하는가?

何謂避年고

왕씨王氏가 이르길 어떤 부인이 딸의 나이가 15세에 진찰을 하러 와서는 딸이 14세에 월경이 시작하였다가 지금 도리어 끊어지니 그 어머니가 두렵다고 하였다. 스승이 말씀하시길, 이 여식은 당신의 친딸인가 아닌가? 만약 친딸이면 말하라 하니, 부인이 이에 친딸이라고 하였다. 스승께서 "이렇게 물은 것은 다른 것이 아니다. 여성은 14세에 또한 월경이 나오기도 하니, 이런 까닭에 딸이 이 때에 월경이 끊어지는 것은 피년避年이라 하니 이상하게 여기지 말라. 뒤에 월경이 저절로 나올 것이다."라고 하였다.

答曰 王氏云 有一婦人하야 女年十五歲에 來診호대 言女年十四時에 經水自下라가 今經反斷하니 其母言恐怖[91]라 師曰 此女爲是夫人親女非耶아 若親者면 當相爲說之하라 婦人因答言是自女耳라 師曰 所以問者는 無他라 夫人年十四에 亦以經水下하니 所以로 女至此而斷은 是謂避年이니 勿怪[92]하라 後當自下라

공신단拱辰丹은 장년인데도 진기眞氣가 도리어 겁약怯弱한 경우에 해당되는 처방이다. 이는 품부稟賦받은 바가 본래 허약한 것이지 나중에 허쇠해진 경우를 다스리는 것이 아니다. 지나치게 조燥한 약은 더욱 속히 경계하는 것이 마땅하니, 수족궐역手足厥逆이라 여기지 않고, 도리어 음陰이 많은 증상이라고 여겨 치료하면 질병疾病을 치료할 수 없을 뿐만이 아니라 대병大病이 이로 말미암아 생긴다.

拱辰丹은 夫方當壯年 而眞氣猶怯이라 此乃賦稟素弱이요 非虛衰而然也라 僣[93]燥之藥은 尤宜速戒니 勿謂手足厥逆하고 便云陰多라하야 如斯治之면 不惟不能愈疾이요 大病自此生矣라 滋益之方은 羣品[94]稍衆하면 藥

91) 怖: 恐也. 두려워할 포.
92) 恠: 恠也. 기이할 괴.
93) 僣: 주제넘을 참.
94) 群品(군품): 여러 품종. 여기서는 처방의 약재가 많음을 의미함.

方微細하야 難見功効니 但固天元一氣하야 使水升火降하면 則五臟自和하야 百病自去하니 此方主之라 行在孫琳郎中方이라 葛丞相夫人少時服之하야 極効라

鹿茸酥炙去皮毛四兩 山茱萸新好紅者四兩 當歸四兩 麝香半兩別硏

右三件爲末하야 入麝香拌和하야 酒煮麪糊爲丸하야 如桐子大하야 每服一百粒 或五十粒호대 溫酒 或鹽湯下라

자익滋益하는 처방은 약재가 많으면 약력藥力이 약해져서 효과를 보기가 어려우니, 단지 천원天元의 기氣를 고밀固密하게 하여 수승화강水升火降하게 하면 오장五臟이 저절로 조화롭게 되어 모든 병이 저절로 사라질 것이니 이 처방이 주재하는 것이므로 그 행적이 손임랑孫琳郎의 처방 가운데 있다. 갈승상葛丞相의 부인이 어렸을 적에 복용하여 크게 효과를 보았다.

鹿茸酥炙 去皮毛 四兩 山茱萸新好 紅者 四兩 當歸四兩 麝香半兩 別硏

위 세 가지 약재들을 가루로 내어 사향麝香을 넣고 반죽하고 술로 끓인 밀가루 풀에 오동 씨 크기로 환을 만들어 매번 100알 혹은 50알을 따뜻한 술 또는 소금 끓인 물로 복용한다.

【東醫寶鑑】 虛勞 · 肝虛藥

공신단拱辰丹

凡男子方 當壯年而眞氣猶怯 此乃稟賦素弱 非虛而然 僭燥之藥 尤宜速 戒滋益之方 羣品稍衆 藥力細微 難見功效 但固天元一氣 使水升火降 則五藏自和 百病不生 此方主之 鹿茸酥炙 當歸 山茱萸 各四兩 麝香五錢另硏 右爲末 酒麪糊和丸 梧子大 溫酒或鹽湯下 七十丸至百丸得效

第十三問 초경이 없는 이유

처녀의 월경이 마땅히 나와야 하는데 나오지 않는 것은 무엇 때문인가?

室女經候가 當行不行者는 何也오

처녀는 규문閨門을 나오지 않은 여성이니 예쁘거나 못생기거나를 가리지 않고 14~15세에 이르러 얼굴이 모두 붉고 어린 자이니 질박質朴함이 흩어지지 않았다고 말한다. 장자莊子가 몸이 가냘프고 아리따움이 처자處子와 같다고 한 것이 이것이다. 이때 즈음에 월경이 나오는 것을 속칭 홍맥紅脈이라고 한다. 놀라고 두렵거나 혹은 냉기冷氣가 침범한 까닭에 마땅히 나와야 하는데 나오지 않는 것이다.

答曰 室女者는 乃未出閨門之女也니 不以妍醜[95]로 至十四五歲에 容貌皆紅嫩者니 謂之質朴未散이라 莊子云 綽約[96]如處子者가 是也라 當此之際에 經脉來時를 俗呼爲紅脉이라 或因驚恐커나 或冷氣擊搏하야 所以로 當行而不行也라

통경원通經圓은 부인과 실녀室女의 월경불통으로 통증이 있거나 혹 혈가血瘕를 이룬 것을 다스린다. 『엄씨제생방嚴氏濟生方』에 현호색玄胡索과 적작약赤芍藥을 더하고 천오川烏를 감했다.

桂心不見火 青皮去白 大黃炮 乾薑炮 蓬朮 川烏炮 去皮臍 乾漆炒 當歸 桃仁去皮 炒 川椒去目 炒 出汗 各等分

위 약재들을 곱게 가루 내어 4푼을 미초米醋로 달여 고膏를 만들고 나머지 6푼을 가루 내어 함께 절구에 넣고 찧어 오동 씨 크기로 환을 만들어 음건陰乾해서 매번 20환을 묽은 식초탕으로 복용한다. 30환까지 늘려 따뜻한 술로 복용해도 좋다. 식

通經圓은 治婦人室女月候不通으로 疼痛或成血瘕라 嚴氏方內에 加玄胡索 赤芍 減川烏라

桂心不見火 青皮去白 大黃炮 乾薑炮 蓬朮 川烏炮去皮臍 乾漆炒 當歸 桃仁去皮炒 川椒去目炒出汗各等分

右爲細末하야 將四分을 用米醋煮成膏하고 和餘六分末劑하야 臼中治之라 如梧桐

95) 妍醜(연추): 고울 연, 추할 추. 용모의 아름다움과 추함.
96) 綽約(작약): 몸이 가냘프고 아리따움.

子大하야 陰乾하야 每服二十丸호대 用淡醋湯下하야 加至三十丸하야 溫酒亦得이요 食前服이라

전에 복용한다.

桃仁散은 治婦人室女血閉不通으로 五心煩熱이라

紅花 當歸 杜牛膝 桃仁別研

右四味各等分을 爲細末하야 每服三錢호대 溫酒調下하고 空心食前이라

도인산桃仁散은 부인婦人과 실녀室女의 혈폐불통血閉不通으로 나는 오심번열五心煩熱을 다스린다.

紅花 當歸 杜牛膝 桃仁別研

위 4개 약재를 곱게 가루 내어 매번 3돈을 따뜻한 술에 타서 식전 빈속에 복용한다.

【東醫寶鑑】胞 · 室女月經不行

홍화당귀산紅花當歸散

治室女月經不通 或積瘀血腰腹疼痛 赤芍藥二兩 劉寄奴一兩二錢半 紫葳 當歸尾 牛膝 蘇木 甘草 各五錢 白芷 桂心 紅花 各三錢半 右爲末 酒調二錢 服紅花酒下 尤佳雲岐

삼신환三神丸

治室女經候不調腹痛 橘紅二兩 玄胡索醋製 當歸酒炒 各一兩 右爲末 酒糊和丸 梧子大 艾醋湯下百丸丹心

목단피탕牡丹皮湯

治室女經閉 咳嗽發熱 當歸 牡丹皮 各一錢半 白芍藥 生乾地黃 陳皮 白朮 香附子 各一錢 川芎 柴胡 黃芩 各七分 甘草四分 右剉作一貼 水煎服之回春

통경환通經丸

治室女月候不通 或成血瘕 桂心 青皮 大黃 乾薑 川椒 蓬朮 乾漆炒 當歸 桃仁 紅花 各五錢 右爲細末 先取二兩 和醋熬膏 乃入餘末 和勻作丸 梧子大 醋湯下五七十丸入門

第十四問 부인 三病

규문閨門을 나서지 않은 처녀가 세 가지 병이 있다고 하니 어떤 것인가?

未出閨門女가 有三病者는 何也오

규문閨門을 나서지 않은 여성은 곧 처녀이다. 첫째는 월경이 처음 나올 때 음중陰中에 열熱이 있는데 혹 바람이나 부채바람을 쐬었을 경우이고, 둘째는 태충맥太衝脈이 성해서 기울氣鬱로 내열內熱한데 찬물로 몸을 씻은 경우이고, 셋째는 혹 월경이 나오는 것을 보고 놀라는 경우이니, 이 세 가지 중에 하나라도 있으면 뒤에 반드시 대하병帶下病이 생긴다.

答曰 未出閨門女는 即室女也라 一病者는 經水初下에 陰中熱한데 或有當風커나 或有扇[97]風者요 二病者는 太衝脈盛하야 氣則內熱한대 以寒水洗之요 三病者는 或見血下驚怖니 若三病者에 有一之所受면 後必生帶下之疾也라

신선취보단神仙聚寶丹은 부인의 혈해血海가 허한虛寒하여 밖에서 풍랭風冷이 침범하여 결박되어 흩어지지 않으면 적취積聚가 괴塊를 이루거나 견고한 가瘕를 이루고, 혈血의 사기邪氣가 공격하여 복부와 옆구리가 아프고 소복小腹이 창만하거나, 혹 때때로 장명腸鳴이 있고, 담말痰沫을 토해내고, 머리가 어지러우며 안화眼花가 보이고, 대퇴와 무릎이 무거우며 아프고, 안색이 시들어 황색을 띠고 지체肢體에 부

神仙聚寶丹은 治婦人血海虛寒하야 外乘風冷하야 搏結不散하면 積聚[98]成塊커나 或成堅瘕[99]하고 及血氣攻注하야 腹脇疼痛하고 小腹急脹커나 或時虛鳴하고 嘔吐痰沫하고 頭旋眼花하고 腿膝重痛하고 面色萎黃하고 肢體浮腫

---

97) 扇: 부채 선.

98) 積聚(적취): 복부의 적괴로 積은 有形이며 고정되어 이동하지 않고 통처도 일정하며, 병이 臟에 있고, 血分에 속한다. 聚는 무형이며 통처가 고정되어 있지 않으며, 병이 腑에 있고, 氣分에 속한다.

99) 癥(징): 癥瘕라 함. 적취 중 하나로 下焦에 나타나며, 부인과 질환으로 나타나 積聚와 구별된다.

하고 經候欲行에 先若重病하고 或多或少하고 帶下赤白하고 붕루崩漏不止하고 驚悸健忘하고 小便頻數커나 或下白水하고 時發虛熱盜汗羸瘦하니 此藥은 不論胎前産後와 室女하고 竝宜服之니 常服하면 安心神하고 去邪氣하고 逐敗血하고 養新血하고 令有子하고 亦能除諸病이라

종浮腫이 있고, 월경이 나오고자 할 때에 먼저 몸이 무거운 것 같고, 혹 많기도 하며 혹 적기도 하고, 적백대하赤白帶下가 있고, 붕루崩漏가 그치지 않고, 경계驚悸와 건망健忘이 있고, 소변을 자주 보거나 혹 오줌에 흰색 물질이 있고, 때에 따라서 허열虛熱로 인한 도한盜汗과 수척瘦瘠함이 있으니, 이 약은 태전胎前이나 산후産後 및 실녀室女를 막론하고 모두 복용하는 것이 마땅하니, 상복하면 심신心神이 안정되고, 사기邪氣를 제거하고, 패혈敗血을 몰아내고, 신혈新血을 기르고, 자식을 갖게 하고, 또한 모든 병을 제거할 수 있다.

木香研令末 琥珀別研 當歸 沒藥別研各一兩 滴乳一分別研 麝香一錢別研 辰砂一錢別研

木香研하여 가루 낸다. 琥珀別研 當歸 沒藥別研 各一兩 滴乳一分 別研 麝香一錢 別研 辰砂一錢 別研

右研令細하야 和滴[100]冷熟水[101]搗爲丸하야 每一兩作一十五丸호대 每服一丸이니 溫酒磨下라

위 약재들을 곱게 갈아, 끓였다가 차게 식힌 물을 조금씩 떨어뜨려 저어 환을 만드는데, 매 1냥으로 15환을 만들어 매번 1환을 따뜻한 술로 녹여 복용한다.

胎息不順과 腹內疼痛과 一切難産에 溫酒和童便磨下니 不拘時候라

태식胎息이 순조롭지 않은 것과 뱃속이 아픈 경우와 모든 난산難産에 따뜻한 술과 동변童便으로 녹여 아무 때나 복용한다.

産後血暈과 敗血奔心과 口禁舌強과 或惡露未盡과 發渴面浮면 煎烏梅湯하야 和童便磨下라

산후에 혈훈血暈과 패혈敗血로 가슴이 뛰고 입이 벌어지지 않으며 혀의 경직이 있는 경우와 혹 오로惡露가 다 나오지 않은 경우와 갈증이 나고 얼굴에 부종이 있으면 오매烏梅를 달인 물에 동변童便을 타서 녹여 복용한다.

産後氣力虛羸하야 諸藥不效면 和童便磨下라

산후에 기력이 쇠약해서 여러 약이 효과가 없으

---

100) 滴: 방울져 떨어질 적.
101) 冷熟水(냉숙수): 熟水는 끓인 물을 말한다. 따라서 冷熟水는 끓였다가 차게 식힌 물로 보았다.

면 동변童便을 타서에 녹여 복용한다. 室女經候不調에 每半丸을

실녀室女의 월경이 고르지 않을 때에 매번 반 환 溫酒磨下라

을 따뜻한 술로 녹여 복용한다.

【東醫寶鑑】婦人 · 婦人雜病

신선취보단神仙聚寶丹

治經候不調 及血氣攻注腹脇疼痛 積聚成塊 及婦人諸疾 琥珀 當歸 各一兩 沒藥 乳香 各二錢半 辰砂 木香 麝香 各一錢 右爲末 滴水爲丸 每兩作十五丸 每一丸溫酒磨下局方

第十五問 부인이 자주 놀라는 이유

婦人多驚者는 何也오

부인이 자주 놀라는 것은 무엇 때문인가?

答曰 婦人者는 衆陰之所集이니 而以血爲之主라 夫心主行血하고 脾主裹血[102]하고 肝主藏血하니 因產蓐[103]過傷커나 或因喜怒攻損하면 是致榮血虧耗라 內經에 云 血氣者는 人之神이라하니 血旣不足하면 神亦不定하니 所以로 驚怖라 巢氏有風驚悸候에 云 心藏神하니 爲諸臟之主라 若血氣調和則心神安定하고 若虧損則心神怯弱이라 故로 風邪乘虛于之하야 防以驚悸하니 若久不止 則變爲恍惚也라

부인은 중음衆陰이 모인 바이니 혈血로 주主를 삼는다. 심心은 행혈行血을, 비脾는 과혈裹血을, 간肝은 장혈藏血을 주재主宰하니, 산욕產蓐에 심하게 다치거나 잘 노하여 손상되면 영혈營血이 휴손된다. 『소문素問·팔정신명론八正神明論』에 혈기血氣는 인신人神이라고 하였으니, 혈血이 이미 부족하면 신神도 안정되지 못하여 이런 까닭에 놀라는 것이다. 소씨巢氏 『제병원후론諸病源候論·풍경계후風驚悸候』[104]에 심心은 신神을 간직하니 모든 장臟의 주가 된다. 만약 혈기血氣가 조화로우면 심신心神이 안정되고, 휴손되면 심신心神이 겁약怯弱하게 된다. 그러므로 허한 틈을 타고 풍사風邪가 머물러 막아서 경계驚悸가 생기니 만약 오랫동안 그치지 않으면 변하여 황홀恍惚하게 된다.

經濟丹은 治婦人血氣不足하야 榮衛俱虛하면 心氣不定하야 夜臥驚怖하고 夢寐不祥하고 心虛自汗하고 乏力倦怠하고 飮食減少하고 咳嗽痰實

경제단經濟丹은 부인이 혈기血氣가 부족해서 영위營衛가 모두 허虛하면 심기心氣가 안정되지 못하여 밤에 잠자리에 들면 놀라고, 꿈을 꾸어도 생각나지 않고, 심허心虛하여 자한自汗이 있고, 기력이 부족하여 권태롭고, 음식이 줄어들고, 해수咳嗽로 담痰이

102) 脾主裹血(비주과혈): 脾統血을 의미한다.
103) 산욕(產褥): 태아, 태반 및 그 부속물을 만출한 후에 생식기관이 비임신 상태로 회복되는 데 필요한 일정한 기간.
104) 『諸病源候論·風驚悸候』에는 이와 같은 문장이 없다.

차니, 상복하여 심心을 보하여 혈血을 기르고, 신지神志를 안정시켜 혈기血氣를 건실하게 하면 아주 효과가 있을 것이다.

하니 常服補心養血하고 安神定志하야 令人血壯氣實하면 極有神効라

白茯苓 白茯神 白芍藥 各一兩 遠志去心 一兩 乳香半兩 別研 當歸酒浸 一兩 酸棗仁炒 半兩 去殼 人參一兩 沒藥研 一兩 硃砂別研 半兩 石菖蒲一兩 眞者 단지 大棗仁丸만을 사용해도 또한 좋다.

白茯苓 白茯神 白芍藥 各一兩 遠志去心一兩 乳香半兩別研 當歸一兩酒浸 酸棗仁去殼炒半兩 人參一兩 沒藥一兩研 硃砂別研半兩 石菖蒲一兩眞者 只用 棗仁丸 亦得

위 11가지 약재를 가루 내어 꿀에 오동 씨 크기로 환을 만들어 주사硃砂로 옷을 입혀 매번 30환을 복용하다가 50환까지 늘린다. 대추탕이나 인삼탕으로 식전에 임의대로 복용한다. 식후에 복용해도 좋다.

右十味[105] 爲末하야 煉蜜爲丸桐子大하야 將硃砂爲衣하야 每服三十丸이라가 加至五十丸이라 棗湯參湯으로 食前任下하며 食後亦可라

감리단坎離丹은 수화기제水火既濟를 만들어 심心과 신腎을 보補하여 백탁白濁과 몽정夢精을 다스린다.

坎離丹은 既濟水火[106]하야 補心滋腎하야 白濁夢遺라

辰砂一兩 另研 酸棗仁酒浸 去殼 研 一兩 淨 附子一箇 去皮臍 乳香半兩 물과 닿지 않게 해서 유발乳鉢에 곱게 갈아 넣는다.

辰砂一兩另研 酸棗仁酒浸去殼研一兩淨 附子一箇去皮臍 乳香半兩 令隔水乳鉢細研入

이상의 약재 가운데 먼저 부자附子를 갈아 고운 가루로 만들고 다음에 세 가지 약재를 고르게 섞어 꿀에 계두雞頭 크기로 환을 만들어 매번 한 알을 따뜻한 술로 빈속에 복용한다. 모름지기 섣달에 만들고 자기에 담아야 한다.

右先用附子碾細羅末하고 次入三味和匀하야 煉蜜丸如雞頭大하야 每服一粒溫酒下호대 空心一服이라 須是臘月[107]合하고 磁器盛[108]之라

---

105) 원문에는 10개 약재로 되어 있으나, 실제로는 11개 약재이다.
106) 既濟水火(기제수화):『周易』64卦 중 水火既濟卦를 말한다. 즉 八卦 중 水의 坎卦와 火의 離卦로 이루어진 卦로 인체에 질병이 없는 상태를 상징한다.
107) 臘月(납월): 음력 섣달을 달리 이르는 말.
108) 盛: 담을 성.

石斛散은 治虛勞羸瘦하고 乏力少食하고 倦怠多驚畏라

石斛四錢去根淨洗剉酒炒 牛膝酒浸 柏子仁去皮研 五味子 遠志炒 杏仁去皮尖炒 木香 肉蓯蓉酒浸焙乾 訶子肉炮 靑橘皮 柴胡 人參 熟地蒸各三錢 白茯苓四錢 甘草二錢炙 乾薑一錢半炮 神麯研炒 麥蘖各六錢

右爲細末하야 每服二錢호대 米飮調下니 食前日二三服이라

석곡산石斛散은 허로虛勞로 수척하고, 기운이 없으며 소식少食하고, 권태로우며 잘 놀라는 증상을 다스린다.

石斛四錢 去根 淨洗 剉 酒炒 牛膝酒浸 柏子仁去皮 研 五味子 遠志炒 杏仁去皮尖 炒 木香 肉蓯蓉酒浸 焙乾 訶子肉炮 靑橘皮 柴胡 人參 熟地蒸 各三錢 白茯苓四錢 甘草二錢 炙 乾薑一錢半 炮 神麯研炒 麥蘖 各六錢

위 약재들을 곱게 가루 내어 매번 2돈을 미음米飮에 타서 마시니 식전에 하루 2~3회 복용한다.

【東醫寶鑑】精 · 遺泄精屬心

감리환坎离丸

黃栢 知母 等分 童便九蒸九晒九露爲末 地黃煎膏和丸 梧子大 空心 鹽湯下三五十丸入門

황련청심음黃連淸心飮

治君火旣動 而相火隨之而精泄 黃連 生地黃 當歸 甘草 茯神 酸棗仁 遠志 人參 蓮肉 各等分 右剉五錢 水煎服入門

第十六問 風疾로 인한 부인병

부인이 풍랭風冷으로 인해 여러 질병이 많이 발생하는 것은 무엇 때문인가?

婦人이 多因風冷而生諸疾者는 何也오

풍風은 양사陽邪이고 냉冷은 한기寒氣이니 풍은 허한 것을 따라 침입하고, 냉冷은 노역勞役으로 혈기를 상하게 하여 생긴다. 사람이 섭생을 순리대로 잘하면 혈기血氣가 조화로와 풍한서습風寒暑濕이 해칠 수 없으나, 만약 노역勞役으로 혈기血氣를 상해 곧 허손虛損에 이르면 풍랭風冷이 허虛를 타고 침범하거나, 혹 경락經絡에 머물면 기혈氣血이 뭉치고 끈끈해져 기부肌膚를 따뜻하게 기를 수 없거나, 혹 복부 내에 들어가면 충기沖氣가 허虛해져서 음식을 소화시킬 수 없고, 대장大腸이 허虛하면 자주 설사하고, 자궁子宮이 한寒하면 아이를 낳지 못하거나, 혹 불임이 되거나, 혹 생리가 나오지 않게 되어, 손상 받은 바를 따라 병이 되니 모두 풍랭風冷의 기氣를 벗어나지 못한 것이다.

答曰 風乃陽邪也요 冷乃寒氣也니 風隨虛入하고 冷繇[109]勞傷이라 夫人將攝順理하면 則血氣調和하야 風寒暑濕이 不能爲害나 若勞傷血氣하야 便致虛損하면 則風冷乘虛而干之커나 或客於經絡하면 則氣血凝澁하야 不能溫養於肌膚커나 或入於腹內하면 則沖氣虧虛하야 不能消化於飮食하고 大腸虛則多利[110]하고 子臟[111]寒則不生커나 或爲斷絶커나 或爲不通者하야 隨所傷而成病하니 皆不逃[112]乎風冷之氣也라

보음환補陰丸은 모든 부인의 질환을 치료하니 혹 월경이 가지런하지 않은 경우와 혹 붕루崩漏가 그치지 않는 증상과 요퇴腰腿가 침중沈重한 것과 배꼽 주위의 통증과 조열潮熱이 왕래하는 경우와 허번虛煩

補陰丸은 治婦人百疾이니 或經不調와 或崩中漏不止와 腰腿沉重과 臍腹作痛과 潮熱往來와 虛煩自汗과 中滿

109) 繇: 從也. 따를 유.
110) 利: 痢를 의미함.
111) 子臟(자장): 자궁을 의미함.
112) 逃: 달아날 도.

氣短과 嘔噦不時와 肢體酸疼과 不思飮食과 日漸瘦弱이라 此藥은 順肌體하고 悅顔色하고 調榮衛하고 逐風寒하고 進飮食하고 化痰涎이라

熟地 生地各七兩 白朮五兩 蒼朮五兩半泔浸一宿 藁本去土 牡丹皮 當歸 秦艽四味各十兩 細辛七兩 肉桂去皮八兩 甘草炙六兩半 蠶退布燒存性七兩 大豆黃卷炒烟去六兩半 枳殼六兩麩炒 陳皮六兩去白 乾薑炮 羌活各五兩 白芷六兩 白茯苓六兩 糯米三升炒黑色火烟出

右件細末하야 蜜丸하야 每一兩作十丸하야 每服一丸호대 溫酒化下요 醋湯亦得이니 食前이라

으로 자한自汗이 나는 경우와 중만中滿하여 기단氣短하는 경우와 딸꾹질이 수시로 나는 경우와 지체가 시리고 아픈 경우와 음식 생각이 없는 경우와 나날이 수척해지는 경우를 치료한다. 이 약은 신체를 순하게 하고, 안색을 좋게 하고, 영위營衛를 조화롭게 하고, 풍한사風寒邪를 쫓고, 음식을 잘 먹게 하고, 담연痰涎을 없앤다.

熟地 生地 各七兩 白朮五兩 蒼朮五兩半 泔浸一宿 藁本去土 牡丹皮 當歸 秦艽四味 各十兩 細辛七兩 肉桂去皮 八兩 甘草炙 六兩半 蠶退布燒存性 七兩 大豆黃卷炒烟去 六兩半 枳殼六兩 麩炒 陳皮六兩 去白 乾薑炮 羌活 各五兩 白芷六兩 白茯苓六兩 糯米三升 炒黑色火烟出

위 약재들을 곱게 가루 내어 꿀로 환을 만들어 매 1냥으로 10환을 만든다. 매번 1환을 따뜻한 술로 복용하고, 초탕醋湯으로 복용해도 괜찮다. 식전에 복용한다.

丹鉛丹은 治一切虛寒冷病이라

鹿茸 靈砂 白龍骨 川椒 陽起石 牡蠣粉 肉桂 肉蓯蓉 石斛 川巴戟 木賊 澤瀉 天雄酒浸炮 沉香 兎絲子酒浸 膃肭臍各一兩 磁石醋淬 麝香各半兩

右爲細末하야 煉蜜爲丸梧桐子大하야 每服一百丸

단연단丹鉛丹은 일체 허한냉병虛寒冷病을 다스린다.

鹿茸 靈砂 白龍骨 川椒 陽起石 牡蠣粉 肉桂 肉蓯蓉 石斛 川巴戟 木賊 澤瀉 天雄酒浸炮 沉香 兎絲子酒浸 膃肭臍 各一兩 磁石醋淬 麝香 各半兩

위 약재들을 곱게 가루 내어 꿀에 오동 씨 크기로 환을 만들어, 매번 100환을 따뜻한 술이나 소금 끓인 물로 복용한다.

호대 溫酒或鹽湯下라

【東醫寶鑑】 火 · 陰虛火動

보음환補陰丸

治陰虛火動 凡人陰常不足陽常有餘 故常補其陰 使陰與陽齊 則無病矣 故補陰之藥自少至老 不可缺也 熟地黃五兩 黃栢鹽酒炒 褐色 知母酒炒 龜板酥炙 各三兩 瑣陽酥炙 枸杞子白芍藥酒炒 天門冬 各二兩 五味子一兩 乾薑炒紫色四錢 冬寒加至六錢 右爲末 煉蜜入猪脊髓三條 和匀丸如梧子 每取八九十丸 空心 鹽湯或溫酒 呑下明醫

【東醫寶鑑】 婦人 · 脈法

고본건양단固本健陽丹

凡人無子 多是精血淸冷 或房勞過傷以致 腎水欠旺 不能直射子宮 故爾豈可專責於母血之不足 虛寒耶 熟地黃 山茱萸 各三兩 巴戟二兩 兎絲子 續斷酒浸 遠志製 蛇床子炒各一兩半 白茯神 山藥酒蒸 牛膝酒洗 杜冲酒洗 切酥炒去絲 當歸身酒洗 肉蓯蓉酒浸 五味子 益智仁鹽水炒 鹿茸酥炙 各一兩 加枸杞子三兩 人參二兩 右爲末 蜜丸梧子大 空心 鹽湯或溫酒下五七十丸 臨臥再服回春

第十七問 頭眩

婦人이 多頭眩而冒者는 何也오

부인이 자주 어지럽고 머리에 두른 듯 무거운 증상이 있는 것은 무엇 때문인가?

答曰 眩者는 暈[113]也오 謂轉運之運이니 世爲之頭運者 是也라 冒者는 冒蒙之冒니 世爲昏冒者 是也라 明理論에 曰 眊[114]는 非毛而見其毛요 眩은 非玄而見其玄이니 眊謂眼花[115]也요 眩謂眼黑也라 鍼經[116]에 云 上虛則眩하고 下虛則厥이라하니 眩雖爲虛나 蓋風家亦有之者니 風主運動故也라하니라 婦人頭運은 挾痰多嘔吐者가 狀若醉頭風[117]也라

현眩은 훈暈이니 전운轉運[돌다]의 운運자의 의미이니 세칭 두운頭運이라는 것이 이것이다. 모冒는 모몽冒蒙[덮어 쓰다]의 의미이니 세칭 혼모昏冒라는 것이 이것이다. 『상한명리론傷寒明理論·두현頭眩』에 "모眊는 눈썹이 아니라 눈썹을 보는 것이고, 현眩은 검다는 것이 아니라 캄캄하게 보는 것이니 모眊는 눈이 어찔한 것을 말하고 현眩은 검은 점이 보이는 것을 말한다. 『영추靈樞·위기衛氣』에 위가 허虛하면 두현頭眩하고 아래가 허虛하면 궐역厥逆한다고 하였으니 현眩은 비록 허증虛證이나 대개 풍랭風病에도 이러한 증상이 있으니 풍風은 운동을 주재하기 때문이라고 하였다. 부인의 두운頭運은 담痰을 끼고 구토嘔吐를 많이 하는 자가 그 증상이 술이 취하여 두풍頭風을 앓는 것과 같다.

芎羌散은 治婦人患頭風者가 十居其半이라 每發必掉[118]眩如在車上하니 蓋因

궁강산芎羌散은 부인이 두풍頭風을 앓는 경우 열 명 가운데 반은 매번 반드시 수레를 탔을 때와 같이 어지러운 증상이 나타나니, 대개 혈허血虛로 인

---

113) 暈: 어지러울 운.
114) 眊: 눈 흐릴 모.
115) 眼花(안화): 주로 어지럼증이 있을 때 많이 발생하며 마치 아지랑이가 피어오르는듯한 느낌을 호소하고 사물을 볼 때 흐릿하게 보이는 증상.
116) 鍼經(침경): 『黃帝內經·靈樞』를 의미함.
117) 頭風(두풍): ① 두통이 낫지 않고 오래 계속되면서 때에 따라 아팠다 멎었다하는 것. ② 머리에 풍사를 받아 생긴 병증을 통틀어 이르는 말. 두통, 어지럼증 등이 이에 속함.

하여 간肝에 풍사風邪의 침습이 있기 때문이다. 『소문素問·오장생성五藏生成』에 "눈이 캄캄하며 머리가 흔들리고, 눈과 귀가 어두운 것은 아래는 실하고 위는 허하기 때문이다. 족소양足少陽과 족궐음足厥陰에 문제가 있고, 심하면 간肝에 들어간다."고 하니, 대개 이를 이름이다. 처방은 다른 약에 비해 효과가 빠르다.

血虛하야 肝有風邪襲之耳라 素問에 云 徇蒙119)抬尤120)하고 目瞑耳聾은 下實上虛니 過在足少陽厥陰하고 甚則入肝이라하니 蓋謂此也라 方比他藥하야 捷而効速이라

川芎一兩 當歸三錢 羌活 旋覆花 細辛 蔓荊子 石膏生 藁本 荊芥穗 半夏 防風 熟地 甘草炙 各半兩

川芎一兩 當歸三錢 羌活 旋覆花 細辛 蔓荊子 石膏生 藁本 荊芥穗 半夏 防風 熟地 甘草炙各半兩

위 약재들을 거칠게 가루 내어 매번 2돈을 물 큰 한 잔에 생강 5조각과 함께 7할이 되게 달여 찌꺼기를 버리고 때에 상관없이 복용한다. 기허氣虛인 사람은 이 탕액으로 양정단養正丹 50~70알을 복용한다.

右爲麤末하야 每服二錢호대 水一大盞에 薑五片을 煎至七分하야 去滓溫服하니 不拘時候라 氣虛者는 此藥으로 送養正丹五七十粒이라

옥진원玉眞圓은 신기腎氣가 부족해서 기氣가 역상逆上하여 두통頭痛을 참을 수 없는 것을 치료하는데, 이러한 증상을 신궐腎厥이라 하고 그 맥은 부취浮取하면 현弦하고, 침취沈取하면 돌처럼 단단하다.다른 책에는 단단하지 않다고 되어 있다.

玉眞圓은 治腎氣不足하야 氣逆上行하야 頭痛不可忍을 謂之腎厥이니 其脉擧之弦이요 按之石堅이라 一本에 作不堅이라

硫黃二兩 石膏硬者不煆研 半夏湯洗七次 各一兩 硝石一分 研

硫黃二兩 石膏硬者不煆研 半夏湯洗七次各一兩 硝石一分研

위 약재들을 곱게 가루 내어 생강 즙汁과 갈아 풀에 오동 씨 크기로 환을 만들어 음건陰乾해서 매번 30환을 생강탕이나 미음탕米飮湯으로 복용하고, 또한 관원關元에 뜸을 100장 뜬다. 『부인대전양방婦人

右爲細末하야 研和生薑汁하야 糊爲丸如桐子大하야 陰乾하야 每服三十丸호대 生薑

118) 掉: 흔들 도.
119) 徇蒙(순몽): 눈이 瞬動하며 夢寐不明한 것.
120) 抬尤(초우): 두부가 동요하며 흔들리는 듯한 감각.

湯 米飮湯下하고 更灸關元穴百壯이라 良方中硫黃丸도 亦佳라

大全良方』의 유황환硫黃丸도 역시 좋다.

醉頭風餠兒

殭蠶去絲嘴 天南星

右件各等分細末하야 生薑自然汁和作餠호대 如折二錢大厚五分하야 陰乾하야 每服一餠호대 同平胃散四味者三錢重을 水三大盞으로 薑五片과 棗二箇를 先煎平胃散一沸하고 次下餠子호대 槌碎入하야 同煎一二沸하야 通口服이라

취두풍병아醉頭風餠兒

殭蠶去絲嘴 天南星

위 약재들을 같은 분량으로 곱게 가루 내어 생강즙으로 떡을 만들되 2돈 정도씩 잘라 두께를 5푼 정도로 만들어 음건陰乾해서 매번 떡 1개를 평위산平胃散 3돈과 물 3대잔에 생강 5조각과 대추 2개를 함께 넣고 먼저 한 솟굼 달이고, 다음에 떡을 망치로 부셔 넣어, 같이 한 두 솟굼 달여 복용한다.

桃紅散은 治男子婦人氣虛하야 攻注頭日[121]昏眩과 偏正頭疼과 夾腦風과 兩太陽穴疼과 眉稜骨痛과 及治風痰惡心과 頭運欲倒와 小兒傷風鼻塞과 痰涎咳嗽에 並宜服之라

川烏一兩 草烏八錢 天南星半兩 以上三味水洗三次 麝香 腦子一錢 朱砂半兩別硏細

右爲細末하야 每服半錢

도홍산桃紅散은 남자나 부인이 기허氣虛해서 두목혼현頭目昏眩이 오는 경우와 편정두통偏正頭痛과 협뇌풍夾腦風과 두 태양혈太陽穴의 동통疼痛과 미릉골통眉稜骨痛과 풍담오심風痰惡心과 두운頭運으로 쓰러질 것 같은 경우와 소아가 풍風에 상하여 코가 막힌 경우와 담연痰涎과 해수咳嗽를 다스리는 경우에 모두 복용해도 좋다.

川烏一兩 草烏八錢 天南星半兩 이상 3가지 약재를 세 차례 물로 씻는다. 麝香 腦子一錢 朱砂半兩 別硏細

위 약재들을 곱게 가루 내어 매번 반 돈을 박하薄荷차에 타서 복용한다. 따뜻한 술을 사용해도 또

121) 日: 目의 오자임.

한 괜찮다.

호대 薄荷茶調下라 溫酒도 亦得이라

【東醫寶鑑】 頭 · 頭目不淸利

천궁환川芎丸

淸頭目 止旋暈 消風化痰 桔梗五兩 川芎 薄荷 各三兩二錢半 細辛 防風 甘草 各一兩二錢半 右爲末 蜜和每一兩半作五丸 每一丸 茶淸嚼下丹心

방풍산防風散

治頭目不淸 去風明目 防風 川芎 白芷 甘菊 甘草 各一兩 右爲末 每二錢 茶淸調下丹心

청신양영탕淸神養榮湯

淸頭目聰耳竅 助精神 麥門冬 當歸 各一錢二分 川芎一錢 白芷七分 薄荷 甘菊 羌活 梔子 各五分 甘草四分 升麻二分 右剉作一貼 薑三茶一撮 煎服集略

옥설탕沃雪湯

治頭目昏眩 精神不爽 咽乾鼻塞 薄荷葉三兩 甘草一兩四錢 荊芥穗 白鹽 各一兩二錢 天花粉二錢七分 縮砂一錢 右末 每一錢 湯點服類聚

천궁산川芎散

治頭目不淸利 酒炒黃連 酒炒片芩 各一兩 生乾地黃 甘草灸 各七錢半 羌活 防風 藁本 升麻 生甘草 各五錢 柴胡三錢半 川芎二錢半 右爲末 每二錢 食後 茶淸調下正傳

第十八問 돌아다니는 身體疼痛

身體疼痛이 流注不定者는 何也오

신체동통身體疼痛이 돌아다니는 것이 일정하지 않는 것은 무엇 때문인가?

答曰 身體疼者는 其證不一하야 太陽證表未解면 法當身體疼痛하고 太陽中濕하면 一身盡痛이라 若脉沉身體自利하고 痛者는 陰也니 身重背強하고 腹中絞[122]痛하고 咽喉不利하고 身如被杖者는 陰毒證也라 若風邪乘虛在於皮膚之間하야 淫淫躍躍하야 若刺一身盡痛하니 傷侵血氣하야 動作如蠱毒[123]之狀者는 巢氏謂之風蠱也라

신체동통身體疼痛은 그 증이 동일하지 아니하여 태양병太陽病에 표증表證이 아직 풀리지 않으면 응당 신체가 아프고, 태양경太陽經에 습사濕邪가 침범하면 온몸이 모두 아프다. 만약 맥이 침沈하면서 설사가 나는 경우는 음증陰證이니, 몸이 무거우며 등은 강직强直되고, 복중腹中이 꼬이듯 아픈 통증이 있고, 인후咽喉가 편하지 않고, 신체가 곤장 맞은 것처럼 아픈 경우는 음독증陰毒證이다. 가령 풍사風邪가 허虛한 틈을 타고 피부사이에 침범하여 따끔따끔 바늘로 온놈을 찌르듯 아프니, 이는 혈기血氣가 손상되어 동작이 고독蠱毒에 맞은 것과 같은 경우는 소씨巢氏가 말한 풍고風蠱이다.

虎骨散은 治婦人血風攻注하야 身體疼痛이라

虎脛骨一兩半 桂心 芎窮 海桐皮 當歸 牛膝 天麻 附子 骨碎補各一兩 羌活半兩

右爲細末하야 每服一錢호대 空心溫酒調下라

호골산虎骨散은 부인이 혈풍血風의 침입으로 발생한 신체동통身體疼痛을 다스린다.

虎脛骨一兩半 桂心 芎窮 海桐皮 當歸 牛膝 天麻 附子 骨碎補 各一兩 羌活半兩

위 약재들을 곱게 가루 내어 매번 1돈을 빈속에 따뜻한 술로 타서 복용한다.

---

122) 絞: 꼴 교. 새끼를 꼬다.
123) 蠱毒(고독): 뱀, 지네, 두꺼비 등의 독.

투경탕透經湯은 신체동통身體疼痛을 다스린다.

五積散半兩 生附子二錢

위 약재들을 물 두 잔으로 생강 7조각과 대추 2개와 함께 달여 8할이 되게 하여 찌꺼기를 버리고 사향麝香을 조금을 넣어 다시 3~4 숫굼 달여 수시로 복용한다.

透經湯은 治身體疼痛이라

五積散半兩 生附子二錢

右件用水二盞으로 薑七片과 棗二枚을 煎至八分하야 去滓하고 入麝少許하야 再煎三四沸하야 通口服하니 不拘時候라

사향환麝香丸은 백호역절白虎歷節과 모든 풍風으로 인한 동통과 통증이 돌아다니면서 일정하지 않게 벌레가 무는 것 같은 경우와 낮에는 덜하고 밤에는 극심해지는 경우와 모든 가늠할 수 없는 手足의 통증을 다스린다.

川烏大八角者 三箇 生 全蝎二十一箇 生 黑豆二十一粒 生 地龍半兩 生

위 약재들을 곱게 가루 내어 사향麝香 반 개를 넣어 같이 갈고, 찹쌀 풀에 녹두 크기로 환을 만들어 매번 7환을 복용하고, 심한 경우는 10환을 밤에 빈속에 따뜻한 술로 복용하여 냉한冷汗이 나오게 하면 온몸이 편해진다. 내가 이 처방을 얻어 역절풍歷節風과 가늠할 수 없는 동통에 1~2번 복용하면 곧 나았다. 흡천歙川에 있을 때에 한 귀부인이 있었는데 온몸에 통증이 돌아다니는 것이 해가 지면 발하여 벌레가 살을 무는 것과 같은 증상이 있었는데 대개 귀사鬼邪로 여기고 치료하거늘, 나는 이를 정역절병正歷節病으로 보고 이 약을 세 번 복용시키니 나았다. 무릇 '1'이란 글자는 '2푼 반'을 의미한다.

麝香丸은 治白虎歷節과 諸風疼痛과 遊走無定이 狀如蟲噆[124]와 晝靜夜劇과 及一切手足不測疼痛이라

川烏大八角者三箇生 全蝎二十一箇生 黑豆二十一粒生 地龍半兩生

右爲細末하고 入麝半字하야 同研하고 和糯米糊爲丸을 如菉豆大하야 每服七丸이요 甚者는 十丸호대 夜令膈空하야 溫酒下하고 微出冷汗하면 一身便差라 予得此方하야 凡是歷節及不測疼痛에 一二服便差라 在歙川日에 有一貴家婦人하야 遍身走注疼痛하야 至暮則發하니 如蟲噆其肌한대 多作鬼邪治之어늘 予曰 此는 正歷節病也니 三服愈라 凡云一字者는 二分半也라

---

124) 噆: 깨물 교.

【東醫寶鑑】 風 · 歷節風治法

호골산虎骨散

治歷節風 百節疼痛 無定處 久則變成風毒 痛入骨髓 不移其處 又云骨髓痛者 宜此藥 虎骨酥炙二兩 白花蛇肉 天麻 防風 牛膝 白僵蠶炒 當歸酒浸 乳香 桂心 各一兩 全蝎炙 甘草炙 各五錢 麝香一錢 右爲末 每二錢 溫酒調下 豆淋酒 尤好齊生 ○一方 加有自然銅 白附子 檳榔 羌活 白芷 川芎 各一兩 地龍 沒藥 雄黃 各五錢 服法亦同 治白虎歷節風走痛直指

사향원麝香元

治白虎歷節疼痛 遊走無定 狀如虫行 晝靜夜劇 川烏大者三箇 全蝎二十一箇 地龍生五錢 黑豆生二錢半 麝香一字 右爲末 糯米糊和丸 菉豆大 空心 溫酒下七丸 或十丸 出汗便差得效

第十九問 아침에 식사를 하고 저녁에 吐하는 이유

아침에 식사를 하고 저녁에 구토嘔吐를 하는 것은 어떠한 병인가?

朝食暮吐者는 何也오

구토병嘔吐病은 삼초三焦와 비위脾胃가 조화롭지 못하여 청탁淸濁이 서로 간섭하여 이루어진 것이다. 대저 구토嘔吐는 본래 두 개의 증證이니 구嘔는 위로 올리는데 소리가 있는 것이어서 속칭 완啘이라 하는 것이 이것이고, 토吐는 위로 올리는데 음식물飮食物이 있는 것이어서 위胃가 허랭虛冷하면 토吐한다. 만약 심하心下에 크기가 잔[盃] 만하게 딱딱한 것이 있고, 혹 때에 따라서 한열寒熱하고 아침에 식사한 것을 저녁에 토吐하고 맥이 현긴弦緊하면 허한虛寒이 서로 쳐서 위기胃氣가 날로 휴손하게 되니, 이런 까닭에 수곡水穀을 담아둘 수가 없어서 이름 하여 위반胃反이라고 한다.

答曰 嘔吐之病은 皆繇三焦不調하고 脾胃不和하야 淸濁相干之所致也라 大抵嘔吐本二證이니 嘔者는 嘔而有聲하야 俗所謂啘이 是也요 吐者는 吐而有物하야 胃中虛冷則吐라 若心下牢[125]大如盃하고 或時寒熱하고 朝食暮吐하고 脉如弦緊하면 則爲虛寒相搏하야 胃氣日虧하니 所以로 不能停畜水穀이니 名曰胃反이라

자금단紫金丹은 구토嘔吐와 심복통心腹痛을 다스린다.

丁香 木香 華澄茄 胡椒 五靈脂酒煮 肉豆蔻煨 乾薑炮 半夏末半兩 附子炮 硫黃水銀砂子二件如靈砂法炒靑金頭角 一兩

위 약재들을 곱게 가루 내어 반하半夏 가루와 생강 즙汁에 오동 씨 크기로 호환糊丸을 만들어 매번 70환을 빈속에 미음米飮으로 복용한다.

紫金丹은 治嘔吐 心腹疼이라

丁香 木香 華澄茄 胡椒 五靈脂酒煮 肉豆蔻煨 乾薑炮 半夏末半兩 附子炮 硫黃水銀砂子二件如靈砂法炒靑金頭角 一兩

右爲細末하야 半夏末薑汁으로 打糊丸 如桐子大하야 每服七十丸호대 空心米飮下라

125) 牢: 堅也. 굳을 뢰.

薑合圓은 療中脘停寒하야 胸膈結痞하고 嘔吐惡心하고 不思飮食이라

木香 肉桂 附子 砜砂紙上飛各一兩 陳皮 丁香 沉香 華澄茄 青皮去白各一兩 茴香一分炒

右爲細末하고 次入砜砂研하야 酒煮麩糊爲丸호대 每一兩作二十丸이라 每服一丸호대 以生薑一塊로 剜[126]如盒子하고 安藥在內하야 濕紙裹煨하야 令[127]香에 去紙放溫하고 細嚼鹽湯送下라

강합원薑合圓은 중완中脘에 한사寒邪가 정체하여 흉격胸膈이 맺혀 저리고 구토嘔吐와 오심惡心을 하고 음식 생각이 없는 것을 치료한다.

木香 肉桂 附子 硇砂紙上飛 各一兩 陳皮 丁香 沉香 華澄茄 青皮去白 各一兩 茴香一分 炒

위 약재들을 곱게 가루 내고, 다음에 붕사硇砂를 넣고 갈아, 술로 끓인 밀가루 풀에 환을 만들되, 1냥으로 20환을 만든다. 매번 1환을 복용하는데, 생강 한 덩어리로 상자 크기만큼 깎고, 안에 약을 넣어 습지濕紙로 싸서 구워, 좋은 향이 나면 종이를 벗겨내고 온기를 식혀서, 잘게 부숴 소금 끓인 물로 복용한다.

【東醫寶鑑】 嘔吐 · 脈法

정향안위탕丁香安胃湯

治嘔吐噦 胃寒所致 黃芪二錢 吳茱萸 草豆蔻 人参 蒼朮 各一錢 丁香 柴胡 升麻 當歸身 陳皮 甘草炙 各五分 黃栢二分 右剉作一貼 水煎服正傳

복령반하탕茯苓半夏湯

治痰飮停胃 嘔吐不止 半夏二錢 赤茯苓 陳皮 蒼朮 厚朴 各一錢 藿香八分 縮砂 乾薑 甘草炙 各五分 右剉作一貼 入薑三梅一 水煎服回春

126) 剜: 削也. 깎을 완.
127) 令: 아름다울 령.

第二十問 부인의 氣로 인한 병

부인의 병이 대개 기氣로 인하여 생기는 것은 무엇 때문인가?

婦人之病이 多因氣生者는 何也오

기氣는 형形에 실려 있고, 형形은 기氣로 충만充滿하여, 기氣와 형形 둘이 서로 대대對待하니 기氣가 조화로우면 생하고 기氣가 어그러지면 병이 생긴다. 맺혀 적취積聚가 되는 것은 기氣가 펴지지 못해서이고, 역상逆上하여 광궐狂厥이 됨은 기氣가 내려오지 못한 것이다. 마땅히 소통시켜야 하는데 막으면 통증이 되니 기氣가 통달하지 못해서 이고, 흩어져야 할 것이 머물게 되면 소痟가 되니, 엉겨서 영癭이 되고, 머물러서 유瘤가 되는 것도 또한 기氣가 응체凝滯된 것이다. 『소문素問 · 거통론擧痛論』에 "노怒하면 기氣가 역상하고, 희喜하면 기氣가 늘어지고, 비悲하면 기氣가 소산하고, 공恐하면 기氣가 내려가고, 한寒하면 기氣가 수렴하고, 열熱하면 기氣가 세고, 노勞하면 기氣가 모손耗損되고, 사思하면 기氣가 맺히고, 경驚하면 기氣가 흩어져 구기九氣가 같지 않다."고 하였다. 그러므로 부인병에 기氣로 인해 발생하는 것이 많다.

答曰 氣以形載하고 形以氣充하야 惟氣與形兩者相待하니 氣和則生하고 氣戾[128]則病이라 結爲積聚는 氣不舒也요 逆爲狂厥은 氣不降也라 宜通이로대 而塞則爲痛이니 氣不達也요 宜消로대 而息則爲痟[129]니 嬰[130]之爲癭과 畱之爲瘤도 亦氣之凝耳라 內經에 曰怒則氣上하고 喜則氣緩하고 悲則氣消하고 恐則氣下하고 寒則氣收하고 熱則氣泄하고 勞則氣耗하고 思則氣結하고 驚則氣亂하야 九氣不同이라 故로 婦人之病에 多因氣之所生也라

대칠기탕大七氣湯은 놀라고 두렵고 화나는 것이 뒤섞여 마음이 아픈 것을 치료한다.

大七氣湯은 治驚恐恚怒相搏而痛이라

128) 戾: 乖也. 어그러질 려.
129) 痟: 소갈 소.
130) 嬰: 두를 영.

京三棱 蓬朮 青橘皮淨洗 陳皮 藿香葉 桔梗 官桂 益智各一兩 香附子去毛二兩 甘草半兩

右爲麤末散하야 每服五錢호대 水二盞에 薑三片과 棗一枚를 煎至一盞하야 去滓溫服이라

京三棱 蓬朮 青橘皮淨洗 陳皮 藿香葉 桔梗 官桂 益智 各一兩 香附子去毛 二兩 甘草半兩

위 약재들을 거칠게 가루 내어 매번 5돈을 물 2잔에 생강 3조각과 대추 1개와 함께 넣고 1잔이 되게 달여 찌꺼기를 제거하고 따뜻하게 복용한다.

木香順氣散은 理衛氣하고 順三焦라

烏藥 木香 香附子 薑黃 砂仁 甘草

右爲㕮咀하야 每服半兩호대 水二鐘에 薑五片과 棗二枚를 煎至八分하야 去滓溫服하니 不拘時라

목향순기산木香順氣散은 위기衛氣를 다스리고 삼초三焦를 순조롭게 한다.

烏藥 木香 香附子 薑黃 砂仁 甘草

위 약재들을 썰어 매번 반 냥을 물 2종지에 생강 5조각과 대추 2개와 함께 넣고 8할이 되게 달여 찌꺼기를 제거하여 수시로 따뜻하게 복용한다.

紫金丹은 治氣癖과 氣瘕와 蠱脹[131]病이라 天台 陳秀山은 傳到하야 不係產方이라

針砂十兩 餘糧石 硫黃各二兩

右先用藥三件으로 同好醋入鐵鍋內煮乾하야 碾爲末이라

자금단紫金丹은 기벽氣癖과 기가氣瘕와 고창병蠱脹病을 다스린다. 천태天台 진수산陳秀山은 잘못 전해서 산방產方으로 보지 않았다.

針砂十兩 餘糧石 硫黃 各二兩

위 약재 3가지를 먼저 사용하여, 좋은 식초와 함께 쇠솥 안에 넣고 달이고 건조시켜, 갈아서 가루로 만든다.

平胃散十兩 蓬朮二兩 縮砂

평위산平胃散十兩 蓬朮二兩 縮砂仁 丁香 木香 獨活 黃芪

131) 蠱脹(고창): 脹病이 극심하여 복부만 脹滿하고 사지는 말라서 거미와 같은 형상이 되는 병증.

枳殼 各一兩 白茯苓 大黃 黃連 黑牽牛 甘草 茱萸 檳榔 破故紙 各三兩 乾漆一兩 아주 좋은 생칠生漆 2냥을 쓰는 것도 좋다.

위 약재들을 곱게 가루 내어, 앞의 약재 가루와 함께 술로 끓인 밀가루 풀에 오동 씨 크기로 환을 만든다. 매일 3~5회 수시로 복용해서, 무거운 병에는 자주 복용하는데, 소금, 간장, 기름, 밀가루, 찬 것, 날 것 등을 금한다.

仁 丁香 木香 獨活 黃芪 枳殼各一兩 白茯苓 大黃 黃連 黑牽牛 甘草 茱萸 檳榔 破故紙各三兩 乾漆一兩 須好者生漆二兩亦得

右件爲細末하야 同前藥末用酒糊爲丸하니 桐子大라 每日三五服호대 不拘數하야 如病重則多服하니 忌鹽醬油麪生冷等物이라

【東醫寶鑑】 氣 · 七氣

칠기탕七氣湯

治七情鬱結 心腹絞痛 半夏製三錢 人参 肉桂 甘草炙 各七分 右剉 生薑三片 煎服局方

사칠탕四七湯

治七氣凝結 狀如破絮 或如梅核 窒碍咽喉 咯不出嚥不下 或胸膈痞滿 痰涎壅盛 半夏製二錢 赤茯苓一錢六分 厚朴製一錢二分 紫蘇葉八分 右剉 薑七片棗二枚 煎服局方

분심기음分心氣飮

治七情痞滞 通利大小便清而疎快 紫蘇葉一錢二分 甘草炙七分 半夏製 枳殼 各六分 青皮 陳皮 木通 大腹皮 桑白皮 木香 赤茯苓 檳榔 蓬朮 麥門冬 桔梗 桂枝 香附子 藿香 各五分 右剉 薑三片棗二枚 燈心十莖 煎服直指

第二十一問 기절했다가 다시 소생하는 이유

猝然而死라가 少間復甦者는 何也[132]오

갑자기 기절하였다가 잠깐 뒤에 다시 소생하는 것은 무엇 때문인가?

答曰 世言氣中者라 雖不見於方書나 然이나 暴喜傷陽과 暴怒傷陰도 亦氣中之源也라 況憂愁不意면 氣多厥逆하야 往往多得此疾하야 便覺涎潮昏塞하고 牙關緊急하니 若槩作中風候用藥이면 非止不相當[133]이요 多致殺人이라 經에 云 無故而瘖하고 脉不至면 不治自已리하니 謂氣暴逆也에 氣復則已라 故로 猝然而死라가 少間復甦者는 正謂此也라

세속에 말하는 중기中氣이다. 비록 방서에 없으나 그러나 갑자기 기뻐하여 양陽을 상한 것과 갑자기 노하여 음陰을 상한 것도 또한 중기中氣의 근원이 된다. 하물며 근심과 걱정을 하며 뜻대로 되지 않으면 기氣가 대개 궐역厥逆해서 왕왕 이런 질환을 얻게 되어, 문득 담연痰涎이 흐르고 정신이 혼미한 것을 느끼고 턱이 긴급緊急하니, 만약 이 경우에 중풍증후中風證候로 여기고 약을 쓰면 단지 마땅하지 않을 뿐만 아니라 살인에까지 이르게 한다. 『소문素問 · 대기론大奇論』에 까닭 없이 벙어리가 되고 맥이 이르지 않으면 치료하지 않아도 저절로 낫는다고 하였으니 기氣가 갑자기 역상逆上하여 기氣가 회복되면 낫는 것을 말한 것이다. 그러므로 갑자기 기절하였다가 잠깐 뒤에 소생甦生하는 경우는 바로 이것을 말하는 것이다.

蘇合香丸은 療傳屍[134]骨蒸과 殗[135]殜[136]肺痿疰忤[137]와 鬼猝心痛과 霍亂吐

소합향원蘇合香丸은 전시傳屍와 골증骨蒸과 폐위肺痿와 주오疰忤와 급작스런 심통心痛과 곽란霍亂과 구토설사와 유행병과 귀매병鬼魅病과 장학瘴瘧과 적백리

132) 何也: 저본에는 없으나, 앞뒤 문맥에 의거하여 보충하였음.
133) 不相當(불상당): 서로 어울리지 않음. 서로 걸맞지 않음.
134) 傳屍(전시): 폐결핵을 의미함.
135) 殗: 시들시들 앓을 업.
136) 殜: 시들시들 앓을 엽.
137) 疰忤(주오): 中惡과 같은 뜻이다. 오염된 독기와 부정한 기운을 쐬어 갑자기 졸도하여 사

赤白痢를 갑자기 보는 경우와 어혈瘀血로 월경이 닫힌 것과 현벽痃癖과 하지가 붓는 것과 경간驚癎과 귀신 들린 경우와 소아가 젖을 토하고 설사하는 경우와 대인의 호리狐狸 등 병을 다스린다.

蘇合香油一兩 안식향고安息香膏 안에 넣는다. 白朮二兩 丁香二兩 安息香二兩 별도로 가루를 만들어 회灰 없는 좋은 술 1되를 사용하여 달여 고膏를 만든다. 朱砂水飛 硏 二兩 木香二兩 白檀香二兩 薰陸香另硏 一兩 沉香二兩 烏犀屑二兩 蓽茇二兩 香附子炒 二兩 訶梨勒 구워서 씨를 제거하고 껍질을 취한다. 二兩 麝香另硏 二兩 龍腦硏 一兩

위 약재들을 곱게 갈아서 다른 약재들과 섞어서 안식고安息膏를 사용하여 정련된 백밀白蜜로 함께 반죽하여 매번 오동 씨 크기로 환을 만들되, 아침 일찍 정화수를 떠서 따뜻하게 하든지 차갑게 하든지 마음대로 하여 4환을 녹여 복용한다.

利時氣와 鬼魅138) 瘴瘧139)과 赤白暴利와 瘀血月閉와 痃癖140) 下腫과 驚癎141) 鬼忤中人과 小兒吐利乳와 大人狐狸142) 等病이라

蘇合香油一兩入安息香膏內 白朮二兩 丁香二兩 安息香二兩另爲末用無灰好酒一升熬膏 朱砂二兩水飛硏 木香二兩 白檀香二兩 薰陸香另硏一兩 沉香二兩 烏犀屑二兩 蓽茇二兩 香附子二兩炒 訶梨勒煨去核取皮二兩 麝香另硏二兩 龍腦硏一兩

右爲細末硏藥和하고 用安息膏로 幷煉白蜜和劑하야 每服旋圓如梧桐子大호대 早朝取井華水하야 溫冷任意하야 化服四丸이라

【東醫寶鑑】 氣 · 通治氣藥

소합향원蘇合香元

治一切氣疾 及中氣上氣 氣逆氣鬱氣痛 白朮 木香 沈香 麝香 丁香 安息香 白檀香

람을 알아보지 못하는 병증. 가슴이 아프고 배가 부르며, 대변불통, 졸도, 口不能言 등의 증상이 나타남.

138) 鬼魅(귀매): 도깨비, 귀신.

139) 瘴瘧(장학): 溫瘧의 동의어. 먼저 열이 나고 나서 오한하거나 또는 오한은 나지 않고 단지 열만 나는 병증으로 먼저 風邪에 상하고 나중에 寒邪에 상하여 나타나는 학질.

140) 痃癖(현벽): 臍腹의 한쪽이나 脇肋部에 筋脈이 불거지고 땅기면서 갑작스런 통증이 발생하는 병증.

141) 驚癎(경간): 놀라서 발생한 癎疾을 가리킴.

142) 狐狸(호리): 서혜부 탈장을 가리킴.

朱砂水飛半爲衣 犀角 訶子皮 香附子 蓽撥 各二兩 蘇合油入安息香膏內 乳香 龍腦 各一兩 右細末 用安息香膏 幷煉蜜搜和千擣 每一兩 分作四十丸 每取二三丸 井華水 或溫水溫酒 薑湯 化服局方 有龍腦 則謂之龍腦蘇合元 無龍腦則謂之麝香蘇合元

第二十二問 사시마다 寒熱을 앓는 이유

병이 학질瘧疾 사기邪氣를 받은 것이 아니로되, 사시四時에 한열寒熱을 앓는 경우가 많은 것은 무엇 때문인가?

病非瘧之邪로대 四時多病寒熱者는 何也오

풍風은 양기陽氣이고 한寒은 음사陰邪니 음기陰氣가 위로 올라가서 양중陽中으로 들어가면 오한惡寒이 나고, 양기陽氣가 아래로 빠져서 음중陰中으로 발열發熱하고, 음양陰陽이 치우치면 한열寒熱이 번갈아 나온다. 『소문素問·음양응상대론陰陽應象大論』에 "여름에 서사暑邪에 상하면 가을에 반드시 학질瘧疾을 앓는다."는 것이 이것이다. 부인병에 증으로 오한발열惡寒發熱이 나타나나 서사暑邪가 아닌 것은 모두 영위營衛가 일으킨 것이다. 또한 위衛는 기氣이고 기氣는 양陽이니 양陽이 미약하면 오한惡寒하고, 영營은 혈血이고 혈血은 음陰이니 음陰이 미약하면 발열發熱한다. 그러므로 부인이 오한발열하는 것은 기氣와 혈血이 원인인 것이 많다. 혹 노상勞傷으로 신체가 허약하거나 경폐經閉하여 오한발열하는 것도 이와 같은 종류이니 오래되어 낫지 않으면 허손虛損질환을 이루게 된다.

答曰 風者는 陽之氣也요 寒者는 陰之邪也니 陰氣上升入陽中則發寒하고 陽氣下陷入陰中則發熱하고 陰陽偏勝하면 寒熱互作이라 經에 曰 夏傷於暑하면 秋必病瘧者가 是也라 婦人之病에 證見寒熱이나 邪非暑氣者는 皆繇榮衛之兆作也라 且衛者는 氣也요 氣爲陽이니 陽微則惡寒하고 榮者는 血也요 血爲陰이니 陰弱則發熱이라 故로 婦人寒熱은 多因氣血之所使也라 或勞傷而體弱커나 或經閉而寒熱도 若此之類니 久而不已면 則成虛損之疾也라

필응산必應散은 오한발열惡寒發熱이 오래되어 학질瘧疾과 같은 것을 치료한다.

熟地 檳榔 陳皮 草果去皮 當歸 砂仁 甘草炙 柴胡 이상 各等分

위 약재들을 거칠게 가루 내어 매번 3돈을 달여

必應散은 治久寒熱이 如瘧狀이라

熟地 檳榔 陳皮 草果去皮 當歸 砂仁 甘草炙 柴胡以上各等分

右爲麤末하야 每服三錢호대 水二盞에 薑五片을 煎八分하야 去滓無時溫服이라 合藥時에 忌雞犬婦人見이라

물 2잔에 생강 5조각과 함께 넣고 8할이 되도록 달여서 찌꺼기를 버리고 아무 때나 복용한다. 약재를 합할 때에 꿩, 개, 여자에게 보이지 않도록 한다.

神健飮子는 治婦人寒熱이라

赤芍 白朮各二兩 赤茯 當歸 肉桂 鱉甲 川芎 枳殼 柴胡 黃芪 秦艽 桔梗 橘紅 甘草各一兩 木香

右爲㕮咀하야 每服三錢호대 水二盞에 薑五片과 棗一枚를 煎至八分하야 去滓溫服호대 不拘時라

신건음자神健飮子는 부인의 한열寒熱을 다스린다.

赤芍 白朮 各二兩 赤茯 當歸 肉桂 鱉甲 川芎 枳殼 柴胡 黃芪 秦艽 桔梗 橘紅 甘草 各一兩 木香

위 약재들을 잘게 썰어 매번 3돈을 물 2잔에 생강 5조각과 대추 1개를 함께 넣고 8할이 되도록 달여서 찌꺼기를 버리고 수시로 따뜻하게 복용한다.

【東醫寶鑑】 寒上 · 少陽形證用藥

소시호탕小柴胡湯

治少陽病 半表半裏 往來寒熱 能和其內熱解 其外邪傷寒方之王道也 柴胡三錢 黃芩二錢 人參 半夏 各一錢 甘草五分 右剉作一貼 入薑三棗二 水煎服入門 ○一名三禁湯 以其禁發汗 禁利小便 禁利大便 故只用此藥 乃和解之劑也入門 ○專治少陽半表裏證 及汗下後不解 過經不解時 氣瘟疫熱入血室等證 其間有五證 尤爲的當傷寒 五六日 心煩喜嘔者 一也 寒熱往來者 二也 耳聾胸痞者 三也 發潮熱者 四也 差後發熱者 五也 此五證 尤爲可服入門 ○一名人參湯得效

第二十三問 咳嗽로 인해 월경이 나오지 않는 이유

해수咳嗽로 인하여 월경이 나오지 않는 것은 무엇 때문인가?

因咳嗽하야 經候不行者는 何也오

해수咳嗽에 관한 설명은 고서古書에 해咳는 있고 수嗽는 없으나 후대 사람들이 겸해서 말한 것이다. 대개 폐肺로부터 나오되 그 소리가 맑게 울리고 담연痰涎으로 인하지 않고 발하는 것을 해咳라 하고, 그 성음이 사람에게 들림에 담연痰涎이 소리를 따라 상하로 움직이면서 발하는 것을 수嗽라고 한다. 양치물과 같은 경우에 그 진기眞氣도 쓸어버릴 수 있는데 하물며 폐肺가 기氣를 주관하는데 있어서랴! 『경經』에 영기營氣가 행함에 항상 위기衛氣와 서로 따른다고 하였으니 오랜 수嗽로 기氣를 손상하면 혈血도 또한 부족해져 마침내 월경이 나오지 않는 데에 이르고 때때로 한열寒熱을 발한다. 아주 오래되어 노손勞損된 것은 기혈氣血이 모두 손상된 까닭이다.

答曰 咳嗽之說은 古書엔 有咳而無嗽나 後人이 兼言之라 大抵皆從肺出호대 其聲響亮[143]하고 不因痰涎而發者를 謂之咳요 言其聲音이 聞於人에 痰涎上下隨聲而發者를 謂之嗽라 如水之嗽蕩[144]에 能蕩其眞氣也인대 況肺主乎氣아 經에 云 榮氣之行에 常與衛氣相隨하니 久嗽損氣면 則血亦不足하야 遂致經閉不行하고 時發寒熱이라 久久成勞者는 氣血俱損之故也라

육신산六神散은 부인의 열로熱勞로 인한 해수咳嗽와 월경불통을 다스린다.

柴胡去苗 白朮 青皮去白 當歸 牛膝 牡丹皮 各一兩

위 약재들을 거칠게 가루 내어 매번 6냥을 꿀 4냥과 함께 넣어 그을리게 볶아서 술과 동변童便 각 한 사발을 넣어 여덟 차례 또는 아홉 차례 달

六神散은 治婦人熱勞咳嗽와 月水不通이라

柴胡去苗 白朮 青皮去白 當歸 牛膝 牡丹皮各一兩

右爲麤末하야 每用六兩호대 入蜜四兩하야 炒令焦하고

143) 響亮(형량): 울릴 향, 밝을 량.
144) 蕩: 쓸어버릴 탕.

入酒幷童便各一碗하야 煎八九沸하야 去滓하고 分作六服호대 空心食前이라

여 찌꺼기를 버리고 여섯 번에 나누어 빈속 식전에 복용한다.

紫菀圓은 治肺氣咳嗽라

紫菀 防風 桑白皮炙 木香 貝母 人參 欵冬花 葶藶隔紙炒 檳榔各一兩 杏仁炒 天門冬去心一兩 甘草

右爲細末하야 蜜丸桐子大하야 每服三十丸호대 淸米飮送下요 食後服이라

자완원紫菀圓은 폐기해수肺氣咳嗽를 다스린다.

紫菀 防風 桑白皮炙 木香 貝母 人參 欵冬花 葶藶隔紙炒 檳榔 各一兩 杏仁炒 天門冬去心 一兩 甘草

위 약재들을 곱게 갈아서 꿀에 오동 씨 크기로 환을 만들어 매번 30환을 맑은 미음米飮과 함께 식후에 복용한다.

【東醫寶鑑】 咳嗽 · 熱嗽

세폐산洗肺散

治咳嗽痰盛有熱 肺氣不淸利 半夏三錢 黃芩二錢 天門冬 麥門冬 五味子 各一錢半 杏仁一錢 甘草五分 右剉作一貼 入薑五片 水煎服丹心

패모산貝母散

治火嗽 久嗽 杏仁三錢 款冬花二錢 知母一錢半 貝母 桑白皮 五味子 甘草 各一錢 右剉作一貼 入薑三片 水煎服入門

황련화담환黃連化痰丸

治熱痰咳嗽 黃連 吳茱萸 各一錢半 陳皮五錢 半夏一兩半 右爲末 薑汁糊和丸 菉豆大 薑湯呑下一百丸丹心

第二十四問 咳嗽에 피가 섞인 경우

해수咳嗽에 붉은 담痰이 있는 경우는 무엇 때문인가?

咳嗽에 有紅痰者는 何也오

『소문素問·해론欬論』에 "오장육부五藏六府는 모두 사람으로 하여금 해咳하게 한다."고 하였으니, 원래 그 지극한 뜻은 비록 한사寒邪로 인해 질환이 되더라도 마땅히 내외의 상한 바를 나누어야 함이다. 『난경難經·49난難』에 "형한形寒하고 찬 음료를 마시면 폐肺를 상한다."고 하였다. 폐肺는 피모皮毛를 주재하니, 피모皮毛로부터 안으로 들어가는 것을 형한形寒이라고 하고, 위맥胃脈은 폐肺에 낙絡하니 찬 것을 먹어 수嗽가 되는 것을 음랭飮冷이라 한다. 수음水飮이 흉격胸膈에 정체停滯되어 쌓이니 그런 까닭에 담痰이 되고, 담痰 가운에 혈血이 있는 것은 심폐心肺가 서로 극하기 때문이다. 폐肺는 금金에 속하여 기氣를 주재하고, 심心은 화火에 속하여 혈血을 행하니 오장五臟으로 말하면 심폐心肺는 모두 격膈 위에 위치하고, 오행五行으로 말하면 금金과 화火는 서로 견제하게 된다. 그러므로 담痰 가운데 혈血이 있는 것은 이는 화火가 금金을 극한 것이고, 심心이 폐肺를 이겨서 오래되어 낫지 않으면 또한 변하여 노채勞瘵가 되어, 『난경難經』에서 말한 바 칠전자七傳者는 죽는다는 것 또한 이런 종류이다. 『저씨유서褚氏遺書』에 "후喉에 구멍이 있으면 해혈咳血하면서 죽

答曰 經에 稱五臟六腑는 皆令人咳라하니 原其至理는 雖因寒邪之爲患이라도 當分內外所傷이라 難經에 云 形寒飮冷則傷肺라하니라 肺主皮毛하니 自皮毛而入中者를 謂之形寒이요 胃脉絡肺하니 食寒而爲嗽者를 謂之飮冷이라 水飮停積於胸膈하니 所以爲痰이요 痰中有血者는 乃心肺之相尅也라 肺屬金而主氣하고 心屬火而行血하니 以五臟而言之면 心肺는 皆居膈上이요 以五行으로 論之면 金火應乎相制[145]라 故로 痰中有血者는 此火尅乎金이요 心勝乎肺하야 久而不已면 亦變成勞[146]하야 難經所謂七傳者死도 亦此之類也라 褚氏遺書에 云 喉有竅則咳血殺人하고 腸有竅則便血羸人

145) 相制(상제): 서로 작용하거나 견제함.

146) 勞: 勞瘵를 의미함. 즉 폐결핵.

하니 便血은 猶可止나 咳血는 不易醫라하니 所以로 咳嗽有紅痰者는 多成虛勞之疾也라

고, 장腸에 구멍이 있으면 변혈便血을 보고 사람이 수척해진다. 변혈便血은 오히려 그치게 할 수 있으나 해혈咳血은 쉽게 낫지 않는다."라고 하였으니, 이런 까닭에 해수咳嗽에 홍담紅痰이 있는 경우는 대개 허로虛勞의 질환이 된다.

平肺湯은 定喘治嗽라

五味子 紫苑洗去土 陳皮去白 甘草炙 杏仁泡去皮尖 半夏湯浸七次 紫蘇子 桑白皮

右爲末하야 每服二錢호대 水一盞에 薑四片을 煎至七分하야 去滓溫服食後라

평폐탕平肺湯은 천喘을 멈추게 하고 수嗽를 다스린다.

五味子 紫苑洗 去土 陳皮去白 甘草炙 杏仁泡 去皮尖 半夏일곱 차례 물에 담근다. 紫蘇子 桑白皮

위 약재들을 가루를 내어 매번 2돈씩 물 1잔에 생강 4조각을 함께 넣고 7할이 되도록 달여서 찌꺼기를 없애고 식후에 따뜻하게 복용한다.

立驗丸은 治肺熱而咳과 上氣喘急과 不得坐臥와 身面浮腫과 不下飮食하고 消腫下氣하야 止嗽라

葶藶十分研炒爲末 貝母三分 杏仁一兩半炒去皮尖 赤茯苓 紫苑 五味子各三分 人參一兩 桑白皮一兩炙

右爲細末하야 蜜丸梧桐子大하야 每服十丸호대 日二服이요 甚者는 夜一服하야 加至三十丸이니 棗湯下요 腫盛者는 食後服이라

입험환立驗丸은 폐열肺熱로 기침하는 것과 상기上氣로 천급喘急과 앉거나 누울 수 없는 것과 신체 및 얼굴에 부종浮腫이 있는 것과 음식을 삼킬 수 없는 것을 치료하고 종기腫氣를 줄이고 하기下氣 작용을 해서 해수咳嗽를 그치게 한다.

葶藶十分 갈아서 볶아 가루로 만든다. 貝母三分 杏仁一兩半 볶아서 껍질과 뾰족한 부분을 제거한다. 赤茯苓 紫苑 五味子 各三分 人參一兩 桑白皮炙 一兩

위 약재들을 곱게 갈아서 꿀에 오동 씨 크기로 환을 만들어 매번 10환을 하루에 두 번 복용하고, 심한 경우는 밤에 한 번 더 복용하여 30환까지 대추를 달인 물로 복용한다. 붓는 것이 심한 경우는 식후에 복용한다.

止紅散은 治心肺客熱하야

지홍산止紅散은 심폐心肺에 열熱이 침범하여 해수

토혈咳嗽吐血하는 것을 다스린다.

柴胡一兩 싹을 제거한 것 胡黃連 宣連 各半兩

위 약재들을 갈아서 주사硃砂를 조금 넣어 잘 갈아 섞는다. 매번 복용할 때 2돈을 물 1잔에 넣고 반 잔이 되도록 달여서 복용한다.

咳嗽吐血이라

柴胡去苗一兩 胡黃連 宣連 各半兩

右爲末하고 入硃砂少許研和하야 每服二錢을 水一盞으로 煎半盞하야 通口服이라

【東醫寶鑑】 血 · 咳血嗽血唾血咯血

용뇌계소환龍腦鷄蘇丸

治咳嗽唾咯血 薄荷一斤 麥門冬四兩 蒲黃 阿膠 各二兩 甘草一兩半 人參 黃芪 各一兩 右爲末 別以柴胡 木通 各二兩 剉用湯半椀 浸二宿 取汁 用蜜二斤 煉一二沸 入生乾地黃末六兩 攪勻 入柴胡 木通汁 慢火熬成膏 然後 將前藥末 同搜和爲丸 豌豆大 熟水下二十丸局方

第二十五問 吐血, 衄血, 齒衄, 舌上出血, 汗血 등 출혈증

吐血 衄[147]血 齒衄 舌上出血 汗血者는 何也오

토혈吐血, 코피, 치은혈, 혀의 출혈, 한혈汗血은 무엇 때문인가?

答曰 氣屬乎陽이요 血屬乎陰이니 陰盛則陽虧하고 陽盛則陰虧하니 經에 所謂陽勝則陰病하고 陰勝則陽病이라하니라

기氣는 양陽에 속하고 혈血은 음陰에 속하니, 음陰이 성盛하면 양陽이 허虛해지고 양陽이 성盛하면 음陰이 허虛해지니, 『소문素問・음양응상대론陰陽應象大論』에서 "양陽이 이기면 음병陰病이 되고 음陰이 이기면 양병陽病이 된다."고 하였다.

諸吐血衄血은 繇陽氣勝하야 陰之氣被傷이요 血失常道하야 或從口出커나 或從鼻出이니 皆謂之妄行이라

모든 토혈吐血과 코피는 양기陽氣가 이김으로 말미암아 음기陰氣가 상하게 된 것이고, 혈血이 정상적인 흐름을 잃어 혹 입으로부터 나오거나 코로부터 나오니 모두 망행妄行이라고 한다.

其脉洪數者는 逆이요 微細者는 順이라 陽明之經은 行絡於頤頷[148]하니 陽明受邪熱하면 血從齒出也라

(출혈出血에) 그 맥이 홍삭洪數한 것은 역증逆證이고, 미세微細한 것은 순증順證이다. 양명경陽明經은 순행하여 턱에 낙絡하니 양명경陽明經이 사열邪熱을 받으면 이에서 피가 나온다.

脾氣通於口하고 心氣通於舌하니 心脾二經被傷하면 血故從舌出也라

비기脾氣는 입에 통하고 심기心氣는 혀에 통하니 심비心脾의 두 경맥經脈이 상함을 받으면 혈血이 혀로부터 나온다.

榮血內通於臟腑하고 外縈[149]於經絡하니 藏則舍於肝經하고 行則出於心臟하며 又心之液爲汗이니 令肝心二臟俱虛면 血隨汗液出也라

영혈營血은 안으로 장부臟腑에 통하고 밖으로 경락經絡을 얽으니 저장되면 간경肝經에 머무르고 행하면 심장心臟으로 나온다. 또한 심心의 액液은 한汗이 되니 간肝과 심心 두 장臟이 모두 허하면 혈血이 한액汗液을 따라 나온다.

---

147) 衄: 코피 뉵.
148) 頤頷(이함): 턱 이, 턱 함. 턱을 의미함.
149) 縈: 얽힐 영.

내보궁귀탕內補芎歸湯은 부인이 혈기血氣가 허약하거나 혹 붕루崩漏가 과다해서 소기少氣하여 끊어질 듯하고 복중腹中에 당김이 심하고 사지가 번열煩熱하고 얼굴 및 눈에 화색이 없고 타혈唾血하고 토혈吐血하는 것을 다스린다.

芎藭 熟地 各四兩 白芍五兩 桂心二兩 甘草 乾薑 各三兩 大棗四十枚 當歸二兩

위 약재들을 거칠게 가루 내어 매번 복용할 때마다 5돈을 물 1잔 반에 넣고 8할이 되도록 달여서 찌꺼기를 없애고 수시로 따뜻하게 복용한다.

內補芎歸湯은 治婦人血氣羸弱커나 或崩傷過多하야 少氣傷絶하고 腹中拘急하고 四肢煩熱하고 面目無色하고 及唾血吐血이라

芎藭 熟地各四兩 白芍五兩 桂心二兩 甘草 乾薑各三兩 大棗四十枚 當歸二兩

右爲麤末하야 每服五錢을 水一盞半으로 煎至八分하야 去滓溫服이요 不拘時라

유비탕柔脾湯은 토혈吐血 하혈下血 코피를 다스린다.

白芍 黃芪 甘草 各一兩 熟地三兩

위 약재들을 썰어서 매번 복용할 때마다 3돈을 물과 술을 각 1잔씩 합한 것에다 넣고 8할이 되도록 달여서 찌꺼기를 없애고 수시로 복용한다.

柔脾湯은 治吐血下血衄血이라

白芍 黃芪 甘草各一兩 熟地三兩

右爲㕮咀하야 每服三錢을 水酒各一盞으로 煎八分하야 去滓通口服이요 不拘時라

호박산琥珀散은 소변출혈小便出血을 다스린다.

琥珀 猪苓去皮 茯笭 澤瀉 滑石 各一兩 阿膠炒 三兩 車前子一兩

위 약재들을 거칠게 가루 내어 매번 5돈을 물 2잔에 넣고 1잔이 되도록 달여서 찌꺼기를 버리고 따뜻하게 복용한다.

琥珀散은 治小便出血이라

琥珀 猪苓去皮 茯笭 澤瀉 滑石各一兩 阿膠炒三兩 車前子一兩

右爲麤末하야 每服五錢을 水二盞에 煎一盞하야 去渣溫服이라

【東醫寶鑑】 血 · 通治血病藥餌

사물탕四物湯

通治血病 熟地黃 白芍藥 川芎 當歸 各一錢二分半 右剉作一貼 水煎服局方 ○一方 春倍川芎 夏倍芍藥 秋倍地黃 冬倍當歸 ○春加防風 夏加黃芩 秋加天門冬 冬加桂枝綱目 ○當歸和血歸經 芍藥涼血補腎 生地黃生血寧心 熟地黃補血滋腎 川芎則行血通肝丹心 ○劉宗厚 曰欲求血藥 其四物之謂乎 夫川芎血中氣藥也 通肝經性味辛散 能行血滯於氣也 地黃血中血藥也 通腎經性味甘寒 能生眞陰之虛者也 當歸分三治血中主藥也 通肝經性味辛溫全用 能活血各歸其經也 芍藥陰分藥也 通脾經性味酸寒 能涼血又治血虛腹痛 若求陰藥之屬 必於此而取則焉

보영탕補榮湯

通治諸失血 當歸 白芍藥 生地黃 熟地黃 赤茯苓 梔子仁 麥門冬 陳皮 各一錢 人參 甘草 各五分 右剉作一貼 棗二枚 烏梅一箇 水煎服回春

第二十六問 부인이 신맛 또는 찬 음식을 좋아하는 이유

부인이 지나치게 신 음식을 좋아하고 혹 찬 음식을 좋아하는 것은 무엇 때문인가?

婦人이 偏喜酸物하고 或嗜冷者는 何也오

하늘은 오기五氣로써 사람을 기르고, 땅은 오미五味로써 사람을 기르니 산酸·고苦·감甘·신辛·함鹹이 이것이다. 오미五味는 각각 들어가는 바가 있어서 산미酸味는 간肝에 들어가고, 신미辛味는 폐肺에 들어가고, 고미苦味는 심心에 들어가고, 감미甘味는 비脾에 들어가고, 함미鹹味는 신腎에 들어가니 이것이 오입五入이다. 간肝은 혈血을 갈무리하고 부인은 혈血을 위주로 하니 지나치게 신 음식을 좋아하는 까닭은 산미酸味가 간肝에 들어가 혈血을 기르는 것이고, 혈血이 신맛 음식을 얻으면 갈무리가 잘 되기 때문이다. 혈허血虛하여 열熱이 많아 사열邪熱이 상초上焦에 쌓이면 번조煩燥가 안에서 생해서 부인이 허번虛煩하게 되고 왕왕 찬 음식을 좋아하게 된다.

答曰 天食[150] 人以五氣[151]하고 地食人以五味者니 酸苦甘辛鹹이 是也라 五味는 各有所入하야 酸入肝하고 辛入肺하고 苦入心하고 甘入脾하고 鹹入腎하니 是謂五入也라 肝藏血하고 婦人은 以血爲主하니 所以偏喜酸物食者는 酸入肝而養血이요 血得其酸物이면 所以捨[152]藏也라 血虛多熱하야 邪熱이 蓄於上焦면 煩躁內生하야 婦人虛煩이요 往往多嗜冷物也라

복령반하탕茯苓半夏湯은 임신오저妊娠惡阻와 심중心中에 번민煩悶과 오심구토惡心嘔吐와 함미鹹味나 산미酸味나는 음식물 먹기를 좋아하는 증상을 다스린다.

旋覆花 陳皮 桔梗 白芍 人參 甘草炙 芎藭 各半兩 赤茯苓三分 乾熟地 半夏湯洗十遍 一兩一分

위 약재들을 거칠게 가루 내어 매번 2돈을 물

茯苓半夏湯은 治妊娠惡阻와 心中憒悶과 嘔吐惡心과 好噉[153]鹹酸物이라

旋覆花 陳皮 桔梗 白芍 人參 甘草炙 芎藭各半兩 赤茯苓三分 乾熟地 半夏湯洗十遍一

---

150) 食: 養也. 기를 사.
151) 五氣(오기): 臊·焦·香·腥·腐를 가리킴.
152) 捨: 내버려 둘 사.
153) 噉: 씹을 담.

兩一分

右爲麤末하야 每服二錢호대 水盞半에 薑四片을 煎八分하야 去滓하고 食前稍熱服이라

1잔 반에 생강 4조각을 함께 넣고 8할이 되도록 달여서 찌꺼기를 버리고 식전에 조금 뜨겁게 하여 복용한다.

淸平湯은 治血虛口燥과 咽乾喜飮이라

人參 半夏 麥門冬 芍藥 白朮 甘草 當歸 茯苓 柴胡 各等分

右㕮咀하야 每服二錢호대 水盞半에 燒生薑一塊切破와 薄荷少許를 同煎七分하야 去滓熱服이오 不拘時라

청평탕淸平湯은 혈허血虛로 입이 건조한 경우와 목구멍이 말라 마시기를 좋아하는 증상을 다스린다.

人參 半夏 麥門冬 芍藥 白朮 甘草 當歸 茯苓 柴胡 各等分

위 약재들을 약을 썰어 매번 2돈을 물 1잔 반에 구운 생강 한 덩어리를 쪼갠 것과 박하薄荷 조금을 넣고 함께 7할이 되도록 달여서 찌꺼기를 제거하고 수시로 뜨겁게 복용한다.

【東醫寶鑑】痰飮 · 痰飮通治藥

복령반하탕茯苓半夏湯

通治停痰留飮 發爲諸病 半夏製三錢 赤茯苓二錢 右剉作一貼 薑七片 煎服宣明

第二十七問 부인이 화를 잘 내거나 슬퍼하는 이유

부인이 기뻐하는 것이 적으며 노여워하는 것이 많고, 슬퍼서 울음이 그치지 않는 것은 무엇 때문인가?

婦人이 喜少怒多하고 悲泣不止者는 何也오

부인이 까닭 없이 슬퍼 눈물이 그치지 않아 형상이 신들린 듯한데, 혹 사수邪祟인 듯 여겨 기도祈禱로 (해결하고자 하여도) 결국 응하지 않으니 『금궤요략金匱要略』에서 말한 장조臟燥가 이것이다. 하고자 하는 바가 있어도 그 뜻을 이룰 수가 없는 것이니 대추탕으로 다스린다.

答曰 婦人이 無故로 悲泣不止하야 象如神靈한대 或以祟[154]祈禱로 終不應하니 金匱謂之燥臟이 是也라 爲所欲不稱其意니 太棗湯主之라

태조탕太棗湯은 부인 장조臟燥를 다스린다.

甘草一兩 小麥三合

위 약재들을 썰어서 매번 3돈을 물 1잔 반에 대추 5개를 함께 넣고 8할이 되도록 달여서 찌꺼기를 버리고 따뜻하게 복용한다.

太棗湯은 治婦人臟燥라

甘草一兩 小麥三合

右㕮咀하야 每服三錢호대 水盞半에 棗五枚를 煎八分하야 去滓溫服이라

【東醫寶鑑】 婦人 · 藏燥證

감맥대조탕甘麥大棗湯

甘草一兩 小麥三合 大棗七枚 右剉作一貼 水二升煎至一升 溫服 産前産後 皆可用 仲景

154) 祟: 빌미 수.

第二十八問 梅核氣

咽中에 狀如梅核[155]커나 或如炙肉[156]者는 何也오

인후咽喉 가운데에 형상이 매실 씨 같은 것이 있거나 혹은 맥적과 같은 것이 있는 것은 무엇 때문인가?

答曰 有喉嚨[157]하고 有咽門하니 二者는 各有所司이라 喉嚨者는 空虛也하야 肺之系요 氣之道路也라 肺應天故로 屬天氣所生하고 有九節하야 以通九竅之氣라 咽者는 嚥也니 言可嚥物하야 爲胃之系라 胃屬土요 地氣所生이니 謂之嗌也라 或陰陽之氣痞結하면 咽膈噎塞하야 狀若梅核하니 妨礙[158]飮食이 久而不愈면 卽成翻胃[159]커나 或胸膈痰結이 與氣相搏하야 上逆咽喉之間結聚하야 狀如炙肉之臠[160]也라

후롱喉嚨이 있고 인문咽門이 있으니 이 둘은 각각 맡은 바가 있다. 후롱喉嚨은 비어 있는 곳으로 폐계肺系이고 기氣의 도로이다. 폐肺는 하늘에 응하기 때문에 천기天氣가 생하는 바에 속하고, 구절九節이 있어서 구규九竅의 기氣와 통한다. 인咽은 연嚥이니 음식물을 삼킬 수 있음을 말하는 것으로 위계胃系가 되고 위胃는 토土에 속한다. 지기地氣가 생하는 바이니 익嗌이라 한다. 혹 음양陰陽의 기氣가 막히면 인격咽膈이 막혀서 형상이 매실 씨 같으니 음식물을 삼키는 것을 방해하는 것이 오래되어 낫지 않으면 곧 번위翻胃가 되거나 혹은 흉격胸膈의 담痰이 맺힌 것이 기氣와 서로 부딪혀 인후咽喉 사이에 역상逆上하여 맺혀서 형상이 맥적의 저민 고기 같은 것이다.

---

155) 梅核(매핵): 목 안이 조금 부으며 침을 뱉기도 어렵고 삼키기도 어려운 목구멍의 병.
156) 炙肉(적육): 구울 적, 고기 육. 炙肉은 맥적과 같은 고기를 말함.
157) 喉嚨(후롱): ① 일반적으로 喉腔을 말함. ② 喉와 같은 의미.
158) 妨礙(방애): 막아 거리끼게 함. 거치적거려 순조롭게 진행되지 못하게 함.
159) 翻胃(번위): 反胃. 식후에 脘腹이 脹滿하며 朝食暮吐하고, 혹은 暮食朝吐하며 소화되지 않은 음식물을 토하고 정신이 피로하여 힘이 없으며, 舌이 淡白하고 脈細無力하며 음식물이 들어가면 토하므로 이렇게 이름한다.
160) 臠: 저민 고기 련.

사칠탕四七湯은 희로사비우경공喜怒悲思憂恐驚의 기氣가 맺혀 담연痰涎을 이루어 형상이 찢어진 솜 같거나 혹은 매실 씨 같은 것이 인후咽喉에 있어서 뱉어도 나오지 않고 삼켜도 삼켜지지 않는 것을 다스린다. 이는 칠기七氣가 이룬 바이니 혹 중완中脘이 그득해서 기氣가 펴지지 않거나 혹은 담연痰涎이 막힌 것이 심해서 상기上氣로 천급喘急하거나 혹 담음痰飮이 마디마디 유주해서 오심惡心과 구토嘔吐를 한다.

半夏五兩 **茯苓**四兩 **厚朴**三兩 **紫蘇葉**二兩

위 약재들을 썰어서 매번 4돈을 물 1잔 반에 생강 7조각과 대추 1개와 함께 넣고 8할이 되도록 달여서 찌꺼기를 버리고 수시로 뜨겁게 복용한다.

四七湯은 治喜怒悲思憂恐驚之氣가 結成痰涎하야 狀如破絮[161]커나 或如梅核이 在咽喉하야 喀不出嚥不下라 此는 七氣所爲니 或中脘痞滿하야 氣不舒快커나 或痰涎壅盛하야 上氣喘急커나 或因痰飮節注하야 嘔吐惡心이라

半夏五兩 **茯苓**四兩 **厚朴**三兩 **紫蘇葉**二兩

右爲㕮咀하야 每服四錢호대 水盞半에 薑七片과 棗一枚를 煎六分하야 去滓熱服이오 不拘時라

이기산二氣散은 음양陰陽이 비결痞結해서 인격咽膈이 막혔는데 형상이 매실 씨 같은 것을 치료한다. 음식을 삼키는 것을 방해하는 것이 오래되어 낫지 않으면 번위翻胃를 이룬다.

山梔子炒 **乾薑**炮 各一兩

위 약재들을 거칠게 가루 내어 매번 2돈을 복용하는데, 물 1잔에 넣고 5할이 되도록 달여서 찌꺼기를 버리고 공복에 뜨겁게 복용한다.

二氣散은 治陰陽痞結하야 咽膈噎塞한대 狀若梅核이라 妨礙飮食이 久而不愈면 卽成翻胃라

山梔子炒 **乾薑**炮各一兩

右爲麤末하야 每服二錢호대 水一盞으로 煎五分하야 去滓熱服食遠이라

161) 絮: 솜 서.

【東醫寶鑑】 氣 · 梅核氣

가미사칠탕加味四七湯

治梅核氣 妙不可述 紫蘇葉 半夏 厚朴 赤茯苓 陳皮 枳實 南星 縮砂 神麯 各一錢 靑皮七分 白豆蔲六分 檳榔 益智仁 各三分 右剉作一貼 薑五片 水煎服醫鑑

가미이진탕加味二陳湯

治同上 二陳湯 加枳殼 桔梗 黃芩 梔子 蘇子 白豆蔲 各七分 右剉作一貼 入薑三片水煎服醫鑑

第二十九問 熱痛과 冷痛의 이유

부인의 발가락 통증이 끓는 기름을 부은 것처럼 아프지만, 이불 같은 것을 덮으면 열통熱痛을 느끼고 바람을 맞으면 냉통冷痛을 느끼는 것은 무엇 때문인가?

婦人足十指痛이 如油煎호대 覆之則熱痛하고 風吹則冷痛者는 何也오

손진인孫眞人이 이르길 “각기병脚氣病이 있는 사람은 증세가 먼저 다리에서 시작하여 혹 먼저 (다리가) 힘이 없어서 일어나 걷는데 갑자기 넘어지고, 혹 두 정강이가 붓고, 혹 무릎이 말라 가늘어지고, 혹 가슴이 두근거리고, 혹 소복小腹이 불편하고, 혹 거동함에 근육이 뒤틀리고, 혹 음식을 보면 구역질하고, 음식 냄새 맡기를 싫어하고, 혹 흉만胸滿하여 숨이 차고, 혹 온몸이 시리고 아프다.”라고 하였으니 모두 각기脚氣의 증후이다. 황제黃帝가 말한 바 □氣와 습비濕痺가 이것이니 다리가 완약한 것은 완풍緩風이라 이름하고, 통증이 있는 것은 습비濕痺라 한다. 한사寒邪가 삼양三陽을 침범하면 환부가 반드시 냉冷하고, 서사暑邪가 삼음三陰을 침범하면 환부가 반드시 열熱하니, 부인의 발가락이 끓는 기름을 부은 것처럼 뜨거운 경우는 영위營衛氣가 허한데 습독濕毒의 기氣가 경락經絡에 유체하여 위로 심心을 공격하면 심통心痛하고 아래로 다리를 침범하면 다리가 아파서 발가락이 기름을 부은 것처럼

答曰 孫眞人이 云 有脚氣之人은 先從脚起하야 或先緩弱하야 起行忽倒하고 或兩脛腫滿하고 或膝枯細하고 或心中忪悸하고 或小腹不仁하고 或擧動轉筋하고 或見食嘔逆하고 惡[162] 聞食氣하고 □[163] 胸滿氣急하고 或遍體酸痛이라하니 皆脚氣候也라 黃帝所謂□氣濕痺[164]가 是也니 頑弱은 名緩風이요 疼痛은 爲濕痺라 寒中三陽하면 所患必冷하고 暑中三陰하면 所患必熱하니 婦人足十指如熱油煎者는 此繇榮衛氣虛한대 濕毒之氣가 畱滯經絡하야 上攻心則心痛하고 下攻脚則脚疼하야 其脚指如熱油所煎

---

162) 惡: 미워할 오.

163) 문맥상 ‘或’으로 판단됨.

164) □氣濕痺: 『産寶百問』에는 ‘緩風濕痺’로 되어 있다. 또한 뒤의 문장을 보면 ‘緩風’이 나와야 함.

이라 亦氣之類니 經에 云熱厥이 是也라

뜨거운 것이다. 또한 기氣의 종류이니 『소문素問·궐론厥論』에 '열권熱厥'이라 한 것이 이것이다.

換腿丸은 治一切脚氣니 即石楠丸이라

石楠葉 天南星炮 金釵石斛 萆薢 牛膝酒浸一宿 薏苡仁 羌活不蛀者 川續斷 天麻剉 防風去蘆 當歸 黃芪 甘草各一兩 檳榔二兩半 乾木瓜四兩

右爲細末하야 酒糊爲丸桐子大하야 每服五十丸이라가 漸加至一百丸호대 溫酒或木瓜湯下오 空心食前이라

환퇴환換腿丸은 모든 각기脚氣를 치료하니 즉 석남환石楠丸이다.

石楠葉 天南星炮 金釵石斛 萆薢 牛膝酒浸一宿 薏苡仁 羌活不蛀者 川續斷 天麻剉 防風去蘆 當歸 黃芪 甘草 各一兩 檳榔二兩半 乾木瓜四兩

위 약재들을 곱게 갈아서 술과 풀에 오동 씨 크기로 환을 만들어 매번 50환을 복용하다가 점차 100환에 이르게 하는데, 따뜻한 술 혹은 모과탕木瓜湯으로 빈속 식전에 복용한다.

萬靈散은 治婦人脚氣라

當歸 赤芍 烏藥 青皮各一兩 白朮 肉桂各半兩 黑牽牛二兩

右爲麤末하야 每服三錢호대 水盞半에 酒少許를 煎八分하야 去滓溫服食前이라

만령산萬靈散은 부인 각기脚氣를 다스린다.

當歸 赤芍 烏藥 青皮 各一兩 白朮 肉桂 各半兩 黑牽牛二兩

위 약재들을 거칠게 가루 내어 매번 3돈을 물 1잔반에 술을 조금 넣고 8할이 되도록 달여서 찌꺼기를 버리고 식전에 따뜻하게 복용한다.

活血丹은 治婦人脾血久冷한대 諸般風邪濕毒之氣가 留滯經絡하야 流注脚手하야 筋脉拳攣커나 或發赤腫하야 行步艱辛하고 腰腿沉重하야 脚心[165]弔痛하고 及上衝脇腹

활혈단活血丹은 부인의 비혈脾血이 오래도록 냉冷한데, 제반 풍사風邪와 습독濕毒의 기氣가 경락經絡에 유체해서 손발로 흘러들어가 근맥이 당기거나 혹 적종赤腫을 발해서 행보가 어렵고, 요퇴腰腿가 무거워 발바닥이 몹시 아프고, 협복脇腹으로 상충上衝하여 부풀어 오르고, 흉격이 막혀 답답하고, 음

식 먹을 생각이 없고, 가슴으로 치밀어 올라 답답하여 어지럽고, 모든 통풍痛風이 유주流走하고, 온몸이 아픈 경우를 다스린다.

川烏一兩 乳香一錢半 另研 草烏一兩 地龍一兩 天南星一兩 沒藥三錢半 另研 牛膝一兩 木瓜一兩

위 약재들을 곱게 갈아서 가루 내어 술과 풀에 오동 씨 크기로 환을 만들어 매번 20환을 낮에 빈속에 찬 술로 복용하거나 혹 형개탕荊芥湯과 맑은 차로 복용하는 것 또한 좋다.

膨脹하고 胸膈痞悶하고 不思飮食하고 衝心悶亂하고 及一切痛風走注하고 渾身疼痛이라

川烏一兩 乳香一錢半另研 草烏一兩 地龍一兩 天南星一兩 沒藥三錢半另研 牛膝一兩 木瓜一兩

右爲細末하야 入研藥하야 酒糊丸梧子大하야 每服二十丸호대 空心日午冷酒下커나 或荊芥湯과 清茶도 亦得이라

【東醫寶鑑】 足 · 脚氣治法

청열사습탕清熱瀉濕湯

治濕熱脚氣 腫痛諸證 蒼朮 黃柏 鹽酒炒 各一錢 紫蘇葉 赤芍藥 木瓜 澤瀉 木通 防己 檳榔 枳殼 香附子 羌活 甘草 各七分 右剉作一貼 水煎服 痛加木香 腫加大腹皮 熱加黃連 大黃正傳

가미패독산加味敗毒散

治三陽經脚氣流注 脚踝焮熱赤腫 寒熱自汗 卽人參敗毒散方見寒門一兩 加大黃 蒼朮 各一錢 右剉作一貼 入薑三片薄荷七葉 同煎服得效

165) 脚心(각심): 발바닥

第三十問 모발이 적은 이유

婦人少年髮少者는 何也오

부인이 젊은 나이에 머리카락이 적은 것은 무엇 때문인가?

答曰 足少陽膽之經은 其榮在髮이요 足少陰腎之經은 其華在髮이요 衝任之脉은 爲十二經之海하야 謂之血海라 其脉이 絡上唇口하니 若血盛則榮於頭하고 鬚髮美나 若血海弱則經脉虛竭하야 不能榮潤이라 故로 髮少而禿[166]커나 或有純赤黃者라

족소양담경足少陽膽經은 그 영榮이 두발頭髮에 있고, 족소음신경足少陰腎經은 그 화華가 두발頭髮에 나타난다. 충임衝任脈맥은 십이경十二經의 바다가 되어 혈해血海라고 하며 그 맥이 위 입술에 낙絡하니, 만약 혈血이 성하면 머리를 영양하고 수염과 머리카락이 아름다우나, 혈해血海가 허약하면 경맥經脈이 허갈虛竭하여 (머리카락을) 윤택하게 할 수가 없다. 그러므로 머리카락이 적고 대머리이거나 혹 순 적황색赤黃色이 된다.

生髮藥

蔓荊子 青葙子 蓮子草各一兩 附子二字 頭髮灰一匙

右爲末하야 以酒漬納甆器中하야 封閉經二七日하야 藥成에 以烏雞脂和塗之호대 先以米泔으로 洗髮하고 然後에 傅[167]之면 數月에 生長一尺也라

생발약生髮藥

蔓荊子 青葙子 蓮子草 各一兩 附子二字 頭髮灰一匙

위 약재들을 가루 내어 술에 담가서 자기 그릇 내에 넣고 27일간 봉하여 저장하여 약이 만들어진 후에 오계烏雞 기름으로 섞어 바르되, 먼저 미감수米泔水로 머리를 감은 연후에 바르면 수개월 후에 (머리카락이) 1자 정도 자랄 것이다.

---

166) 禿: 대머리 독.
167) 傅: 붙일 부.

생미모生眉毛

7월 7일에 오마烏麻를 음건陰乾하여 가루 내어 오마유烏麻油로 섞어 눈썹에 바르면 곧 (눈썹이) 나니 묘하다.

生眉毛

七月七日에 烏麻를 陰乾爲末하고 烏麻油和하야 塗眉即生이니 妙라

자음양혈환滋陰養血丸은 허로勞虛로 혈허血虛해서 기육肌肉이 마르고, 수족에 번열이 많고, 지절이 시리며 아프고, 구레나룻과 머리카락이 떨어지고, 안색이 수척해지고, 복부가 당기고 아픈 것이 허리까지 당기고, 생리혈이 과다하고, 붕루상崩漏傷으로 안에서 다하여 흉중胸中에 단기短氣가 있고, 밤낮으로 잠을 잘 수가 없고, 마음이 즐겁지 아니하고, 두근거리며 땀이 많이 나는 것을 다스린다.

熟地 當歸 各一兩 鹿茸酥炙 二兩

위 약재들을 곱게 갈아서 꿀에 오동 씨 크기로 환을 만들어 매번 50환을 미음탕米飮湯으로 수시로 복용한다.

滋陰養血丸은 治勞虛血弱하야 肌肉枯燥하고 手足多煩하고 肢節酸疼하고 鬂[168]髮脫落하고 面少顔色하고 腹拘急痛引腰背하고 去血[169]過多하고 崩傷內竭하야 胸中短氣하고 晝夜不能眠하고 情思不樂하고 怔忪多汗이라

熟地 當歸各一兩 鹿茸二兩酥炙

右爲細末하야 蜜丸桐子大하야 每服五十丸호대 米飮湯任下니 不拘時라

【東醫寶鑑】 毛髮 · 鬚髮榮枯

환원추석환還元秋石丸

治因房室損精 鬚髮早白 秋石一斤 白茯苓一斤 天門冬 麥門冬 生地黃 熟地黃 人參 地骨皮 人乳粉 各四兩 右爲末 蜜丸梧子大 白湯或酒下三五十丸入門

신선오운단神仙烏雲丹

烏鬚黑髮 返老還童 神效無比 何首烏八兩入砂鍋內 黑豆同蒸 半日去豆 用好酒 浸七日 晒乾 如此 蒸七次 破故紙四兩酒洗 砂鍋內 炒 黃旱蓮汁二兩 槐角二兩 爲末 胡桐淚一兩爲末 右細末 棗肉二斤 胡桃仁半斤 擣爲丸 梧子大 空心鹽湯下五七十丸 服三月勿輟醫鑑

---

168) 鬂: 구레나룻 빈.

169) 去血(거혈): 생리 출혈을 말함.

第三十一問 복부 脹滿

四肢如故나 但腹脹者는 何也오

사지四肢는 예전과 같으나 복부腹部만 창만脹滿한 것은 무엇 때문인가?

答曰 身腫及四肢者는 本起於水요 手足瘦削하고 腹大者는 本起於脾라 或脹滿或散者는 氣也라 然이나 腹脹之狀이 上下膨亨하고 或鼓之有聲하고 喘息不便은 繇上者不降하고 下者不升하야 氣痞於中하야 無所歸息하고 三焦渾亂이라 若猝然脹滿하고 餘無所苦는 此繇脾胃不調하야 冷氣暴折하고 客乘於中寒之면 則氣收聚하야 壅遏[170]不通하니 是以로 脹滿이라 內經에 云 臟寒生滿病이 是也니 若臍凸者는 難治요 大便利者는 爲逆이라

몸이 부어 사지에까지 미치는 경우는 병의 근본이 수水에서 일어난 것이고, 수족이 수척하고 복부가 창대脹大한 것은 병의 근본이 비脾에서 일어난 것이다. 혹 창만하다가 혹 없어지는 것은 병의 근본이 기氣이다. 그러나 복부창만의 형상이 상하로 확연하고, 혹 두드려서 소리가 있고, 천식喘息으로 불편한 경우는 위에 있는 것이 내려오지 못하고 아래에 있는 것이 오르지 못한 것으로 말미암아 복부에서 기氣가 막혀 돌아가 쉴 바가 없고, 삼초三焦가 뒤섞인 것이다. 만약 갑자기 창만脹滿하고 나머지 고통스러운 바가 없는 것은 이는 비위脾胃가 좋지 않음으로 말미암아 냉기冷氣가 갑자기 침범하여 객기客氣가 복부를 타고 한사寒邪가 침범하면 기氣가 수렴하여 막히고 통하지 못하니, 이런 까닭으로 창만脹滿하다. 『소문素問·이법방의론異法方宜論』에 "장臟이 한寒하면 만병滿病을 생한다."고 한 것이 이것이다. 만약 배꼽이 튀어 나온 경우는 난치이고, 대변이 순조롭지 않은 경우는 역증逆證이다.

沉香導氣丸은 順氣消腫이라

침향도기환沉香導氣丸은 기氣를 순조롭게 하여 부종浮腫을 치료한다.

黑白牽牛各一兩炒共取末一兩

黑牽牛 白牽牛각각 1냥을 볶아서 함께 가루를 낸다. **青皮**

---

170) 壅遏(옹갈): 막히다.

속의 흰 부분을 제거한다. 巴豆와 같은 분량 陳皮속의 흰 부분을 제거한다. 파두巴豆와 같은 분량 檳榔剉 碎 半兩 파두巴豆 50알을 사용하여 껍질을 제거하고 흑백견우黑白牽牛와 청피靑皮와 진피陳皮 세 가지를 노랗게 볶는다. 파두巴豆는 버리고 사용하지 않는다. 沉香 全蝎炒 華澄茄 丁香 胡椒 各半兩 續隨子研 一錢 蘿蔔子炒 三兩 甘遂剉 炒黃色 半兩

위 약재들을 곱게 갈아서 총백蔥白을 고膏처럼 갈은 것에 섞어서 오동 씨 크기로 환을 만들어 매번 20환을 볶아서 발효시킨 술이나 물로 복용하며 식초 물로 복용하여도 또한 좋다.

靑皮去白同巴豆 陳皮去白同巴豆 檳榔半兩剉碎 用巴豆五十粒去皮膜將三味炒黃色 去巴豆不用 沉香 全蝎炒 華澄茄 丁香 胡椒各半兩 續隨子一錢研 蘿蔔子三兩炒 甘遂半兩剉炒黃色

右爲細末하야 用蔥白研如膏하야 和丸桐子大하야 每服二十丸을 炒酒酵煎湯下니 醋湯도 亦得이라

신조환神助丸은 사지가 수척하고 복부가 창대脹大한 것을 다스린다.

三棱 草果子仁 川練子各一兩 식초 한 사발에 삶아서 불로 말린다. 茴香 蘿蔔子 栗子內皮 各一兩

위 약재들을 가루를 만들어 식초와 풀에 오동 씨 크기로 환을 만들어 나복탕蘿蔔湯으로 50환을 복용하고, 허한 사람은 30환을 복용한다.

神助丸은 治四肢瘦하고 肚大라

三棱 草果子仁 川練子各一兩醋一碗煮乾焙燥 茴香 蘿蔔子 栗子內皮各一兩

右爲末하야 醋糊丸桐子大하야 蘿蔔湯으로 送下五十丸이요 虛者三十丸이라

【東醫寶鑑】 脹滿 · 脹滿通治藥

반하후박탕半夏厚朴湯

通治脹滿諸證 半夏一錢 厚朴八分 神麴六分 蘇木 紅花 各五分 三稜 當歸梢 猪苓 升麻 各四分 肉桂 蒼朮 白茯苓 澤瀉 柴胡 陳皮 生黃芩 草豆蔻 生甘草 各三分 木香 靑皮 各二分 吳茱萸 黃連 乾生薑 各一分 桃仁七箇 昆布少許 右剉作一貼 水煎服東垣

第三十二問 血分病과 水分病을 구별하는 방법

病有血分하고 有水分하니 何以別之오

병중에 혈분血分병이 있고 수분水分병이 있으니 어떻게 구별하는가?

答曰 婦人月經通流한대 流則水血消化요 若風寒搏於經脈하야 血結不通이면 血積爲水라 故로 曰血分이라 若先病於後經水或斷을 名曰水分이라 其病易治니 去其水면 經自下也라 若病人이 覺腹內脹이나 外視如常하고 大便黑하고 小便赤하면 是其證也라

부인의 월경이 통하여 나오는데, 나오면 월수月水가 점차 소멸되는 것이고, 만약 풍한風寒이 경맥經脈을 침범해서 혈결血結로 통하지 않으면 혈血이 쌓여 수水가 된다. 그러므로 혈분血分병이라고 한다. 가령 먼저 병이 나고 후에 월경이 혹 끊어지는 것을 수분水分병이라고 한다. 이 병은 이치易治이니 그 수水가 제거되면 월경이 저절로 나오게 된다. 만약 환자가 복부 내에 창만脹滿을 느끼나 밖으로는 정상이고 대변이 흑색이고 소변이 적색이면 이것이 바로 이 증證이다.

椒仁丸은 治因經水斷絕後에 致四肢面目浮腫하고 小便不通하니 名曰血分이라 水化爲血하니 血不通則爲水矣라

五靈脂 吳茱萸湯洗七次醋浸炒 玄胡索各半兩 芫花醋浸一宿炒焦一分 椒仁 甘遂炒黃 續隨子 郁李仁去皮研 牽牛炒熟各半兩 信砒一錢研 石膏煅通赤研細一分 附子炮熟半兩 木香半兩 膽礬一錢

右爲細末하야 麪糊爲丸호대 如菉豆大하야 橘皮湯下

초인환椒仁丸은 월경이 단절된 것으로 말미암아 후에 사지와 얼굴 및 눈이 붓고 소변이 불통한 것을 다스리니 (이런 증상을) 혈분血分병이라고 한다. 수水가 혈血로 변하니 혈血이 불통하면 수水가 되는 것이다.

五靈脂 吳茱萸물에 일곱 차례 씻고 식초에 담갔다가 볶는다. 玄胡索 各半兩 芫花식초에 하룻밤 담갔다가 볶는다. 一分 椒仁 甘遂炒黃 續隨子 郁李仁去皮 研 牽牛炒熟 各半兩 信砒一錢 研 石膏새빨갛게 불에 구워서 곱게 가루로 만든다. 一分 附子炮熟 半兩 木香半兩 膽礬一錢

위 약재들을 곱게 갈아서 풀에 녹두綠豆 크기로 환을 만들어 귤피탕橘皮湯으로 1환을 자기 전에 복

용한다. (그래도 월경이) 통하지 않으면 빈속에 1환을 더하고, 복부가 시원하지 않으면 낮에 다시 한 번 복용한다.

一丸臨臥라 未通하면 空心에 加一丸이요 腹未通이면 日午에 再一服이라

정력환葶藶丸은 소변불리小便不利로 인하여 후에 몸과 얼굴이 붓고 월경이 불통한데 이르는 것을 치료하니 (이런 증상을) 수분水分병이라 한다. 그 나머지 역逆·순증順證은 수기水氣와 같다.

葶藶炒 續隨子去皮 研 各半兩 乾漆一兩

위 약재들을 가루 내어 대조육大棗肉과 섞어서 오동 씨 크기로 환을 만들어 편죽탕扁竹湯을 달여서 7환을 복용한다. 만약 대변이 잘 나오는 경우는 정력葶藶과 속수자續隨子를 1푼씩 줄이고 백출白朮 반 냥을 더한다.

葶藶丸은 治因小便不利後에 身面浮腫하고 致經水不通하니 名曰水分이라 其餘逆順은 竝同水氣라

葶藶炒 續隨子去皮研各半兩 乾漆一兩

右爲末하야 棗肉和丸桐子大하야 煎扁竹湯下七丸이라 如大便利者는 減葶藶續隨子各一分하고 加白朮半兩이라

【東醫寶鑑】腹·湧水證

정력환葶藶丸

治涌水病 葶藶子隔紙炒澤瀉 椒目 桑白皮 杏仁 猪苓 各五錢 右爲末 蜜丸 梧子大 葱白湯下三五十丸河間

第三十三問 心腹痛과 小腹痛이 함께 있는 경우

心腹痛하고 或又有小腹痛者는 何也오

심복통心腹痛이 있는데 혹 또한 소복통小腹痛이 있는 것은 무엇 때문인가?

答曰 經에 云 五臟猝[171]痛은 何氣使然고하니 岐伯이 對曰 寒氣稽[172]畱於脉外故로 猝然而痛也라하니라 擧痛論中에 所載痛病은 共有一十七證이니 皆繇寒氣之所致也라 巢氏 云 痛은 是臟虛에 受風冷邪氣乘心也라 其痛發에 有死者하고 有不死成疹者는 心爲諸臟主而藏神이니 其正經은 不可傷이요 傷之而痛者는 名爲眞心痛이니 朝發夕死하고 夕發朝死라 若腑臟虛弱하야 風邪客於其間하면 痛隨氣之上下하야 或上攻於心則心痛하고 下攻於腹則腹痛하고 上下相攻則心腹俱痛하고 或宿有風冷搏於血하면 血氣停結하야 小腹痛也라

『소문素問・거통론擧痛論』에 "(황제黃帝가) '오장五臟의 갑작스런 통증은 어떤 기氣가 그렇게 한 것인가?'라 하니 기백岐伯이 대답하여 말하길 '한기寒氣가 맥외脈外에 계류하였기 때문에 갑자기 아픈 것이다.'라 하였다."고 하였으니, 「거통론擧痛論」에 실려 있는 통증은 모두 17증이니 모두 한기寒氣로 말미암은 소치이다. 『제병원후론諸病源候論・심병제후心病諸候』에 "통痛은 장臟이 허虛함에 풍랭風冷의 사기邪氣가 심心을 침입한 것이다. 그 통痛이 발함에 죽는 경우도 있고 죽지 않고 반진斑疹이 있는 경우도 있는 것은 심心은 모든 장臟의 주인이고 신神을 저장하니 그 정경正經은 상해傷害를 받을 수가 없고, 상하여 아픈 경우는 진심통眞心痛이라 이르는 것이니, 아침에 발생하면 저녁에 죽고 저녁에 발생하면 아침에 죽는다. 만약 장부腑臟가 허약虛弱해서 풍사風邪가 그 사이에 침범하면 통증이 기氣를 따라 상하로 가서, 혹 위로 심心을 침범하면 심통心痛이 되고, 아래로 복부를 침범하면 복통腹痛이 되고, 상하로 서로 침범하면 심복心腹부가 모두 아프고, 혹 머물러 있다가 풍랭風冷의 사기邪氣가 혈血을 침범하면 혈기血氣와 정체되어 소복통小腹痛이 생긴다.

---

171) 猝: 갑자기 졸.
172) 稽: 머무를 계

초전산醋煎散은 부인의 혈기血氣가 복부와 옆구리를 찌르듯이 하여 아픈 것과 산후의 패혈敗血과 아침통兒枕痛이 심한 것을 다스린다.

高良薑一兩 當歸 肉桂 白芍 橘紅 烏藥 各半兩

위 약재들을 곱게 갈아서 매번 3돈을 물 반 잔과 식초 반잔에 넣고 7할이 되도록 달여서 수시로 복용한다.

醋煎散은 治婦人血氣腹脇刺痛과 及産後敗血과 兒枕急痛[173]이라

高良薑一兩 當歸 肉桂 白芍 橘紅 烏藥各半兩

右爲細末하야 每服三錢호대 水醋各半盞으로 煎七分하야 通口服하니 不拘時라

목향통기원木香通氣圓은 기氣병으로 찌르듯 아픈 것을 다스린다.

京三棱 蓬朮 各四兩 芫花 木香 檳榔 大腹子 各一兩

위 약재들을 미초米醋 3근에 넣고 식초가 없어지도록 달이고, 홀로 원화芫花만을 제거하여 볶아서 말리고, 나머지 다섯 가지 약재를 절편切片해서 불에 말리고 가루 내어 풀에 완두豌豆 크기로 환을 만들되, 귤피탕橘皮湯으로 30환을 복용하는데, 통증이 그치면 복용을 중지한다.

木香通氣圓은 治氣刺疼痛이라

京三棱 蓬朮各四兩 芫花 木香 檳榔 大腹子各一兩

右將米醋三觔同煮하야 令醋盡하고 獨去芫花하야 炒令乾에 餘五味切片子하야 焙爲末하야 白麪糊和丸如豌豆大호대 橘皮湯下三十丸하니 以止爲度라

옥포두玉抱肚는 오래된 한사寒邪로 고질병痼疾病이 된 것과 심복心腹부에 찌르듯 아픈 것이 항상 배꼽 주위에 매여 있는 것의 치료에 아주 신묘하다. 정주부鄭主簿가 처방 하나를 남겼으니 침사針砂를 사

玉抱肚는 治停寒痼冷疾과 心腹刺痛이 常繫於臍腹間에 甚妙라 鄭主簿傳一方하니 用針砂하야 如上法炒하야 訖[174]

---

173) 兒枕急痛(아침급통): 兒枕痛. 産後腹痛을 말한다. 복통과 소복통을 포괄하며, 소복부의 동통이 자주 나타난다. 대개는 血瘀, 氣血虛, 혹은 風寒을 感受한 所致이다. 産後의 瘀血凝滯(或은 風冷에 瘀血을 兼함)를 주로 하는 것을 兒枕痛이라 하며, 소복부에 硬塊가 만져지고, 뚜렷한 압통이 있으며, 통상 惡露가 잘 나오지 않으며, 흉복이 脹滿하고, 맥은 대개 脈澁有力하며, 偏寒과 偏熱의 차이가 있다.

174) 訖: 이를 흘. 마칠 흘.

止入硇砂半兩하고 竝不用餘藥이라

針砂一兩鐵銚[175]內炒 用柳條或小竹不住手攪烟出爲度 放冷 白礬 粉霜各二錢 硇砂半兩

右件을 白礬等三味로 同研爲細末하야 與針砂로 拌和作一服하야 以水數點灑하야 用匙拌擁[176]令厚하고 皮紙爲貼하야 闊二寸以上과 長四五寸으로 貼之라 外以帕子繫疼處커나 或常繫臍下한데 如覺太熱하니 即以衣襯[177]之라 若藥力過면 再灑水如前拌用하야 其熱如初면 可用四五次요 藥力退則將針砂再炒過하고 別入餘藥하야 仍可用이라

용하여 위의 방법처럼 볶아서, 마치면 신사硇砂 반 냥을 넣고 나머지 약은 사용하지 않는다.

針砂一兩 철 냄비 내에서 볶는데 버드나무 가지 혹은 작은 대나무로 이용하여 손을 쉬지 말고 계속 저어서 연기가 날 때까지 하고, 연기가 나면 꺼내어 식힌다. 白礬 粉霜 各二錢 硇砂半兩

위의 약재 세 가지를 백반白礬과 함께 곱게 갈아서 철사鐵砂와 잘 섞는다. 한 번 복용분량에 물 몇 방울을 뿌려서 숟가락으로 두툼하게 쌓아올려서 얇은 종이로 싸서 붙여 넓이 2치 이상과 길이 4~5치쯤 되게 하여 붙인다. 밖에서 끈으로 아픈 곳에 매거나 혹 항상 배꼽 아래에 매는데, 만약 뜨겁게 느끼면 곧 (살에 직접 대지 말고) 옷으로 댄다. 만약 약력이 과하면 앞에서 한 것처럼 다시 물을 뿌려서 섞어서 사용하고 그 열기熱氣가 처음과 같으면 4~5차례 사용할 수 있다. 약력이 없어지면 침사針砂를 다시 볶고 별도로 나머지 약을 넣어 거듭 사용한다.

五香拈痛丸

木香 官桂 丁香 乳香 藿香葉 沉香各半兩 班猫七枚 巴豆三粒去油

右八味爲細末하야 白麵糊丸梧桐子大하야 每服五十丸호대 薑湯送下라

오향점통환五香拈痛丸

木香 官桂 丁香 乳香 藿香葉 沉香 各半兩 班猫七枚 巴豆去油 三粒

위 여덟 가지 약재를 곱게 갈아서 풀에 오동 씨 크기로 환을 만들어 매번 50환을 생강탕으로 복용한다.

---

175) 銚: 냄비 요.
176) 擁: 잡을 옹.
177) 襯: 가까이 할 친.

【東醫寶鑑】腹 · 腹痛通治

작약감초탕芍藥甘草湯

白芍藥四錢 甘草炙二錢 右剉作一貼 水煎服

사물고련탕四物苦練湯

通治腹痛 亦治臍下冷痛 四物湯方見血門 加玄胡索 苦練子 各一錢 右水煎服丹心

개울도기탕開鬱導氣湯

治諸般腹痛 一服立止 蒼朮 香附便炒 白芷 川芎 赤茯苓 滑石 梔子炒 神麴炒 各一錢 乾薑炮 陳皮 各五分 甘草炙三分 右剉作一貼 水煎服醫鑑

第三十四問 下痢症이 있으면 월경이 안 나오는 이유

下利하면 經水反斷者는 何也오

하리下痢를 하면 월경이 도리어 끊기는 것은 무엇 때문인가?

答曰 穀入於胃하면 脉道乃行하야 水入於經하고 其血乃成하니 胃는 水穀之海也라 腸胃虛弱하야 爲風邪冷熱之氣所乘이면 不能腐化穀食하야 先泄後變成利也니 受熱則赤이요 虛寒則白이라 穀氣內虧하야 津液耗減[178]하니 所以下利而經水反斷也라 經에 云 利止經當自下라 故로 宜先治利也라

수곡水穀이 위胃에 들어가면 맥도脈道로 행해서 수곡 정수精水가 경맥經脈으로 들어가고 혈血이 이루어지니, 위胃는 수곡의 근원根源이다. 장위腸胃가 허약해서 풍사風邪와 냉열冷熱의 기氣가 침입하면 곡식을 소화할 수가 없어서, 먼저 설사泄瀉를 한 후에 변하여 하리下痢가 되니 열熱을 받으면 적색赤色이 되고, 허한虛寒하면 백색白色이 된다. 곡기穀氣가 안에서 휴손되어 진액津液이 없어지니 하리下痢하면서 월경이 도리어 끊어지는 것이다. 『경經』에 이르길 '하리下痢가 그치면 월경은 저절로 나온다. 그러므로 마땅히 먼저 하리下痢를 치료해야 한다.'고 하였다.

大斷下丸은 治下利不止라

附子二兩 細辛去蘆一兩半 乾薑三兩 高良薑五兩 肉豆蔻 訶子皮各二兩 龍骨 赤石脂各三兩 牡蠣醋紙泥固濟火煆二兩 酸石榴皮去穰醋炙黑心 存性二兩 白礬二兩火飛 陽起石火燒赤醋淬別研三兩

右爲細末하야 麵糊丸梧桐子大하야 每服五十丸호대 米

대단하환大斷下丸은 하리下痢가 그치지 않는 것을 다스린다.

附子二兩 細辛去蘆 一兩半 乾薑三兩 高良薑五兩 肉豆蔻 訶子皮 各二兩 龍骨 赤石脂 各三兩 牡蠣식초에 갠 종이찰흙을 채우고 불에 달군 것. 二兩 酸石榴皮줄기와 잎을 제거하고 식초와 함께 속이 까맣게 구워서 燒存性으로 한다. 二兩 白礬火飛 二兩 陽起石불에 빨갛게 달구었다가 식초에 담금질을 해서 별도로 간다. 三兩

위 약재들을 곱게 갈아서 밀가루 풀에 오동 씨 크기로 환을 만들어 매번 50환을 미음米飮으로 빈

---

178) 耗減(모감): 닳거나 줄어서 없어짐.

속에 복용한다.

飮空心下라

삼습탕滲濕湯은 습사濕邪가 이겨서 발생한 유설濡泄을 다스린다.

白朮一兩半 蒼朮半兩 炒 厚朴 肉桂 丁香 乾薑 各一兩 陳皮 細辛 白茯苓 各一兩 肉豆蔻半兩 砂仁二兩 附子八錢 무게의 두 개를 생강과 함께 볶아서 빨갛게 되면 생강을 없애고 구워서 절편으로 만든다.

위 약재들을 거칠게 가루 내어 매번 4돈을 물 1잔 반에 생강 5조각과 대추 2개를 함께 넣고 1잔이 되도록 달여서 식전에 뜨겁게 복용한다.

滲濕湯은 治濕勝濡泄[179]이라

白朮一兩半 蒼朮半兩炒 厚朴 肉桂 丁香 乾薑各一兩 陳皮 細辛 白茯苓各一兩 肉豆蔻半兩 砂仁二兩 附子二隻八錢者 同薑炒令赤 去薑 先炮切片

右爲麤末하야 每服四錢호대 水盞半에 薑五片과 棗二枚를 煎一盞하야 食前熱服이라

【東醫寶鑑】濕 · 濕病治法及通治藥

생부탕生附湯

治傷濕諸證 又治寒濕 蒼朮 杜冲 各一錢半 附子生 牛膝 厚朴 乾薑 白朮 赤茯苓 甘草 各七分 右剉作一貼 入薑三棗二 水煎服丹心

삼습탕滲濕湯

治一切濕證 蒼朮 白朮 赤茯苓 各一錢半 陳皮 澤瀉 猪苓 各一錢 香附子 川芎 縮砂 厚朴 各七分 甘草三分 右剉作一貼 入薑三片燈心一撮 水煎服回春

179) 濡泄(유설): 濕邪로 인한 설사.

第三十五問 부인이 밤에 譫語가 있어 귀신이 든 것과 같은 병

婦人이 晝則明了하나 暮則譫語하야 如見鬼狀者는 何也오

부인이 낮에는 명료하나 저녁에는 섬어譫語하여 귀신鬼神을 본 듯한 것은 무엇 때문인가?

答曰 此는 婦人이 因傷寒之病하야 熱入於血室也라 何以明之아 室者는 屋室也니 謂可以停止之處라 人身之血室者는 榮血停止之所요 經脉畱會之處니 即衝脉也라 衝爲血海니 玉氷180)이 云 陰靜海滿而去血이요 內經에 云 任脉通하고 太衝脉盛하야 月事以時下者가 是也라 若經水適來에 感其寒邪之所搏하면 則熱入血室하야 其證이 晝則明了하나 暮則譫語하야 如見鬼狀者는 此는 爲熱入血室也라 若施治其病者는 當無犯胃氣와 及上二焦면 必自愈라

이는 부인이 상한병傷寒病으로 인해 열熱이 혈실血室에 들어간 것이다. 어떻게 이치를 밝힐 수 있는가? 실室은 옥실屋室이니 정지한 곳으로 말할 수 있다. 사람의 혈실血室은 영혈營血이 정지한 곳이고, 경맥經脈이 머물러 모이는 곳이니, 즉 충맥衝脈이다. 충맥衝脈은 혈해血海이니 왕빙王氷이 『소문素問·상고천진론上古天眞論』에 대하여 주석하면서 "음陰이 고요히 가득 차다가 혈血이 나간다."고 한 것이고, 『소문素問·상고천진론上古天眞論』에서 "임맥任脈이 통하고 태충맥太衝脈이 성해서 월경이 때에 따라 나온다."고 한 것이 이것이다. 만약 월경이 마침 왔을 때에 한사寒邪가 침입하면 열熱이 혈실血室로 들어와 그 증후證候가 낮에는 명료하나 밤에는 섬어譫語하면서 귀신鬼神을 본 듯한 것은 이는 열熱이 혈실血室에 들어간 것이다. 가령 그 병을 치료하는 자는 마땅히 위기胃氣와 상초上焦와 중초中焦를 범하지 않으면 반드시 낫는다.

地黃湯은 治熱入血室이라

生地三兩 **柴胡**八兩 **人參** **黃芩** **甘草**炙各二兩 **半夏**湯炮七次二

지황탕地黃湯은 열熱이 혈실血室에 들어간 증상을 다스린다.

生地三兩 **柴胡**八兩 **人參** **黃芩** **甘草**炙 各二兩 **半夏**湯炮

180) 玉氷: 王氷의 잘못이다.

七次 二兩半

위 약재들을 거칠게 가루 내어 매번 5돈을 물 2잔에 생강 5조각과 대추 1개를 함께 넣고 1잔이 되도록 달여서 찌꺼기를 버리고 따뜻하게 복용한다.

兩半

右爲麤末하야 每服五錢호대 水二盞에 薑五片과 棗一枚를 煎一盞하야 去滓溫服이라

용치호박산龍齒琥珀散은 산전産前·산후産後에 혈허血虛한 증상과 심신心神이 황홀恍惚한 경우와 언어言語가 법도法度를 잃은 경우와 잠잘 때 불안한 경우를 다스린다.

茯神一兩 人参 龍齒 琥珀 赤芍 黃芪 牛膝去蘆 各三分 麥門冬去心 生地 各一兩半 當歸半兩

위 약재들을 거칠게 가루 내어 매번 3돈을 물 1잔 반으로 6할이 되도록 달여서 찌꺼기를 버리고 수시로 따뜻하게 복용한다.

龍齒琥珀散은 治產前產後血虛와 心神恍惚과 語言失度와 睡臥不安이라

茯神一兩 人参 龍齒 琥珀 赤芍 黃芪 牛膝去蘆各三分 麥門冬去心 生地各一兩半 當歸半兩

右爲麤末하야 每服三錢호대 水盞半으로 煎六分하야 去滓溫服이오 不拘時라

소시호가지황탕小柴胡加地黃湯은 상한발열傷寒發熱과 혹 오한발열惡寒發熱과 월경이 마침 왔다가 마침 끊어짐에 낮에는 명료하나 밤에는 섬어譫語해서 귀신鬼神을 본 듯한 것을 치료하고, 또한 산후에 오로惡露가 오려고 하는 것과 갑자기 끊어진 것을 다스린다.

柴胡一兩一分 人参 半夏 黃芩 甘草 生地 各半兩

위 약재들을 절편해서 매번 5돈을 물 2잔에 생강 3조각과 대추 2개와 함께 넣고 8할이 되도록 달여서 찌꺼기를 버리고 따뜻하게 복용한다.

小柴胡加地黃湯은 治傷寒發熱과 或發寒熱과 經水適來와 或適斷에 晝則明了하나 夜則譫語하야 如見鬼神이요 亦治產後에 惡露方來와 忽然斷絶이라

柴胡一兩一分 人参 半夏 黃芩 甘草 生地各半兩

右咀片하야 每服五錢호대 水二盞에 薑三片과 棗二枚를 煎八分하야 去滓溫服이라

내복단來復丹은 또한 정일단正一丹이라고도 한다.

來復丹은 亦名正一丹이라

此藥은 配類二氣하야 均調陰陽하야 奪天地冲和之氣를 乃水火既濟[181]之方이니 可冷可熱하고 可緩可急하야 善治榮衛不交養과 心腎不升降과 上實下虛와 氣閉痰厥과 心腹冷痛과 臟腑虛滑이라 但有胃氣면 無不獲安이라

硫黃舶上透明者一兩 硝石一兩 同硫黃竝爲細末하야 入定鍋內微火炒하야 用木篦子不住手攪하야 令陰陽氣相入하고 不可火太過하니 恐藥力竭이라 再研細을 名二氣末이라 太陰玄精石研水飛 一兩 五靈脂須五臺山者 水澄去砂 日乾研 陳皮去白 青皮去白各二兩

右用五靈脂二橘皮爲細末하고 次入玄精石末과 及前二藥末로 拌匀하야 好醋打糊爲丸豌豆大하야 每服三十粒호대 鹽湯下라 甚者는 五十粒이라

이 약은 같은 종류의 두 기氣를 배합하여 천지天地의 충화衝和한 기氣를 빼앗긴 음양陰陽을 고르게 조절하였으니 곧 수화水火가 기제既濟하는 처방이니 냉冷하거나 열熱하게 할 수 있고, 완급緩急을 조절할 수 있어서 영위營衛가 서로 기르지 못하는 경우와 심신心腎이 승강升降하지 못하는 경우와 상실하허上實下虛와 기氣가 닫혀 담궐痰厥한 경우와 심복心腹이 냉통冷痛한 경우와 장부臟腑가 허활虛滑한 경우를 잘 치료한다. 단 위기胃氣가 있으면 편안함을 얻지 않을 수 없다.

硫黃옷깃 위에 놓았을 때 투명한 것. 一兩 硝石一兩 硫黃과 같이 곱게 갈아서 솥 안에 넣고 약한 불로 볶되 木篦子를 사용하여 쉬지 않고 저어 음양기陰陽氣가 서로 들어가게 하고 화기火氣가 태과하면 안 되니 약력藥力이 없어질까 두려워서이다. 다시 잘 간 것을 이기말二氣末이라 한다 太陰玄精石研 水飛 一兩 五靈脂반드시 오대산五臺山에서 난 것. 물에 씻어서 모래를 없애고 햇볕에 말린나 陳皮去白 青皮去白 各二兩

위의 오령지五靈脂와 진피陳皮와 청피青皮를 사용하여 곱게 가루를 만들고, 다음에 현정석玄精石 가루를 앞의 두 약 가루에 넣고 잘 섞어, 좋은 식초食醋에 반죽하여 풀에 완두豌豆 크기로 환을 만들어 매번 30알을 소금 끓인 물로 복용한다. 심한 경우는 50알을 복용한다.

【東醫寶鑑】婦人 · 産後發熱

시호사물탕柴胡四物湯

治産後發熱 及熱入血室 柴胡 生地黃 各二錢 川芎 赤芍藥 當歸 黃芩 各一錢 人

181) 水火既濟(수화기제): 水升火降을 상징하는 『周易』 6卦 중의 하나.

參 半夏 甘草 各五分 右剉作一貼 入薑三片 水煎服 ◯一名三元湯保命

양혈지황탕凉血地黃湯

治產後發熱 生地黃三錢 赤芍藥 當歸 川芎 各一錢半 右剉作一貼 水煎服袖珍

궁귀조혈음芎歸調血飮

治產後去血過多 以致發熱 心煩腹痛 頭暈眼花 或口噤神昏 當歸 川芎 白朮 白茯苓 熟地黃 陳皮 便香附 烏藥 乾薑 益母草 牡丹皮 甘草 各七分半 右剉作一貼 入薑五棗二 煎服醫鑑

시호지황탕柴胡地黃湯

治產後熱入血室 寒熱 譫妄如見鬼 柴胡 生地黃 各二錢 人參 半夏 黃芩 各一錢 甘草五分 右剉作一貼 入薑三棗二 水煎服得效

第三十六問 癲狂證

顚狂[182]之病은 何以別之오

전광병癲狂病은 어떻게 구별하는가?

答曰 人幷於陰則爲顚이요 人幷於陽則爲狂이니 皆繇風邪之所致也라 顚者는 猝然仆地하야 嘔吐涎沫하고 口喎目急하고 手足撩[183]戾하고 無所覺知라가 良久乃甦이라 狂者는 或言語不避親疎[184]하고 或因自高賢하고 或棄衣踰走하야 亦有自定之時라 又在有胎之時에 其母猝大驚하야 亦令子氣發癎이라 其顚有五하니 一曰陽顚이요 二曰陰顚이요 三曰風顚이요 四曰濕顚이요 五曰勞顚이니 此는 皆隨其感病之繇而命名也라 又有牛馬猪狗顚하니 以其顚發之時에 聲形狀似於牛馬等이라 故以□[185]名也라 俗云 病顚之人은 忌食六畜肉

들어가 음陰과 병합하면 전癲이 되고, 들어가 양陽과 병합하면 광狂이 되니 모두 풍사風邪로 말미암은 소치이다. 전癲은 갑자기 쓰러져 연말涎沫을 토해내고 입이 돌아가 눈이 비틀어지고 수족이 뒤틀리고 감각이 없다가 좀 지나면 깨어나는 것이다. 광狂은 혹 언어言語가 친한 이와 모르는 이를 가리지 않고, 혹 자신을 지위가 높고 현명한 사람으로 여기고, 혹 옷을 벗어 질주하다가 또한 스스로 멈추는 때가 있다. 또한 뱃속에 있을 때에 산모가 갑자기 놀라서 태아가 간질癎疾을 발하게 한 것이다. 전癲에는 5가지가 있으니 첫째는 양전陽癲이고, 둘째는 음전陰癲이고, 셋째는 풍전風癲이고, 넷째는 습전濕癲이고, 다섯째는 노전勞癲이니 이는 모두 병을 감촉한 연유에 따라 명명한 것이다. 또한 우전牛癲·마전馬癲·저전猪癲·구전狗癲이 있으니 이는 전癲이 생길 때에 소리와 형태가 우마牛馬 등과 같기 때문에 명명한 것이다. 세속에 "전癲을 앓는 사람은 육축六畜의 고기 먹는 것을 꺼려야 하니 전癲의 형상이 모두 그것을 닮았기 때문이다."라 하였다.

---

182) 顚狂(전광): 癲狂을 일컬음이다. 癲과 狂은 모두 정신착란의 질병이다. 癲은 억울상태로 표현되며 情感冷淡, 沈黙痴呆, 言語錯亂, 飢飽不知하고 심하면 卒倒直視하며 허증에 속한다. 이는 痰氣의 鬱結 혹은 心脾兩虛의 소치이다.

183) 撩: (동작을) 취할 료.

184) 不避親疏(불피친소): 관계가 친한 사람과 관계가 성근 사람, 즉 친한 사람, 잘 모르는 사람을 구별하지 않음.

185) 『産寶百問』에는 '爲'로 되어 있다.

이니 顚發之狀이 悉皆象之라하니라

대성일립금단大聖一粒金丹은 모든 풍경간風驚癎을 다스린다.

大川烏頭二兩 黑附子 白附子 各二兩 五靈脂 各一兩 白蒺藜炒 去刺 各一兩 沒藥半兩 別研 白殭蠶一兩 去絲炒 白礬枯 半兩 別研 麝香半兩 淨肉 細香墨半兩 別研 朱砂半兩 別研 金箔二百片爲衣

위 약재들 중 앞의 6가지 약재를 함께 곱게 갈고 뒤의 4가지 약재를 곱게 간 것과 서로 합하여 정화수 1잔으로 묵墨을 다 갈 때까지 갈아서 묵墨과 잘 섞이게 해서 절구 내에 넣고 500번 쯤 찧어 탄환 크기로 환을 만들어 금박金箔을 입히고 음건陰乾한다. 매번 1알을 식후 잠자리에 들기 전에 복용한다. 생강즙을 갈아 뜨거운 술에 넣고 복용하고, 다시 뜨거운 술로 맘 가는대로 작당하게 마신다. 바람이 없는 따뜻한 곳에 눕고, 옷으로 덮어 땀을 내면 나으니, 심하지 않는 자는 매번 1알을 나누어 2번에 복용한다. 풍風을 발하는 물건을 피하고, 임산부는 복용할 수 없다.

大聖一粒金丹은 治諸風驚癎이라

大川烏頭二兩 黑附子 白附子各二兩 五靈脂各一兩 白蒺藜炒去刺各一兩 沒藥半兩別研 白殭蠶一兩去絲炒 白礬枯半兩別研 麝香半兩淨肉 細香墨半兩別研 朱砂半兩別研 金箔二百片爲衣

右將前六味同爲細末하고 後四味研細合和하야 用井華水一盞으로 研墨盡爲度하고 將墨汁搜[186]和하야 杵臼內搗五百下하야 丸如彈子大하야 金箔爲衣陰乾이라 每服一粒호대 食後臨臥라 生薑自然汁磨化하야 入熱酒服하고 再以熱酒로 隨意多少飮之라 就無風煖處臥하고 衣被蓋覆하야 汗出即差니 病小者는 每粒分作二服이라 忌發風物이요 孕婦는 不可服이라

우황환牛黃丸은 풍광風狂으로 희로喜怒가 일정하지 않거나 미친 듯 달리려는 증상을 다스린다.

牛黃丸은 治風狂으로 喜怒不常커나 或欲狂走라

186) 搜: 고를 수.

白龍骨燒 鐵粉研 茯神 人參 黃連 鉛霜 犀角屑 防風 朱砂各一兩研 牛黃一錢研 遠志一兩去心 龍腦一錢研 甘草半兩炙 麥門冬一兩半去心

右爲細末하야 如桐子大하야 每服二十丸호대 熟水[187] 送下니 不拘時服이라

白龍骨燒 鐵粉研 茯神 人參 黃連 鉛霜 犀角屑 防風 朱砂 各一兩 研 牛黃一錢 研 遠志一兩 去心 龍腦一錢 研 甘草半兩 炙 麥門冬一兩半 去心

위 약재들을 곱게 갈아서 오동 씨 크기로 만들어 매번 20환을 끓인 물로 수시 복용한다.

祛邪散은 治顚邪惡候라

白礬三兩生研 黃丹半兩

右爲研細하야 用桑柴로 於瓦中에 燒一伏時[188] 하야 服半錢호대 以乳香湯下로 不拘時라

거사산祛邪散은 전사癲邪로 인한 나쁜 징후를 다스린다.

白礬生 研 三兩 黃丹半兩

위 약재들을 잘게 갈아 그릇 가운데 두고 뽕나무 땔감으로 하루 종일 구워 반 돈을 유향탕乳香湯으로 수시로 복용한다.

小柴胡加地黃湯은 方見三十五問이라 每服五錢호대 水二盞에 薑五片과 棗二枚를 煎八分하야 去滓溫服이라

소시호가지황탕小柴胡加地黃湯은 처방이 35문에 있다. 매번 5돈을 물 2잔에 생강 5조각과 대추 2개를 함께 넣고 8할이 되도록 달여서 찌꺼기를 제거하고 따뜻하게 복용한다.

來復丹은 治産後熱入血室하야 如見鬼神狂語者라 方見三十五問하니 以醋湯下라 十來服이라

내복단來復丹은 산후에 열熱이 혈실血室에 들어가 귀신鬼神을 본 듯이 미친 말 하는 것을 다스린다. 처방은 35문에 보이니 초탕醋湯으로 복용한다. 열 번 복용한다.

187) 熟水(숙수): 한 번 끓인 물.
188) 一伏時(일복시): 하루 밤낮을 의미함.

황련사심탕黃連瀉心湯

治狂疾 黃芩二兩 黃連 生地黃 知母 各一兩 甘草五錢 右剉每五錢 水煎服脈訣

우황사심탕牛黃瀉心湯

治癲癎及心經邪熱狂亂 精神不爽 大黃生一兩 龍腦 朱砂水飛 牛黃 各一錢 右爲末每服三錢 生薑汁和蜜 水調下丹心 ◯臞仙一名南極延生湯

철분산鐵粉散

治癲狂 歌笑裸體 不避水火 圓白半夏 大南星 眞鐵粉 白附子 羌活 各二兩 大川烏生一兩半 大朱砂 紅明琥珀 白殭蠶 各一兩 白礬煆五錢 全蝎五十箇 金箔三十片 右爲末每服四錢 生薑四兩 取汁調服 如惡辣 加溫水少許得效 ◯本事方曰 鐵粉 非但化痰鎭心至於摧抑肝邪特異 若多恚怒 肝邪太盛 則鐵粉能制伏之 內經曰 陽厥怒狂 治以生鐵落 是也

第三十七問 臂痛

病有一臂痛하고 有兩臂俱痛하니 何也오

한쪽 팔만 아픈 경우가 있고, 양쪽 팔이 모두 아픈 경우가 있으니, 무엇 때문인가?

答曰 臂痛은 有數證하니 有因寒而得之者하고 或因伏痰者하고 有形寒飮冷傷肺者하고 有汗出傷阻者라 夫肝主諸筋하니 肝經虛弱하면 風寒入傷하야 與氣血相搏하야 筋寒則急하고 上連兩臂俱痛하니 宜服醒風湯과 理氣湯하야 主之라 若或左或右하야 痛不能擧臂者는 此繇伏痰在內하야 中脘停滯하야 脾氣不能流行하야 止與氣搏이니 流伏於左則左痛하고 在右則右痛이라 若右臂痛深連於骨하야 如斧槌[189]는 其氣自嗌已下로 至臍左右히 氣不相通徹[190]이라 其痛發時에 氣上奔急하야 令人悶絶하고 肌肉日消하고 漿粥不下하고 心中煩悶하니 此繇形寒飮冷하야 肺被寒結하야 畱滯於右

팔의 통증은 몇 가지 증이 있으니 한사寒邪로 인하여 얻는 경우가 있고, 혹 복담伏痰으로 인한 경우가 있고, 형한음랭形寒飮冷으로 폐肺를 상한 경우가 있고, 땀이 나서 상한 경우가 있다. 무릇 간肝은 모든 근筋을 주재하니, 간경肝經이 허약하면 풍한사風寒邪가 들어와 상해서 기혈氣血과 상박相搏하여, 근筋이 한寒하면 근육이 급박해지고 위로 두 팔에 이어져 모두 아프니 마땅히 성풍탕醒風湯과 이기탕理氣湯을 복용해서 다스려야 한다. 혹 좌측이나 우측에 나타나 아파서 팔을 들지 못하는 경우는 이는 복담伏痰이 안에 있음으로 말미암아 중완中脘에 정체해서 비기脾氣가 유행할 수가 없어서 다만 기氣와 상박相搏한 경우이니, 흘러 좌측에 잠복하면 좌측이 아프고, 우측에 잠복하면 우측이 아프다. 만약 우측 팔이 아픈 것이 심하여 뼈까지 미쳐 도끼나 몽둥이 같이 무거운 것은 그 기氣가 목구멍 이하로 배꼽의 좌우에 까지 서로 통하지 않는 것이다. 그 통증이 발발할 때에 기氣가 위로 치밀어 올라 사람으로 하여금 답답하게 하고, 기육肌肉이 날로 수척해지고, 미음이나 죽도 먹을 수 없고, 심중心中에 번민煩悶이 있으니 이는 형한음랭形寒飮冷

189) 斧槌(부퇴): 도끼 부, 망치 퇴.
190) 通徹(통철): 막힘 없이 뚫림.

으로 말미암아 폐肺가 한사寒邪에 의해 결박되어 우측에 유체留滯된 것이다. 만약 까닭 없이 한쪽 팔이 무력하고, 통증으로 들 수가 없고, 축축하게 땀이 난 듯하고, 한쪽으로 막힌 듯하고, 기육肌肉이 때때로 당기고 아프거나 혹은 자유롭지 못하고, 손이 머리에 닿지 못하고, 오래되어 편고偏枯를 이루면 마땅히 백풍탕百風湯을 복용해서 다스린다.

邊이라 若無故一臂無力하고 痛不能擧하고 襲襲似汗하고 偏阻一邊하고 肌肉時復掣痛커나 或有不仁하고 手不能近頭하고 久成偏枯하면 宜服百風湯하야 主之라

백풍탕百風湯은 사지가 드리워져 끌리는 경우와 뼈마디가 아픈 경우를 다스린다.또한 성풍탕省風湯이라고 한다

獨活三錢 芎藭 防風 當歸 桂心 各二兩 茯苓 附子 細辛 天麻一兩 乾蝎炒 甘草一兩

위 약재들을 썰어서 매번 3전을 물 1잔 반에 생강 5조각을 함께 넣고 7할이 되도록 달여서 찌꺼기를 버리고 식전에 조금만 뜨겁게 하여 복용한다.

百風湯은 治四肢垂曳와 骨節疼痛이라又名省風湯이라

獨活三錢 芎藭 防風 當歸 桂心各二兩 茯苓 附子 細辛 天麻一兩 乾蝎炒 甘草一兩

右爲㕮咀하야 每服三錢호대 水一盞半에 薑五片을 煎七分하야 去滓하야 食前稍熱服이라

복령환茯苓丸은 복담伏痰으로 인한 팔 통증을 다스린다.

茯苓一兩 半夏二兩 枳殼去穰麩炒 半兩 風化朴硝一分

위 약재들을 곱게 갈아서 생강즙에 달여서 풀에 오동 씨 크기로 환을 만들어 매번 30환을 식전에 생강탕으로 복용한다.

茯苓丸은 治伏痰臂痛이라

茯苓一兩 半夏二兩 枳殼去穰麩炒半兩 風化朴硝一分

右爲細末하야 薑汁煮糊爲丸如桐子大하야 每服三十丸호대 食前薑湯下라

이기탕理氣湯은 담음痰飮으로 인한 팔 통증을 다스린다.

半夏湯洗 二兩 桔梗一兩 官桂二兩 人參一兩 橘皮洗乾 二兩 甘草半兩

理氣湯은 治痰飮臂痛이라

半夏湯洗二兩 桔梗一兩 官桂二兩 人參一兩 橘皮洗乾二兩 甘草半兩

右爲麤末하야 每服五錢호대 水二盞에 薑五片을 煎一盞하야 去滓食前服이라

위 약재들을 거칠게 가루 내어 매번 5돈을 물 2잔에 생강 5조각을 넣고 1잔이 되게 달여 찌꺼기를 버리고 식전에 복용한다.

【東醫寶鑑】手 · 肩臂原因

서경탕舒經湯

治氣血凝滯子經絡臂痛不擧 薑黃二錢 當歸 海東皮 白朮 赤芍藥 各一錢 羌活 甘草 各五分 右剉作一貼 薑三片 同煎 入沈香磨汁少許 服之正傳 ○一名通氣飮子 有人常患 左臂痛不能擧 或以爲風以爲痰以爲濕 諸藥鍼灸皆不效 得此方而愈 蓋氣血凝滯經絡不行所致澹寮

활락탕活絡湯

治風濕臂痛 羌活 獨活 川芎 當歸 甘草 各一錢 白朮二錢 右剉作一貼 薑五片 煎服得效

백개자산白芥子散

治七情鬱結 營衛凝滯 肩臂背胛牽引作痛 時發時止 白芥子 木鱉子 各一兩 沒藥 木香 桂心 各二錢半 右爲末 每取一錢 溫酒調下得效

오령지산五靈脂散

治風寒濕 氣血壅滯 臂胛疼痛 五靈脂 荊芥穗 防風 羌活 獨活 穿山甲 骨碎補 草烏製 甘草節 各五錢 麝香半錢 右爲末 每二錢 溫酒調 臨睡服得效

응통원應痛元

治折傷後 爲風寒濕所侵 手足疼痛 生蒼朮 破故紙半生半炒 骨碎補 穿山甲桑灰炒爲珠 生草烏 各二兩 茴香一兩半 右將草烏 剉如麥大 同連皮生薑四兩 擂爛 淹兩宿 焙乾 同前藥爲末 酒糊和丸 梧子大 溫酒下五十丸 少麻 無妨得效

第三十八問 부인의 渴病과 三消病의 차이

부인의 갈병渴病은 삼소병三消病과 같은가 다른가?

婦人渴病은 與三消之病으로 同異아

무릇 갈渴 병은 하나이나, 그 병을 받는 원인을 미루어보면 얻는 바가 각각 다르다. 『전생지미방全生指迷方』에 소갈병消渴病을 설명한 것은 예전부터 두 가지가 있으니 대부분 기욕嗜慾이 아주 심함으로 말미암아 저절로 허한虛寒이 되었는데, 오석탕五石湯이나 오석환五石丸을 복용하여 맹열한 조성약燥性藥이 장臟에 쌓이면 정혈精血이 마르는데 이른 경우가 있고, 또한 음주를 오래한 자는 술의 성질이 아주 뜨거워 장臟을 훈증熏蒸하면 폐肺의 진액津液이 모갈耗竭하는데 이르러 갈증渴症이 생기게 된 경우가 있다. 부인의 갈渴은 대개 혈血을 손상한 것으로 말미암으니, 혈허血虛하면 열熱하고 열熱하면 음액陰液을 사라지게 할 수 있다. 이런 까닭으로 다갈多渴하게 된다. 따라서 남자의 병과 서로 다른 것이 있다.

答曰 夫渴之爲病은 一也나 推其受病之源하면 所得各異라 指迷方에 論消渴之病은 目[191]來有二하니 多緣嗜慾太甚하야 自爲虛寒한대 服五石湯丸하야 猛烈燥藥이 積之在臟하면 遂至精血枯涸하고 又久飮酒者는 酒性酷熱하야 熏蒸於臟하면 肺是致津液耗竭하야 渴乃生焉이라 婦人之渴은 多因損血하니 血虛則熱하고 熱則能消飮이라 所以로 多渴이라 故로 與男子之病으로 有異也라

백자인탕柏子仁湯은 영위營衛를 자양하며 심기心氣를 조화롭게 한다. 또한 상초上焦의 허열虛熱과 번조煩燥하며 입이 쓴 경우와 사지가 권태로운 경우와 진액津液이 안에서 마르는 경우를 치료하니 복용하면 효과가 있다.

新蘿參 黃芪 茯神 瓜蔞根 天門冬去心 麥門冬去心 甘草 各一兩 北五味半兩 炒 柏子仁半兩 熟地二兩

柏子仁湯은 滋養榮衛하며 調心順氣라 亦治上焦虛熱과 煩燥口苦와 四肢倦怠와 津液內燥하니 服之効라

新蘿參 黃芪 茯神 瓜蔞根 天門冬去心 麥門冬去心 甘草各一兩 北五味半兩炒 柏子仁

191) 『珍本醫書集成本』에는 '目'으로 되어 있는데, '自'로 하는 것이 문맥상 좋다.

半兩 熟地二兩

右爲麤末하야 每服五錢호대 水一盞半에 薑三片과 棗三枚를 煎七分하야 去滓溫服이오 不拘時라

위 약재들을 거칠게 가루 내어 매번 5돈을 물 1잔 반에 생강 3조각과 대추 3개를 함께 넣고 7할이 되도록 달여서 찌꺼기를 버리고 수시로 복용한다.

辰砂聚寶丹은 治心肺積蘊虛熱하야 口苦舌乾面赤하고 大便滲泄하고 肌肉瘦瘁하고 四肢少力하고 精神恍惚이요 又治消渴 消中 消腎 三焦畜熱이라

진사취보단辰砂聚寶丹은 심폐心肺에 허열虛熱이 쌓여 입이 쓰고, 혀가 마르고, 얼굴이 붉으며 대변을 쏟고 기육肌肉이 수척해지고 사지가 무력하고 정신精神이 황홀恍惚한 것을 다스린다. 또 소갈消渴 소중消中 소신消腎 삼초三焦에 남아 있는 열熱을 다스린다.

鐵粉三錢半 牡蠣三錢半 辰砂半兩 瓜蔞根半兩 黃連二錢半 金銀箔各五十片爲衣 知母三錢半 新蘿參半兩 白扁豆湯浸去皮取末半兩

右件瓜蔞根末等五味를 同前藥末하야 用生瓜蔞根去皮하야 取汁一盞하고 白沙蜜一小盞하야 同銀器中에 煉七八沸하야 候冷和藥爲丸如梧桐子大라 每服三十丸호대 煎麥門冬湯放冷送下라 食後에 一日之間三服이라

鐵粉三錢半 牡蠣三錢半 辰砂半兩 瓜蔞根半兩 黃連二錢半 金銀箔 各五十片爲衣 知母三錢半 新蘿參半兩 白扁豆湯浸去皮取末 半兩

위 약재들 중 과루근瓜蔞根 가루 이하 다섯 가지 약재를 앞의 약재 가루와 같이 하여, 생과루근生瓜蔞根의 껍질을 제거해서 즙汁을 1잔 취하고, 백사밀白沙蜜을 1 작은 잔과 함께 그릇에 넣고 7~8번 달여서 정제하여 식기를 기다렸다가 약재 가루에 섞어서 오동 씨 크기로 환을 만든다. 매번 30환을 맥문동탕麥門冬湯에 달여 식힌 후에 (같이) 복용한다. 식후에 하루 세 번 복용한다.

【東醫寶鑑】 消渴 · 消渴有三

가미전씨백출산加味錢氏白朮散

治消渴 不能食 又治消中善飢 乾葛二錢 人參 白朮 白茯苓 藿香 甘草 各一錢 木香 柴胡 枳殼 五味子 各五分 右剉作一貼 水煎服得效

맥문동음자麥門冬飮子

治膈消 麥門冬二錢 知母 天花粉 人參 五味子 葛根 茯神 生地黃 甘草 各一錢 右剉作一貼 入竹葉十片 水煎服丹心

강심탕降心湯

治心火上炎 腎水不濟 煩渴引飮 氣血日消 天花粉二錢 人參 遠志 當歸 熟地黃 白茯苓 黃芪蜜炒 五味子 甘草 各一錢 右剉作一貼 入棗二水 煎服得效

인삼석고탕人參石膏湯

治膈消 石膏四錢 知母二錢三分 人參一錢七分 甘草一錢三分 右剉作一貼 水煎服保命

淸心蓮子飮 治心火上炎 口乾煩渴 小便赤澁 蓮子二錢 赤茯苓 人參 黃芪 各一錢 黃芩 車前子炒 麥門冬 地骨皮 甘草 各七分 右剉作一貼 水煎服局方

화혈익기탕和血益氣湯

治消渴 小便數 舌上赤脈 肌體枯瘦 黃栢酒洗 升麻 各一錢 生地黃酒洗 黃連酒洗 各八分 石膏 杏仁 桃仁 各六分 知母 防己 羌活 各五分 當歸梢四分 柴胡 麻黃根 生甘草 炙甘草 各三分 紅花少許 右剉作一貼 水煎服東垣

생진양혈탕生津養血湯

治上消 當歸 白芍藥 生地黃 麥門冬 各一錢 川芎 黃連 各八分 天花粉七分 知母 黃栢並蜜炒 蓮肉 烏梅 薄荷 甘草 各五分 右剉作一貼 水煎服醫鑑

第三十九問 요통

腰痛如折[192]者는 何也오

요통腰痛으로 끊어질 듯한 경우는 무엇 때문인가?

答曰 腰者는 腎之外候요 足太陽經之所流注니 若痛連小腹하야 不得俛仰[193]하고 惙[194]惙短氣하니 此繇腎氣虛弱에 勞傷過度하고 風冷乘之하야 有所不榮 故로 腰痛也라 內經에 云 腰者는 腎之腑니 轉搖不能하면 腎將憊[195]矣라하니라 若妊娠腰痛者는 其胎必墮[196]也라

허리는 신腎의 외후外候이고 족태양경足太陽經이 유주하는 바이니 만약 통증이 소복小腹까지 이어져 구부리거나 펼 수가 없고, 숨이 차서 호흡이 계속 이어지지 않는다. 이는 신기腎氣가 허약에 노상勞傷이 과도하고 풍랭風冷이 올라타서 영양하지 못한바 때문에 요통腰痛이 있는 것이다. 『소문素問·맥요정미론脈要精微論』에 "허리는 신腎의 부腑이니 (허리를) 돌릴 수가 없으면 신腎에 문제가 있는 것이다."라 하였다. 만약 임신해서 요통이 있는 경우는 태아가 장차 떨어질 징후이다.

杜仲散

杜仲去皮杵爛酒浸一宿焙一兩 官桂 牡丹皮各一兩

右爲細末하야 溫酒調二錢이니 不拘時服이라

두중산杜仲散

杜仲겹질을 없애고 짓이겨서 술에 하룻밤 담가 두었다가 불에 말린다. 一兩 官桂 牡丹皮 各一兩

위 약재들을 곱게 갈아서 따뜻한 술로 2돈을 타서 수시로 복용한다.

當歸丸

當歸切洗三兩 水蛭炒三十枚 桃仁去皮研三十粒

당귀환當歸丸

當歸切洗 三兩 水蛭炒 三十枚 桃仁去皮 研 三十粒

위 약재들을 곱게 갈아서 술을 넣고 풀을 쑤어

---

192) 折: 끊어질 절.
193) 俛仰(면앙): 허리를 구부리고 펴는 것.
194) 惙: 근심할 철.
195) 憊: 피곤할 비.
196) 墮: 떨어질 타.

서 오동 씨 크기로 환을 만들어 따뜻한 술로 10환을 복용하고, 낫지 않으면 30환까지 늘린다.

右爲細末하야 酒煮糊丸如桐子大하야 溫酒下十丸이요 未愈면 加至三十丸이라

신착탕腎着湯은 신체가 무겁고 허리에 냉비冷痺가 있어서 물속에 앉은 듯하고, 도리어 목마르지 않고, 소변이 잘 나오고, 음식 먹는 것이 예전과 같은 것을 치료한다. 병이 하초下焦에 속하니, 몸이 수고로워 땀이 나는 것으로 말미암아 옷 속이 냉습冷濕해서 오래되어 (병을) 얻으면 허리 이하에 냉통冷痛이 있고, 허리에 5관 정도 무게의 동전을 매단 것 같이 무겁다.

甘草 乾薑 各二兩 茯苓 白朮 各四兩

위 약재들을 거칠게 가루 내어 매번 5돈을 물 2잔에 넣고 달여 찌꺼기를 버리고 수시로 따뜻하게 복용한다.

腎着湯은 治身體重腰冷痺하야 如坐水中狀하고 反不渴하고 小便自利하고 飮食如故라 病屬下焦니 從身勞汗出로 衣裏冷濕하야 久而得之면 腰以下冷痛하고 腰重如帶五貫錢重者라

甘草 乾薑各二兩 茯苓 白朮各四兩

右爲麤末하야 每服五錢호대 水二盞을 去滓溫服이오 不拘時라

【東醫寶鑑】要 · 腎虛腰痛

국방안신원局方安腎元

治腎虛腰痛 下元虛冷 小便滑數 桃仁 白蒺藜 巴戟 肉蓯蓉 山藥 破故紙 白茯苓 石斛 萆薢 白朮 各二兩四錢 川烏炮 肉桂 各一兩三錢 右爲末 蜜丸梧子 空心 酒下五七十丸入門

보수단補髓丹

治腎虛腰痛 破故紙五兩以脂麻二兩半 同炒 去脂麻 杜冲薑汁炒五兩 鹿茸一兩 沒藥五錢 右爲末 胡桃肉十五箇 軟膏入麪少許 酒煮爲糊作丸梧子大 空心 鹽湯下百丸東垣

구미안신환九味安腎丸

治腎虛腰痛 目眩耳聾 面黑羸瘦 胡蘆巴 破故紙炒 川練肉 茴香 續斷 各一兩半 桃

仁 杏仁 山藥 白茯苓 各一兩 右爲末 蜜丸梧子大 空心 鹽湯下五七十丸三因

두충환杜冲丸

治腎虛腰痛 動止軟弱 脈大虛 疼不已 杜冲薑汁炒 龜板酥炙 黃栢 知母並鹽水炒 枸杞子 五倍子 當歸 白芍藥 黃芪 破故紙炒 各一兩 右爲末 煉蜜 入猪脊髓 和丸梧子大 空心 鹽湯呑下八十丸 或百丸入門

보신탕補腎湯

治腎虛腰痛 破故紙炒 茴香鹽酒炒 玄胡索 牛膝酒洗 當歸酒洗 杜冲酒炒 黃栢 知母並鹽酒炒 各一錢 右剉作一貼 薑三片 水煎 空心服醫鑑

第四十問 기미와 검은 반점

부인이 얼굴에 검은 기미와 검은 반점이 많이 생기는 것은 무엇 때문인가?

婦人이 面多生黑皯[197]과 與黑子者는 何也오

검은 기미와 흑점은 모두 얼굴에 생기나 본래 2증이다. 오장육부五臟六腑의 경맥經脈은 혈血이 얼굴을 영화롭게 하니 혹 담음痰飮이 장臟을 적시거나, 혹 피부에 풍사風邪를 받으면 혈기血氣가 불화해서 혹 거칠거나 건조하여 피부를 자양할 수 없다. 그러므로 변하여 검은 기미가 나타나고, 가령 흑점이 응결한 것을 흑자黑子라고 부르니 발생하여 (얼굴에) 있는 경우는 약이 아니라도 치료할 수가 있다.

答曰 黑皯과 黑子者는 皆生於面上이나 本是二證也라 五臟六腑之經은 血華充於面하니 或痰飮漬臟커나 或腠理[198]受風하면 致血氣不和하야 或澁或渴하야 不能榮於皮膚라 故로 變生黑皯이요 若黑點凝聚를 謂之黑子니 若生而有之者는 非藥可治也라

세풍산洗風散은 얼굴 위의 유풍遊風증과 혹 은진癮疹과 혹 풍자風刺와 혹 흑간黑皯을 다스린다.

充蔚草 晩蠶沙 赤小豆 黑牽牛 白芷 藁本 殭蠶 白附子 草烏頭 白蘞 蔓荊子

위 약재들을 같은 분량으로 가루를 만들어 매번 1돈으로 얼굴을 씻는 데 사용한다.

洗風散은 治面上遊風과 或癮疹과 或風刺와 或黑皯이라

充蔚草 晩蠶沙 赤小豆 黑牽牛 白芷 藁本 殭蠶 白附子 草烏頭 白蘞 蔓荊子

右件等分爲末하야 每一錢을 澡[199]面用之라

---

197) 皯: 기미낄 간.
198) 腠理(주리): 皮膚.
199) 澡: 씻을 조.

【東醫寶鑑】面 · 面上雜病

옥용산玉容散

治面上皯黷 或生小瘡 或生痤疿 粉刺之類 并皮膚瘙痒 能去垢膩 皂角一斤 升麻二兩六錢半 楮實子一兩六錢半 白芷 白芨 天花粉 菉豆粉 各三錢三分半 甘松 縮砂 白丁香 各一錢六分半 糯米三合半 右爲末 和勻 常用洗面 一方加樟腦二錢醫鑑

홍옥산紅玉散

治面上 一切酒刺風刺黑黶斑子 白芷 藿香 牙皂 各二錢 甘松 三乃子 木澤 白丁香 細辛 杏仁 密佗僧 各一錢 天花粉 白茯苓 各一錢半 樟腦五分 白芨三分 右爲末 臨臥用津唾調 或乳汁調敷面上 明早溫水洗去其面如玉木澤未詳 醫鑑

第四十一問 身目黃

몸과 눈이 누런 것은 무엇 때문인가?

身目黃者는 何也오

황달병黃疸病은 모두 비脾에 속하니 비脾는 토土에 속하고 색이 황색이다. 습濕이 이기면 기氣가 역상逆上하여 유통되지 않아, 어열瘀熱이 울체된 즉 진색眞色이 드러나게 된다. 대저 황달黃疸은 본래 습濕에서 발생하니, 습濕과 열熱이 서로 부딪히면 몸은 반드시 황색黃色을 발한다. 만약 먼저 유열流熱이 있고, 뒤에 습기濕氣가 있는 경우는 먼저 그 열熱을 치료해야 하니 치자벽피탕梔子蘗皮湯과 인진오령산茵陳五苓散으로 다스린다. 혹 먼저 습사濕邪에 감촉되고 뒤에 열사熱邪가 더해지는 경우는 먼저 습濕을 제거해야 하니 오령산五苓散과 과체산瓜蒂散으로 다스린다. 또한 냉기冷氣가 비음脾陰에 막혀 맺힌 것 때문에 습濕이 울체鬱滯되어 황색이 된 경우는 먼저 그 비기痞氣를 치료해야 하니 반하사심탕半夏瀉心湯과 지실이중탕枳實理中湯으로 다스려 소변을 잘 나오게 한다. 만약 병인이 온몸과 얼굴과 눈이 모두 황색이고, 사지가 조금 붓고, 흉만胷滿하여 누울 수가 없고, 땀이 나는 것이 황백즙黃柏汁과 같이 누런 경우는 크게 땀이 나왔는데 갑자기 물에 들어갔기 때문이다. 황한黃汗이라고 부르니 고주탕苦酒湯이 마땅하다. 만약 습열濕熱이 울체된 바가 아

答曰 黃疸之病은 皆屬於脾하니 脾屬土而色黃이라 濕勝則上氣不流하야 瘀熱鬱[200]發 則眞色見[201]矣라 大抵黃疸은 本得之於濕이니 濕熱相搏하면 身必發黃이라 若先有流熱하고 後有濕氣者는 先治其熱이니 梔子蘗皮湯과 茵陳五苓散으로 主之라 或先感其濕하고 後加其熱者는 先去其濕이니 五苓散과 瓜蒂散으로 主之라 亦有因冷氣痞結於脾陰하야 濕鬱而爲黃은 先瀉其痞니 半夏瀉心湯과 枳實理中湯으로 主之然後에 利其小便이라 若病人이 一身面目悉黃하고 四肢微腫하고 胷滿不得臥하고 汗出如黃蘗汁者는 此繇大汗出에 猝入水中所致라 謂之黃汗[202]이니 宜苦酒湯이라

---

200) 鬱: 막힐 울.
201) 見: 나타날 현.
202) 黃汗(황한): 땀이 나서 옷을 적시는데 색깔이 황백즙과 같으므로 黃汗이라 한다. 증상은, 發熱口渴하고, 胸部가 滿悶하며, 四肢頭面이 浮腫하고, 小便不利하며, 脈沈遲 등이 나타난다.

若非濕熱所鬱이요 婦人面萎黃者는 亾[203]血[204]之過也니 宜服地黃散과 滋陰養血丸이라方見第三十問이라

닌데 부인의 얼굴이 수척하고 누런 경우는 망혈亡血이 지나쳤기 때문이니 마땅히 지황산地黃散과 자음양혈환滋陰養血丸을 복용한다.처방은 제30문에 있다.

苦酒湯

黃芪五兩 芍藥三兩 官桂三兩

右爲㕮咀하야 每服五錢호대 水盞半과 苦酒半盞을 煎一盞하야 去滓溫服이니 不拘時라

고주탕苦酒湯

黃芪五兩 芍藥三兩 官桂三兩

위 약재들을 썰어 매번 5돈을 물 1잔 반과 고주苦酒 반 잔에 넣고 1잔으로 달여 찌꺼기를 버리고 수시로 따뜻하게 복용한다.

地黃散은 治婦人血少氣多하야 寒하고 面色青白이라

地黃 乾薑各一兩

右爲細末하야 每服二錢호대 溫酒調下니 不拘時라

지황산地黃散은 부인이 혈血이 적고 기氣가 많아 추워하고 얼굴색이 청색青色이나 백색白色인 경우를 다스린다.

地黃 乾薑 各一兩

위 약재들을 곱게 가루 내어 매번 2돈을 따뜻한 술로 타서 수시로 복용한다.

茵陳五苓散

猪苓去皮 茯苓 澤瀉 白朮各一兩 官桂去皮五錢

右爲細末하야 以茵陳一分을 水一盞으로 煎七分하야 去滓調服이요 加鹽點妙라

인진오령산茵陳五苓散

猪苓去皮 茯苓 澤瀉 白朮 各一兩 官桂去皮 五錢

위 약재들을 곱게 가루 내어 인진茵陳 1푼을 넣고 물 1잔으로 7할이 되게 달여 찌꺼기를 버리고 마시고, 소금을 조금 넣으면 좋다.

병인은 風·水·濕·熱의 병사가 交蒸한 소치이다. 습열이 血分을 상하면, 瘡瘍을 동반하는 수가 있다.

203) 亾: 亡의 古字이다.

204) 亡血(망혈): 吐血·衄血·便血·尿血 등 출혈증의 총칭이다.

과체산瓜蒂散

瓜蒂 赤小豆 秫米 各一兩

위 약재들을 곱게 가루 내어 죽에 반 돈을 타서 복용하니 토하면 그만 둔다.

瓜蒂散

瓜蒂 赤小豆 秫米各一兩

右爲細末하야 粥飮調下半錢이니 以吐로 爲度라

벽피탕蘗皮湯

蘗皮三兩 梔子二兩 甘草一兩

위 약재들을 거칠게 가루 내어 매번 5돈을 물 2잔에 달여 8할이 되게 한 후 찌꺼기를 버리고 따뜻하게 복용한다.

蘗皮湯

蘗皮三兩 梔子二兩 甘草一兩

右爲麤末하야 每服五錢호대 水二盞을 煎八分하야 去渣溫服이라

【東醫寶鑑】 黃疸 · 黃疸治法

황련산黃連散

治黃疸 壅熱 二便秘澁 大黃醋炒一兩 黃芩 黃連 甘草 各一兩 右爲細末 溫水調下二錢 日三服 先用瓜蔕散 搐鼻取下黃水 却服此藥 外以生薑 茵蔯 同搗爛 遍身擦之丹心

마황순주탕麻黃醇酒湯

治黃疸 麻黃一兩 好酒一升半 煮至半 去滓頓服之 冬用酒春夏用水仲景

【東醫寶鑑】 血 · 亡血脫血證

삼재환三才丸

補血虛 天門冬 熟地黃 人參 各等分 右爲末 蜜丸梧子大 每服百丸 酒飮任下綱目

第四十二問 陰崩과 陽崩의 차이

陰崩陽崩을 何以別之오

음붕陰崩과 양붕陽崩을 어떻게 구별하는가?

答曰 夫血氣之行은 外行經絡하고 內榮腑臟하니 皆衝任二脉之所主也라 倘[205]若勞傷過度하야 致腑臟俱傷하면 衝任經虛하야 不能約制其血이라 故로 忽然暴下하니 謂之崩下라 經에 云 三焦絶經을 名曰血崩이라하니 受熱而赤者를 謂之陽崩이요 受冷而白者를 謂之陰崩이라 其白者는 形如涕요 赤者는 形如絳이요 黃者는 形如爛瓜요 青者는 形如藍色이요 黑者는 形如衃[206]血이니 是謂五崩也라當與第六問으로 兼看이라

무릇 혈기血氣의 운행은 밖으로는 경락經絡을 행하고 안으로는 장부臟腑를 운행하니, 모두 충임衝任 2맥이 주재하는 바이다. 만약 노상勞傷이 과도해서 장부腑臟가 모두 상하게 되면 충임衝任맥이 허虛해서 혈血을 제어할 수가 없다. 그러므로 갑자기 쏟으니 붕하崩下라 이른다. 『탕액경湯液經』에 이르길 "삼초三焦의 경기經氣가 끊어진 것을 혈붕血崩이라 한다."고 하였으니, 열熱을 받아 붉은 것을 양붕陽崩이라 하고, 냉기冷氣를 받아 흰 것을 음붕陰崩이라고 한다. 백색은 형태가 콧물과 같고, 적색은 형태가 붉은 비단같고, 황색은 형태가 썩은 오이와 같고, 청색은 형태가 쪽빛과 같고, 흑색은 형태가 썩은 피같으니 이를 일러 오붕五崩이라고 한다.마땅히 제6문과 더불어 서로 참고해야 한다.

陽崩膠艾湯은 治婦[207]勞傷血氣하고 衝任虛損하야 月水過多하야 淋漓漏下하고 連夕[208]不斷하고 臍腹疼痛이라

양붕교애탕陽崩膠艾湯은 부인이 노역勞役으로 혈기血氣를 상하고, 충임衝任맥이 허손하고 월경이 과다해서 (월경이) 뚝뚝 떨어지고, 하루 종일 멈추지 않고, 배꼽 주위가 아픈 경우를 다스린다.

阿膠炒 川芎 甘草各二兩 艾

阿膠炒 川芎 甘草 各二兩 艾葉 當歸 各三兩 白芍 熟

205) 倘: 혹시 倘.
206) 衃: 썩은 피 배.
207) 다음에 응당 '人'이 있어야 한다.
208) 夕: 끝 석. 하루 종일, 아침부터 저녁까지.

地 各四兩

위 약재들을 음飮으로 만들어 매번 3돈을 물 1잔에 넣고 달여 6할이 되게 한 후 찌꺼기를 버리고 빈속 식전에 뜨겁게 복용하고, 심한 경우는 밤에도 또 복용한다.

葉 當歸各三兩 白芍 熟地各四兩

右爲飮子하야 每服三錢호대 水一盞을 煎六分하야 去滓熱服이니 空心食前이요 甚者는 連夜竝服之라

황금산黃芩散은 붕중崩中에 하혈下血하는 것을 다스린다.

황금黃芩을 가루 내어 매번 1돈을 불에 태워 망치로 두드려 술로 타서 복용한다. 붕중崩中에는 지혈약을 많이 쓰나, 이 법은 올라타는 음陰을 다스리는 것이니, 『소문素問·이합진사론離合眞邪論』에 이른바 "하늘은 덥고 땅은 열이 나서 경수經水가 끓어 넘친다."는 것이다.

黃芩散은 治崩中下血이라

黃芩爲末하야 每服一錢호대 燒秤錘하야 酒調下라 崩中엔 多是止血藥이나 此法은 治乘陰이니 經에 所謂天暑地熱하야 經水沸溢者也라

음붕고경환陰崩固經丸은 부인이 충임衝任맥이 허약해서 월경이 가지런하지 않고, (월경이) 오는 것이 많으면서 끊어지지 않아 뚝뚝 떨어져 그치지 않는 것을 다스린다.

艾葉醋炒 鹿角霜 伏龍肝 各等分 乾薑

위 약재들을 가루로 만들고 녹각교鹿角膠를 녹여 약에 열熱을 가해서 오동 씨 크기로 환을 만들어 식전에 옅은 초탕醋湯으로 50환을 복용한다.

陰崩固經丸은 治婦人이 衝任虛弱하야 月候不調하고 來多不斷하야 淋瀉不止라

艾葉醋炒 鹿角霜 伏龍肝 各等分 乾薑

右爲末하고 溶鹿角膠하야 和藥乘熱하야 丸梧桐子大하야 食前에 淡醋湯下五十丸이라

적룡단赤龍丹은 붕루崩漏가 그치지 않는 경우와 남은 혈血이 있어 통증痛症이 있는 경우를 다스린다.

禹餘糧煅 烏賊骨 鹿茸酒炙 龍骨 乾薑 當歸 石燕子煅 阿膠炒

赤龍丹은 治崩漏不止와 餘血作痛이라

禹餘糧煅 烏賊骨 鹿茸酒炙 龍骨 乾薑 當歸 石燕子煅 阿

膠炒 右等分爲末하야 酒醋糊丸桐子大하야 每服五十丸호대 溫酒下니 艾醋湯도 亦得이라	위 약재 각 등분을 가루 내어 술과 식초에 오동씨 크기로 호환糊丸을 만들어 매번 50환을 따뜻한 술로 복용하니 애초탕艾醋湯으로 복용하는 것 또한 좋다.

【東醫寶鑑】婦人 · 妊娠通治

궁귀탕芎歸湯

治產前產後諸疾 及血暈不省 橫生逆產 死胎不下 血崩不止 臨月服之 則縮胎易產 產後服之 則惡血自下 川芎 當歸 各五錢 右剉作一貼 水煎服 日二三次 ◯又治半產去血多 產後去血多 崩中去血多 金瘡去血多 拔牙齒去血多 及一切去血過多 眩暈悶絕 不省人事者 連進數服 卽甦得效

【東醫寶鑑】血 · 崩漏治法

양혈지황탕凉血地黃湯

治血崩 是腎水陰虛 不能鎭守 包絡相火 故血走而崩 羌活 防風 柴胡 各一錢 生地黃 當歸 各五分 知母 黃柏 荊芥 細辛 蔓荊子 黃芩 川芎 藁本 黃連 升麻 甘草 各三分 紅花一分 右剉作一貼 水煎服之入門

고경환固經丸

治經水過多 黃芩 白朮 龜板 各一兩 椿根白皮七錢 黃柏炒三錢 香附子童便浸焙二錢半 右爲末 酒糊和丸 梧子大 白湯下五七十丸入門

승양제습탕升陽除濕湯

治崩漏不止 因脾胃虛而心包乘之 故血漏而下 黃芪 蒼朮 羌活 各一錢 柴胡 升麻 防風 藁本 甘草炙 各七分 蔓荊子五分 獨活 當歸 各三分 右剉作一貼 水煎服東垣

복룡간산伏龍肝散

治衝任經虛 崩漏不止 臍腹冷痛 川芎 艾葉 各一錢半 伏龍肝一錢 赤石脂 麥門冬

各七分 當歸 乾薑 熟地黃 肉桂 甘草 各五分 右剉作一貼 入棗二枚 煎服 或爲末 米飮調二錢服入門

第四十三問 자면서 땀을 많이 흘리는 이유

眠臥多汗者는 何也오

잠을 자면서 땀을 많이 흘리는 것은 무엇 때문인가?

答曰 盜汗者는 因眠臥而身體流汗也라 此는 繇陽虛所致인대 久不已면 令人羸瘦하고 心虛不足하니 亡津液故也라 診其脉에 虛弱細微는 皆盜汗脉也라

도한盜汗은 잠을 잘 때에 신체에 땀이 흐르는 것이다. 이는 양허陽虛 때문인데 오래되어 낫지 않으면 사람이 수척하고, 심心이 허하고 부족하게 되니, 진액津液이 패망敗亡하였기 때문이다. 진맥함에 허虛·약弱·세細·미微는 모두 도한맥盜汗脈이다.

大建中湯은 治熱自腹中커나 或從背膂하야 漸漸蒸熱하야 □寐[209]而汗하고 日漸羸瘦이라

白芍六兩 黃芪 遠志 當歸 澤瀉各三兩 龍骨 人參 甘草炙各二兩 吳朮一分

右爲麤末하야 每服五錢호대 水二盞에 薑三片과 棗一枚를 擘破하고 入飴少許하야 煎一盞하야 食前溫服이라

대건중탕大建中湯은 열熱이 복중腹中에서 저절로 나거나 혹 등줄기로부터 들어와서 점차 증열蒸熱이 있어서 혹 추워도 땀이 나고, 날로 수척해지는 경우를 다스린다.

白芍六兩 黃芪 遠志 當歸 澤瀉 各三兩 龍骨 人參 甘草炙 各二兩 吳朮一分

위 약재들을 거칠게 가루 내어 매번 5돈을 물 2잔에 생강 3조각과 대추 1개를 부수어 엿을 좀 넣고서 1잔이 되게 달여 식전에 따뜻하게 복용한다.

黃芪飮子는 治婦人血氣不足하야 夜間虛乏하고 有汗

황기음자黃芪飮子는 부인이 혈기血氣가 부족해서 야간에 무력하고 땀이 나면서 권태로운 경우를 다

209) □寐: 『産寶百問』에는 '或寒'으로 되어 있다.

스린다.

黃芪 五味子 當歸 白茯苓 各半兩 白芍 遠志 麥子 다른 처방에는 맥문동麥門冬을 사용하였다 人參 吳朮 各一分 甘草 三銖

위 약재들을 썰어 매번 3돈을 물 1잔 반에 생강 3조각과 함께 넣고 7할이 되게 달여 찌꺼기를 버리고 수시로 따뜻하게 복용한다. 신비로운 징험이 있다.

倦怠者라

黃芪 五味子 當歸 白茯苓各半兩 白芍 遠志 麥子一方用麥門冬 人參 吳朮各一分 甘草三銖

右㕮咀하야 每服三錢호대 水盞半에 薑三片을 煎七分하야 去滓溫服이니 不拘時라 神驗이라

가미이건탕加味理建湯은 남자나 여자가 밤에 도한盜汗을 많이 흘리고 또 대변이 탁한 경우를 다스린다. 이 처방은 창국주昌國州 지역의 처방이니 목욕재계하고 전수받은 것으로 효과가 있는 처방이다.

乾薑 吳朮 人參 黃芪 白芍 肉桂 甘草 牡蠣 浮麥 當歸

위 약재들을 썰어 매번 물 2잔에 생강 5조각과 대추 1개와 함께 넣고 8할이 되게 달여 식전에 뜨겁게 복용하고 남은 것을 다시 달여 복용한다.

加味理建湯은 治男子婦人夜多盜汗하고 弁便濁者라 此方은 昌國州方이니 順齋傳到라 經騐[210]이라

乾薑 吳朮 人參 黃芪 白芍 肉桂 甘草 牡蠣 浮麥 當歸

右件㕮咀하야 每服호대 水二盞에 薑五片과 棗一枚를 煎八分하야 食前熱服이요 渣再煎이라

【東醫寶鑑】汗 · 盜汗

당귀육황탕當歸六黃湯

治盜汗之聖藥也 黃芪二錢 生地黃 熟地黃 當歸 各一錢 黃芩 黃連 黃栢 各七分 右剉作一貼 水煎服河間 ○黃芪 實表氣 當歸 生熟地黃 補陰血 芩 連 黃栢 去內火 所以有效也丹心

210) 騐: 驗也, 징험할 험.

정기탕正氣湯

降陰火 止盜汗 黃栢 知母 各一錢半 甘草炙五分 右剉作一貼 水煎服入門

사제백출산四製白朮散

治盜汗 白朮四兩 剉分四包 以黃芪 石斛 牡蠣 小麥麩 各一兩 各炒白朮爲黃色 只取白朮爲末每三錢 粟米飮調下 盡服爲妙丹溪

당귀지황탕當歸地黃湯

治盜汗 氣血兩虛者 當歸 熟地黃 生地黃 白芍藥酒炒 白朮 白茯苓 黃芪蜜炒 各一錢 黃栢 知母並蜜水炒 陳皮 各八分 人參五分 甘草三分 右剉作一貼 棗一枚 浮小麥一撮同水煎服醫鑑

第四十四問 왼쪽 협통

왼쪽 협통脇痛이 칼로 찌르는 것같이 아파서 숨을 헐떡거리며 잘 쉬지 못하는 경우는 무엇 때문인가?

左脇痛이 如刀刺하야 不得喘息者는 何也오

간肝은 옆구리의 좌측에 위치하여 혈血을 저장하니 『영추靈樞·오사五邪』에 "사기邪氣가 간肝에 있으면 양측 옆구리가 아프다."고 하였다. 『제병원후론諸病源候論·부인잡병제후婦人雜病諸候』에 "왼쪽 옆구리에 편측으로 아픈 경우는 경락經絡에 치우친 사기邪氣가 한쪽에 머물렀기 때문이다. 사람의 경락經絡은 온몸을 둘러서 좌우와 표리에 모두 미친다. 가령 혈기血氣가 조화로우면 허虛·실實과 통증痛證이 생기지 않으나, 혹 기혈氣血이 한쪽으로 치우친 경우는 사기邪氣에 상한다."고 하였으니, 왼쪽 옆구리 통증이 칼로 찌르는 듯 아픈 경우는 사기가 좌측으로 치우쳐 머물렀기 때문이고, 심한 경우는 숨을 잘 쉬지 못한다.

答曰 肝居脇之左하야 以藏血하니 鍼經[211]에 云 邪在肝하면 兩脇痛이라하니라 巢氏云 左脇偏痛者는 繇經絡偏邪하야 客於傍之故也라 人之經絡이 旋環於身하야 左右表裏에 皆周遍[212]이라 若血氣調和하면 不生虛實痛證이나 或偏者는 邪傷之也라하니라 其左脇痛이 如刀刺者는 則知其邪偏客於左也오 甚者는 不得喘息也라

초전산醋煎散은 부인의 혈기血氣가 (조화롭지 못하여) 복부와 옆구리에 찌르듯 아픈 통증을 일으킨 경우를 다스린다.

良薑一兩 **當歸 肉桂 白芍 陳皮 烏藥** 各半兩

위 약재들을 곱게 가루 내어 매번 3돈을 물과 식초 각 반 잔으로 7할이 되게 달여 한꺼번에 복용

醋煎散은 治婦人血氣腹脇刺痛이라

良薑一兩 當歸 肉桂 白芍 陳皮 烏藥各半兩

右爲細末하야 每服三錢호대 水醋各半盞으로 煎七分

211) 鍼經(침경): 『黃帝內經靈樞』를 의미함.
212) 周遍(주편): 두루 미치다.

하야 通口服이라

한다.

趂痛散은 治血氣刺痛이 起於一邊한대 或左或右하고 行環上下나 或在肌肉之閒에 如錐刀所刺하야 其氣不得息이라

蓬朮 官桂各一兩 檳榔半兩 芫花醋炙 附子各一兩 細辛半兩

右爲飮子하야 每服三錢호대 水盞半을 煎七分하야 去滓溫服하니 薑棗同煎이라

진통산趂痛散은 혈기血氣가 (조화롭지 못해) 찌르는 듯한 통증을 일으키는 것이 한 측면에 일어나되, 혹 좌측에 혹 우측에 일어나고, 상하로 옮겨 다니거나 혹 기육肌肉 사이에서 송곳이나 칼로 찌르는 듯하여 숨을 잘 못 쉬는 경우를 다스린다.

蓬朮 官桂 各一兩 檳榔半兩 芫花醋炙 附子 各一兩 細辛 半兩

위 약재들을 음자飮子로 만들어 매번 3돈을 물 1잔 반으로 7할이 되게 달여 찌꺼기를 버리고 따뜻하게 복용한다. 생강과 대추를 넣고 함께 끓인다.

【東醫寶鑑】 脇 · 脇痛分左右

지궁산枳芎散

治左脇肋刺痛 枳實 川芎 各五錢 甘草二錢半 右爲末 每二錢 薑棗湯 調下入門

第四十五問 積聚

적취積聚는 어떻게 구별하는가?

積聚之病은 何以別之오

적취積聚는 음양陰陽이 불화不和하고 장부臟腑가 허약한대 풍사風邪를 받음으로 말미암아 장부臟腑의 기氣를 침범해서 발생한 것이다. 적積은 오장五臟 때문에 생하는 바이고, 취聚는 육부六腑 때문에 생하는 바이다. 양陽은 기氣를 변화시키니 기氣는 육부六腑에 속하고, 음陰은 형形을 이루니 형形은 오장五臟을 주재한다. 양陽은 움직여 쉬지 않으므로 취聚는 근본이 없고, 상하로 머무르는 바가 없으니, 그 통증이 정해진 곳이 없어 취聚라고 한다. 음陰은 고정되어 한 자리를 지키므로 적積은 발작을 시작함에 정해진 곳이 있고, 그 통증이 한 부위를 떠나지 않아 상하에 끝맺고 시작하는 바가 있고 좌우에 다한 곳이 있으니 적積이라고 한다. 적積의 맥상은 음부陰部가 침沈하고 복伏해서 음체陰體의 가라앉음을 나타내고, 취聚의 맥상은 양부陽部가 부浮하고 동動해서 양성陽性의 떠오름을 나타낸다. 적병積病에는 다섯 가지가 있으니 오장五臟이 서로 전함에 따라 발생한다. 『경經』에 "적積이 간肝에 있으면 비기肥氣라 하고, 심心에 있으면 복량伏梁이라 하고, 비脾에 있으면 비기痞氣라고 하고, 폐肺에 있으면 식분息賁이라 하고, 신腎에 있으면 분돈奔豚이라 한다."고 하였

答曰 積聚者는 繇陰陽不和하고 腑臟虛弱한대 受其風邪하야 搏於腑臟之氣所爲也라 積者는 五臟所生이요 聚者는 六腑所生이라 然하야 陽化氣니 氣屬於六腑요 陰成形이니 形主於五臟이라 陽은 則動而不息 故로 聚者는 始發無根本이요 上下無所留止니 其痛無常處라 故로 謂之聚也라 陰은 則定而守住 故로 積者는 始發有常處요 其痛不離其部하야 上下有所終始하고 左右有所窮處하니 乃謂之積也라 積脈은 陰沉而伏하야 象陰體之沉靜이요 聚脈은 陽浮而動하야 法陽性之浮高라 然하야 積病有五하니 隨其五臟相傳而生焉이라 經에 云 在肝則曰肥氣[213]요 在心則曰伏梁[214]이요 在脾

---

213) 肥氣(비기): 肝의 積에 속함(『難經 · 五十六難』). 左脇下에 覆杯와 같은 형상의 종괴가 돌기하며 오래되면 咳嗽嘔逆하고 脈象이 弦細하다. 이 병은 대개 肝氣의 鬱結, 瘀血의 停聚에 기인한다. 脾臟腫大 등의 질병에 속한다.

214) 伏梁(복량): 心의 積에 속함(『難經 · 五十六難』). 증상은 臍下에서 心下部에 걸쳐 包塊가

則曰痞氣[215]요 在肺則曰息賁[216]이요 在腎則曰奔豚[217]이라하니라 故로 曰積聚之病은 此可別也라

다. 그러므로 적취병積聚病은 이로 구별할 수 있다.

鱉甲丸은 治小腹中積聚가 大如七八寸盤面[218]하고 上下周旋하야 痛不可忍이라

鱉甲 官桂各一兩半 蜂房半兩 川椒 細辛 人參 苦參 丹參 沙參 吳茱萸二十八銖 䗪蟲 乾薑 牡丹皮 附子 水蛭 皁角一本牛白角腮 當歸 赤芍 甘草 防葵各一兩 蠐螬二十枚 大黃 虻蟲 玄參十八銖

右爲細末하야 蜜丸桐子大하야 每服七丸호대 溫酒下니 日三服이라 加之하야 以効爲度라

별갑환鱉甲丸은 소복小腹에 적취積聚가 7~8치하는 쟁반 크기이고, 상하로 둘러서 통증을 참을 수 없는 경우를 다스린다.

鱉甲 官桂 各一兩半 蜂房半兩 川椒 細辛 人參 苦參 丹參 沙參 吳茱萸二十八銖 䗪蟲 乾薑 牡丹皮 附子 水蛭 皁角다른 책에는 우백각시牛白角腮로 되어 있다. 當歸 赤芍 甘草 防葵 各一兩 蠐螬二十枚 大黃 虻蟲 玄參十八銖

위 약재들을 곱게 가루 내어 꿀에 오동 씨 크기로 환을 만들어 매번 7환을 따뜻한 술로 복용하니 하루에 세 번 복용한다. (약량을) 증가시켜 효과를 보면 그만둔다.

있는데 크기가 手臂와 같고 오래 낫지 않으며 心煩 睡眠不安을 일으킨다.

215) 痞氣(비기): 脾의 積에 속함(『難經 · 五十六難』). 右胃脘部에 접시를 엎어 놓은 것 같은 종괴가 돌기하며 오래도록 낫지 않고 黃疸을 일으키며 營養이 흡수되지 못하여 肌肉이 마르고 사지가 무력해지는 등의 증을 나타낸다. 대개 脾氣의 鬱結 痞塞不通 積氣留結의 소치이다.

216) 息賁(식분): 肺의 積에 속함(『難經 · 五十六難』). 증상은 右脇下에 술잔을 엎어 놓은것 같은 包塊가 생기며, 急迫感을 나타내고, 胸背痛 吐血을 發하며, 寒熱, 咳嗽, 嘔逆, 呼吸促迫 등의 증을 수반한다. 이는 肺氣의 鬱結 痰熱의 阻塞에 기인한다.

217) 奔豚(분돈): 腎의 積에 속함(『難經 · 五十六難』). 豚은 小豚을 뜻함. 奔豚의 원인은 먼저 腎臟의 寒氣가 上衝하기 때문이며, 다음으로 肝臟의 氣火가 上逆하기 때문이다. 임상 특징은 발작적으로 下腹의 氣가 胸으로 上衝하여 咽喉로 直達해서 腹部가 絞痛하고 胸悶氣急하며 頭痛, 目眩하고 心悸易驚하며 煩躁不安하고 발작이 지난 후에는 평상시와 똑같다. 때로는 寒熱往來 혹은 吐膿 증상을 수반하기도 한다.

218) 盤面(반면): 대야의 넓은 면

몰약산沒藥散은 부인의 모든 혈기血氣로 인한 배꼽 주위가 쥐어짜듯 아픈 통증을 다스린다.

血竭別研 肉桂 當歸 蒲黃 紅花 木香 沒藥 玄胡索 乾漆炒 令烟出盡 赤芍 各等分

위 약재들을 곱게 가루 내어 매번 2돈을 열주熱酒로 타서 식전에 복용한다.

沒藥散은 治婦人一切血氣臍腹撮[219]痛이라

血竭別研 肉桂 當歸 蒲黃 紅花 木香 沒藥 玄胡索 乾漆炒令烟出盡 赤芍各等分

右爲細末하야 每服二錢호대 熱酒調下하니 食前이라

자금산紫金散은 부인이 혈기血氣가 불화해서 혈괴血塊가 있어 동통疼痛한 것을 치료한다. 상복하여 자궁子宮을 따뜻하게 하고 경락經絡을 통하게 한다.

橘紅 枳殼 肉桂 玄胡索 甘草炙 各一兩 紫金牛五兩 다른 책에는 紫金皮로 되어 있다. 當歸酒浸一宿 焙乾 剉 香附炒 去毛 各三兩 南木香半兩 生

위 약재들을 가루로 만든다. 부인과 처녀가 월경이 고르지 않아 오래 막혀 수척해지는 경우엔 소목蘇木을 끓인 물에 타서 복용하고, 백계관화白雞冠花 가루와 함께 술로 달여 복용하는 것 또한 좋다. 매번 한 숟가락을 복용하고, 상복하면 안태安胎하고 기氣를 기른다. 출산에 임박해서 아이가 횡역橫逆한 상태로 있는 경우엔 총백葱白과 함께 술로 달여 복용하고, 혈기血氣가 창만脹滿해서 분만을 촉진시키거나 사태死胎를 나오게 할 때엔 지각枳殼과 함께 술로 달여 복용하고, 지유地楡 가루와 함께 술로 달여 복용해도 좋다. 산후에 혈허血虛로 어지럽고 머리가 빙빙 도는 경우와 중풍中風으로 입이 안 벌

紫金散은 治婦人血氣不和하야 血塊疼痛이라 常服하면 煖子宮하고 通經絡이라

橘紅 枳殼 肉桂 玄胡索 甘草炙各一兩 紫金牛五兩一本紫金皮 當歸酒浸一宿焙乾剉 香附炒去毛各三兩 南木香半兩生

右爲末이라 婦人室女 月水不調하야 久閉羸瘦에 蘇木煎湯調下요 白雞冠花末을 煎酒調下도 亦得이라 每服一匙요 常服하면 安胎養氣라 臨產橫逆엔 葱白煎酒下요 血氣脹滿하야 催生[220]下死胎[221]엔 煎枳殼酒下요 地楡末煎酒下도 亦得이라 產後血運頭旋과 中風口禁과 惡證發動과 虛腫엔 豆淋酒下라

219) 撮: 취할 촬.
220) 催生(최생): 재촉할 최, 날 생. 분만을 촉진하는 것.
221) 死胎(사태): 배속에서 죽은 태아.

產後惡血不止하야 血海衰敗하고 赤白帶下하고 胞漏[222]엔 棕櫚灰酒下요 綿灰도 亦得이라 胎氣絞刺와 肋脇腹肚疼痛엔 炒薑酒下요 心氣不足엔 陳皮湯下요 產後敗血停積과 攻刺腰痛엔 無灰酒下니 日午臨睡三服이라 忌生冷淹[223]藏毒魚라

어지는 경우와 악증惡證이 발동한 경우와 허증성 부종浮腫엔 두림주豆淋酒와 함께 복용한다. 산후에 악혈惡血이 그치지 않아 혈해血海가 쇠하고 적백대하赤白帶下가 있고 태루胎漏가 있는 경우엔 종려棕櫚와 함께 회주灰酒로 복용하고, 면회綿灰 또한 좋다. 태기胎氣가 꼬인 듯 찌르는 통증과 옆구리와 복부가 아픈 경우엔 초강주炒薑酒와 함께 복용하고, 심기心氣가 부족한 경우엔 진피탕陳皮湯과 함께 복용하고, 산후에 패혈敗血로 정체된 적積이 생긴 경우와 찌르는 듯 아픈 요통엔 무회주無灰酒와 함께 복용하니, 아침과 저녁 그리고 잠들기 전 3회 복용한다. 생랭生冷한 음식과 젓갈류나 독성이 있는 물고기를 꺼린다.

【東醫寶鑑】 積聚 · 積聚治法

비기환肥氣丸

治肝積 柴胡一兩 黃連七錢 厚朴五錢 川椒四錢 甘草三錢 蓬朮 人參 昆布 各二錢半 皂角 白茯苓 各一錢半 乾薑 巴豆霜 各五分 川烏二分 右爲末 蜜丸梧子大 初服二丸 日加一丸 二日加二丸 至大便溏 便漸減服 周而復始 塊減半 勿服正傳

복량환伏梁丸

治心積 黃連一兩半 厚朴 人參 各五錢 黃芩 桂枝 茯神 丹參 各一錢 乾薑 菖蒲 巴豆霜 川烏 各五分 紅豆蔻二分 右爲末 蜜丸梧子大 黃連湯下 服如上法正傳

비기환痞氣丸

治脾積 黃連八錢 厚朴四錢 吳茱萸三錢 黃芩二錢 縮砂一錢半 白茯苓 人參 澤瀉

222) 胞漏(포루): 胎漏라고도 함. 임신 후에 陰道에서 때때로 血液 같은 액체가 배출되며, 복부는 아프지 않은한 병증이다. 氣虛, 血熱, 胎元不固, 성생활 과도 등의 원인으로 생긴다.
223) 淹: 담글 엄.

各一錢 茵蔯 乾薑 各一錢半 川烏 川椒 各五分 桂皮 巴豆霜 各四分 白朮二分 右爲末 蜜丸梧子大 甘草湯下 服如上法正傳

식분환息賁丸

治肺積 黃連一兩三錢 厚朴八錢 川烏 桔梗 白豆蔻 陳皮 三稜 天門冬 人參 各二錢 乾薑 白茯苓 川椒 紫菀 各一錢半 靑皮 巴豆霜 各五分 右爲末 蜜丸梧子大 薑湯呑下 服如上法正傳

분돈환奔豚丸

治腎積 厚朴七錢 黃連五錢 川楝子三錢 白茯苓 澤瀉 菖蒲 各二錢 玄胡索一錢半 全蝎 附子 獨活 各一錢 川烏 丁香 巴豆霜 各五分 肉桂二分 右爲末 蜜丸梧子大 鹽湯下 服如上法正傳

第四十六問 소양증

身體常瘙痒者는 何也오

신체가 항상 가려운 경우는 무엇 때문인가?

答曰 身瘙痒者는 是體虛受風이니 風入腠理하야 與血氣相搏而俱往來하야 在皮膚之間에 邪氣散而不能衝擊爲痛이라 故로 但瘙痒也라 仲景이 云 痒者는 名泄氣風이니 久久成痂癩[224]도 亦繇體虛하야 受風邪之所致也라 하니라

신체가 가려운 경우는 신체가 허虛한데 풍사風邪를 받은 것이니 풍사風邪가 주리腠理로 들어와 혈기血氣와 서로 부딪혀서 함께 왕래해 피부皮膚 사이에 사기邪氣가 흩어졌기 때문에 충돌하여 생기는 통증은 없는 것이다. 그러므로 단지 가려운 것이다. 중경仲景이 "양痒이라는 것은 설기풍泄氣風이라 이름하였으니 오래되어 가라痂癩를 이루는 것 또한 신체가 허약하여 풍사風邪를 받았기 때문에 생긴 것이다."라고 하였다.

胡麻散은 治脾肺風毒이 攻衝遍身하야 皮膚瘙痒커나 或生瘡疥[225]커나 或生癮疹[226]하야 用手搔時에 浸淫成瘡하고 久而不差하고 愈而復作하야 面上遊風[227]커나 或如蟲行하고 紫癜白癜[228]頑麻[229]

호마산胡麻散은 비폐脾肺의 풍독風毒이 온몸을 침범해서 피부가 가렵거나 혹 창개瘡疥를 발생시키거나 혹 은진癮疹을 발생시켜 손으로 긁을 때에 (피부에) 스며들어 창瘡을 이루고 오래되어 낫지 않고 나아도 다시 발작하여 얼굴에 유풍遊風이 있거나 혹 벌레가 기어가는 듯 하고 자전紫癜, 백전白癜, 완마頑麻 등의 풍증風證을 치료한다. 혹 신장풍독腎臟

224) 痂癩(가라): 헌 딱지 가, 옴 라. 피부병의 일종.
225) 瘡疥(창개): 부스럼 창, 옴 개.
226) 癮疹(은진): 痦瘤, 風疹塊, 癮痧라고도 함. 두드러기이다.
227) 遊風(유풍): 赤游風 或은 赤游丹이라고도 함. 이는 풍증을 위주로 피부에 나타나는 일종의 급성 질병이다.
228) 紫癜(자전)과 白癜(백전): 통칭 紫白癲風이라고 함. 속명으로 汗斑이라 함. 대개는 臟腑에 積熱이 있는데, 다시 風濕을 감수하여 모공으로 침입해서, 氣血을 凝滯케 하므로, 모공이 폐색되어 발한다. 胸, 背, 面, 項 등의 부위에 많이 생기며, 자색 혹은 백색의 반점을 이루고, 반점이 빨리 확산되어, 심하면 만연해서 片狀이 되고, 전신에 파급된다. 초기에는 아프지도 않고 가렵지도 않은데 病程이 오래 되면 반점 부위에 소양감이 생긴다.
229) 頑麻(완마): 麻木과 같다. 감각이상을 의미한다.

風毒이 다리와 무릎을 침범해서 창瘡이 생기는 데에도 함께 복용한다.

胡麻三兩 苦參二兩 何首烏二兩 洗 甘草炙 半兩 荊芥三兩 葳靈仙一兩半

위 약재들을 곱게 가루 내어 매번 2돈을 박하탕薄荷湯으로 바르고, 식후에 복용하거나 혹 술에 꿀을 녹인 물로 바르는 것도 좋다. 이를 복용한 후에 자주 씻어 땀을 내면 효과가 있다.

等風이라 或腎臟風이 攻注脚膝生瘡도 竝宜服之라

胡麻三兩 苦參二兩 何首烏二兩洗 甘草炙半兩 荊芥三兩 葳靈仙一兩半

右爲細末하야 每服二錢호대 薄荷湯茶點하고 食後服커나 或酒調蜜湯點도 亦得이라 服此後에 頻頻洗浴하야 得出汗而立効라

고삼환苦參丸은 심폐心肺의 적열積熱과 신장腎臟의 풍독風毒이 피부皮膚를 침범해서 때때로 개라疥癩를 발생시켜 가려움을 참기 어렵고, 때때로 황수黃水가 나오고, 대풍大風에 수족이 문드러지는 것과 눈썹이 빠지는 것을 다스리니, 일체 풍질風疾도 함께 다스린다.

苦參四兩 荊芥去梗 三兩

위 약재들을 곱게 가루 내어 물에 개어 오동 씨 크기로 호환을 만들어 매번 20환을 좋은 차로 식후에 복용하거나 형개탕荊芥湯으로 복용한다.

苦參丸은 治心肺積熱과 腎臟風毒이 攻於皮膚하야 時生疥癩하야 瘙痒難忍하고 時出黃水하고 及大風에 手足爛壞와 眉毛脫落하니 一切風疾도 並皆治之라

苦參四兩 荊芥去梗三兩

右爲細末하야 水糊丸如桐子大하야 每服二十丸호대 好茶香下커나 或荊芥湯이니 食後라

【東醫寶鑑】 皮 · 痒痛

조세약澡洗藥

治風燥身痒 威靈仙 零陵香 茅香 各半斤 乾荷葉 藁本 藿香 白芷 甘松 各四兩 右剉四兩 水三桶 熬數沸於房內沐浴 避風丹心

第四十七問 귀신과 交接하는 증

夜에 與鬼交者는 何也오

밤에 귀신과 교접하는 것은 무엇 때문인가?

答曰 人有五臟하고 臟有七神[230]하니 臟氣盛則神強하야 外邪鬼魅不能干犯이라 若攝養失節하야 而血氣虛衰하면 鬼邪侵損이라 故로 婦人夢中에 多與鬼魅交通하니 其狀不欲見人이 如有對忤하고 幷獨言獨笑커나 或時悲泣者가 是也라 其脉來遲커나 或如鳥啄이나 顏色不變이 皆邪物病也라 說今宮中人과 尼師寡婦가 曾夢中에 與鬼魅交通하야 邪氣懷感하야 久作癥瘕커나 或成鬼胎가 往往有之라

사람에게 오장五臟이 있고 장臟에는 칠신七神이 있으니, 장기臟氣가 성하면 신神이 강해서 외사外邪나 귀신이 침범할 수 없다. 만약 섭양攝養에 절도를 잃어서 혈기血氣가 허쇠하면 귀사鬼邪가 침범한다. 그러므로 부인이 꿈꾸는 가운데 많이 귀신과 교접하니, 그 증상이 타인을 보려고 하지 않는 것이 직접 대하기를 거부하는 모양과 같고, 아울러 홀로 말하거나 웃고, 혹은 때때로 슬피 우는 경우가 이것이다. 그 맥상은 지맥遲脈이거나 혹은 작탁맥雀啄脈과 비슷하지만 안색이 변하지 않는 것이 모두 귀신들린 병이다. 가령 아녀자나 비구니나 과부가 꿈꾸는 중에 귀신과 교접하여 사기邪氣에 감촉이 오래되어 징가癥瘕를 이루거나 혹 귀태鬼胎를 이루는 경우가 종종 있다.

茯神散은 治婦人風虛에 鬼神交通하고 妄有所見聞하고 語言雜亂이라

복신산茯神散은 부인이 풍사風邪로 허한데 귀신과 교통하여 망령되게 보고 들은 바가 있고 언어가 착란錯亂한 경우를 다스린다.

茯神一兩半 茯苓 人參 菖蒲各一兩 赤小豆半兩

茯神一兩半 茯苓 人參 菖蒲 各一兩 赤小豆半兩

右㕮咀하야 每服三錢호대

위 약재들을 썰어 매번 3돈을 물 1잔 반으로 6할이 되게 달여 찌꺼기를 버리고 식전에 따뜻하게

---

230) 七神(칠신): 肝藏魂, 心藏神, 脾藏意與智, 肺藏魄, 腎藏精與志. 즉 魂神意魄志와 智精을 七神이라 함.

복용한다.

水一盞半을 煎六分하야 去滓溫服하니 食前이라

여인이 귀신과 교통하여 홀로 말하고 웃거나, 혹 슬퍼하고 생각이 깊거나, 혹 중얼거리면서 황홀恍惚한 상태를 치료한다.

松脂三兩 炒 雄黃一兩 研末

위 약재 2가지를 호조虎爪를 이용해 잘 섞어 탄환 크기로 환을 만들고, 야간에 바구니에 넣고 불에 태워 여인으로 하여금 옷을 벗고 바구니 위에 앉게 해서 급히 쬐면 연기가 머리와 귀로 나오니 세 번 쬐면 없어진다.

治女人이 與鬼神으로 交通하야 獨言獨笑커나 或悲或思커나 或謳謠[231]恍惚이라

松脂三兩炒 雄黃一兩 研末

右二味를 用虎爪攪匀하야 丸如彈大하고 夜內籠中燒之하야 令女裸坐籠上하야 彼急自蒙하면 唯出頭耳니 過三熏이면 即斷이라

진승상구법秦丞相灸法은 신사神邪에 미혹된 경우와 전광병癲狂病을 여러 방법으로 치료해도 낫지 않는 경우에 사용하니, 두 엄지를 맞대어 실로 단단히 묶고 뜸을 3장 뜬다. 뜸을 (좌우) 네 군데에 붙이는데, 반은 손톱에 반은 (손톱 밑) 피부에 붙여서 네 군데를 모두 사른다. 한 곳이라도 사르지 않으면 그 질병은 낫지 않으니 신효가 있다. 소아의 태간胎癎과 경간驚癎에도 이 법에 의지하여 뜸을 뜨는데 1장의 뜸 크기는 소맥小麥크기로 한다. 임간妊癎에도 또한 효과가 있다. 황제구법黃帝灸法은 신사神邪에 미혹된 경우와 전광병癲狂病에 언어가 본비尊卑를 가리지 않는 것을 치료하니, 입술 안쪽 면 중앙에 활처럼 생긴 살점 위에 1장을 뜨니 뜸은 소맥

秦丞相灸法은 狐魅[232]神邪와 及癲狂病을 諸般醫治不差者는 以併兩手大拇指하야 用綠絲繩急縛之하고 灸三壯이라 艾著四處하니 半在甲上하고 半在肉上하야 四處盡燒라 一處不燒면 其疾不愈니 神効不可量也라 小兒胎癎驚癎도 一依此法灸之로대 一壯炷如小麥이요 妊癎도 亦妙라 黃帝灸法은 治療神邪鬼魅와 及癲狂病에 言語不擇尊卑니 灸上唇裡面中

231) 謳謠(구요): 노래할 구, 노래 요. 여기서는 중얼거림을 말함.
232) 狐魅(호매): 꼬리쳐 미혹하다. 여기서는 귀신이 들어 미혹됨을 의미함.

央肉弦上一壯이니 炷如小麥子大요 用鋼刀決斷도 更佳也라	小麥 크기이고, 칼로 출혈시키는 것도 좋다.

【東醫寶鑑】 言語 · 大驚不語

원지환遠志丸

治因驚 言語顚錯 遠志薑製 南星 牛膽製 人參 白附子 白茯神 酸棗仁炒 各五錢 朱砂三錢水飛 麝香一錢 金箔五片 右爲末 蜜丸梧子大 朱砂爲衣 薄荷湯下三十丸 日再服本事

복신산茯神散

治同上 茯神 生乾地黃 白芍藥 川芎 當歸 桔梗 白茯苓 遠志薑製 右爲末 每二錢水二盞 燈心一錢 大棗二枚 同煎 至七分 服之 有一婦 年七十四歲 因戎亂爲驚疾 服二方 得效本事

第四十八問 대소변이 나오지 않는 경우

대소변이 통하지 않는 경우는 무엇 때문인가?

大小便不通者는 何也오

"대장大腸은 전도傳導의 관직이니 변화가 나온다." 고 하였으니, 전傳은 불결한 물체를 전도하는 것이고, 위로 폐肺와 합한다. "방광膀胱은 주도州都의 관직이니 진액津液을 저장하고 기화氣化하면 나올 수 있다."라고 하였으니, 화化는 소변이 빠져 나오게 변화시키는 것이고, 안으로 신腎과 합한다. 혹 장부臟腑가 조화調和롭지 못해서 영위營衛가 가지런하지 않으면 음양陰陽 두 기氣로 하여금 승강의 도를 잃게 해서 대·소장이 막히는 질환을 만든다. 『제병원후론諸病源候論·이병제후痢病諸候』에 "열熱하면 변비가 있고, 한寒하면 오리 똥처럼 변당便溏이 있다."고 하였으니, 열熱이 대장大腸을 치면 대변이 불통하고 열熱이 소장에 맺히면 소변이 불통하니 대소변이 불통한 경우는 대장과 소장이 객열客熱을 받아 맺힌 까닭이다. 소장이 열熱을 받으면 변화물이 나오지 않고 방광이 소변을 볼 수 없다. 그러므로 변혈便血과 요혈尿血하는 경우는 모두 열熱이 행한 바이다.

答曰 大腸者는 傳導之官이니 變化出焉이라하니 傳者는 傳其不潔之物也요 上與肺合이라 膀胱者는 州都之官이니 津液藏焉이요 氣化則能出矣라하니 化者는 化其溲[233]便之泄注也요 內與腎合이라 或臟腑不和하야 榮衛不調하면 使陰陽二氣로 失升降之道하야 致大小二腸이 爲秘結之患이라 巢氏 云 熱則秘結이요 寒則鴨溏이라하니 熱搏於大腸하면 則大便不通하고 熱結於小腸하면 則小便不通하니 令大小便不通者는 是大小二腸이 受客熱所結也라 小腸受熱하면 化物不出이요 是致膀胱不能使溲也라 故로 便血尿血者는 皆繇熱之所使也라

지행환枳杏丸은 장부臟腑로 인해 대변이 딱딱하여 막히거나 거친 증상을 다스린다.

枳杏丸은 治臟腑堅秘澁少라

233) 溲: 尿也. 오줌 수.

杏仁一兩湯泡去皮尖別研 枳殼二兩先研爲末

右爲細末하야 神麯糊爲丸桐子大하야 每服四十丸이나 或五十丸호대 食前米飮薑湯下라

杏仁一兩 湯泡 去皮尖 別硏 枳殼二兩 먼저 갈아 가루로 만든다.

위 약재들을 곱게 가루 내어 신국神麯을 이용하여 풀에 오동 씨 크기로 환을 만들어 매번 40~50환을 식전에 미음米飮이나 생강탕으로 복용한다.

麻仁丸은 治津液虧少하야 大便結秘라

麻仁二兩去皮 枳實四兩去白麩炒 芍藥四兩 大黃炮四兩 厚朴二兩 杏仁二兩

右爲末하야 蜜丸桐子大하야 米飮下二十丸이요 未通이면 加至三十丸이라

마인환麻仁丸은 진액津液이 줄어들어 대변이 막힌 경우를 다스린다.

麻仁二兩 去皮 枳實四兩 去白 麩炒 芍藥四兩 大黃炮 四兩 厚朴二兩 杏仁二兩

위 약재들을 가루 내어 꿀에 오동 씨 크기로 환을 만들어 미음米飮으로 20환을 복용하고, 대변이 통하지 않으면 30환까지 늘린다.

石葦飮子는 治氣淋234)과 小遺澁痛이라

石韋浸刷皮一兩 瞿麥 木通各一兩 陳皮 茯苓 芍藥 桑白皮 人參 黃芩各三分

右爲細末하야 每服二錢호대 水一盞半에 薑五片을 煎七分하야 去滓溫服하니 㕮咀도 亦得이라

석위음자石葦飮子는 기림氣淋과 소변을 보아노 삽통澁痛이 있는 경우를 다스린다.

石韋浸 刷皮 一兩 瞿麥 木通 各一兩 陳皮 茯苓 芍藥 桑白皮 人參 黃芩 各三分

위 약재들을 곱게 가루 내어 매번 2돈을 물 1잔 반에 생강 5조각과 함께 넣고 7할이 되게 달여 찌꺼기를 버리고 따뜻하게 복용한다. 씹어 먹어도 또한 좋다.

眞珠丸은 常觀血之流行

진주환眞珠丸은 항상 살펴보면 혈血이 유행하면

234) 氣淋(기림): 주요 증상은, 하복부에서 음낭에 걸쳐 腫痛하며, 소변이 澁滯하고 혹은 尿後에 통증이 있다. 대개는 방광의 氣가 鬱滯된 소치이다 만약 久病으로 不癒하면, 少腹部가 墜脹 急痛하며, 배뇨곤란이 되고, 배뇨 시에 餘瀝이 된다. 이는 脾腎이 氣虛한 소치이다.

심心에서 일어나 비脾에 모이고 간肝에 저장되니 이 삼경三經은 모두 심혈心血이 매어있는 바이다. 만약 삼경三經이 절도를 지키면 혈血이 적셔져 화평한데, 만일 한 장臟이라도 상해를 받으면 혈血이 흘러 넘쳐 허물이 된다. 『전생지미방全生指迷方』에 "소변이 적색이고 통증도 없고 껄끄럽지도 않는 경우는 열熱도 아니며 임淋도 아니고, 경기經氣가 심心을 타서 심기心氣기 흩어져 혈血이 돌아갈 바가 없어서 아래 경經으로 스며들어간 것이다."라고 하였다. 그러므로 다스림에 심약心藥을 다용하니 마땅히 진주환眞珠丸을 복용한다.

眞珠母이어지지 않는 것을 곱게 간다. 三分 栢子仁研 當歸各一兩 人参 沉香半兩 酸棗仁炒 去皮 研 犀角鎊 熟地酒浸洗 蒸乾 一兩半 茯神去木 龍齒 各半兩

위 약재들을 곱게 가루 내어 꿀에 오동 씨 크기로 환을 만들고 진사辰砂로 옷을 입혀 매번 40~50환을 복용하는데, 금은박하탕金銀薄苛湯으로 복용하니 정오와 잠잘 때에 각각 한 번씩 복용한다.

하면 起自於心하야 聚之於脾하고 藏之於肝하니 此三經者는 皆心血所係之處也라 若三經守節하면 則血濡養而安和나 苟一臟有傷이면 則血散溢而爲咎[235]라 指迷方에 云 小便赤色하고 不痛不澁者는 非熱非淋이요 繇經氣乗心하야 心氣散溢하야 血無所歸하야 滲入下經이라하니라 故로 治之에 多用心藥이니 宜服眞珠丸이라

眞珠母未鑽者三分研如粉 栢子仁研 當歸各一兩 人参 沉香半兩 酸棗仁炒去皮研 犀角鎊 熟地酒浸洗蒸乾一兩半 茯神去木 龍齒各半兩

右爲細末하야 蜜丸桐子大하고 辰砂爲衣하야 每服四十丸이라가 加至五十丸호대 金銀薄苛湯下니 日午臨臥時에 各一服이라

【東醫寶鑑】 大便 · 大小便不通

감수산甘遂散

治大小便不通 赤皮甘遂二兩 煉蜜二合 和勻每一兩 分四服 日進一服 蜜水調下得效

235) 咎: 허물 구.

철각환鐵脚丸

治大小便不通 大皂角燒存性爲末 酒麵糊和丸 梧子大 酒下三十丸回春

전도산顚倒散

治大小便不通 或小便不通 或大便不通 皆治之 大黃 滑石 皂角 各三錢 如小便不通 滑石加三錢 如大便不通 大黃加三錢 如大小便俱不通 大黃 滑石 各加三錢 右爲末 每取三錢 空心 溫酒調下醫鑑

강랑산蜣蜋散

一名二妙散 治大小便不通 六七月間 尋牛馬糞中蜣蜋 不以多少 用線串起陰乾 收貯 用時取一箇 要全者放淨 塼上四面 以灰火烘乾 以刀從腰切斷 如大便閉 用上半截 小便閉用下半截 二便俱閉 全用爲細末 新汲水 調服 卽通回春

회생신고廻生神膏

治陰證大小便不通數日 危急者用之 非急勿用 牡蠣 陳粉 乾薑炮 各一兩 右爲細末 男病用女人唾調 手內擦熱 緊掩二卵上 得汗出愈 女病用男子唾調 手內擦熱 緊掩二乳上 得汗出愈 盖卵與乳 乃男女之根蔕 坎离之分屬也海藏

정향산丁香散

治大小便不通如神若 丁香五錢 川烏炮 草烏炮 白芷 猪牙 皂角炮 細辛 各三錢 胡椒一錢 麝香少許 右爲細末 用竹筒 將藥吹入肛門 內卽通回春

第四十九問 대하의 36疾

대하帶下에 36질이 있다는 것은 무엇인가?

帶下에 三十六疾者는 何也오

대하帶下는 노역상勞役傷이 과도해서 경혈經血을 요동시키면 신체를 허약하게 하여 냉기冷氣를 받으니 풍랭風冷이 포락胞絡으로 들어가 혈血을 침범해서 생긴다. 여러 처방에 대하帶下를 36질疾로 설명한 것은 12징瘕과 9통痛과 7해害와 5상傷과 3고固가 있어 36질疾이라 한 것이다.

答曰 帶下者는 繇勞傷[236] 過度하야 損動經血하면 致令體虛受冷하니 風冷入於胞絡하야 搏其血之所成也라 諸方說帶下三十六疾者는 是十二瘕과 九痛과 七害와 五傷과 三因[237]을 謂之三十六疾也라

12징瘕은 아래로 나오는 물질이니, 첫째는 고膏와 같은 것이고, 둘째는 청색인 것이고, 셋째는 자색인 것이고, 넷째는 붉은 피부 같은 것이고, 다섯째는 농가膿痂같은 것이고, 여섯째는 두즙豆汁 같은 것이고, 일곱째는 아욱국 같은 것이고, 여덟째는 응어리진 혈血같은 것이고, 아홉째는 청혈淸血같은 것이니 혈血이 물과 같고, 열 번째는 미즙米汁같은 것이고, 열한 번째는 생리대를 물을 빤 것과 같은 것이고, 열두 번째는 월경이 때를 지키지 않는 것이다.

十二瘕者는 是所下之物이니 一者如膏요 二者如青이요 三者如紫요 四者如赤皮요 五者如膿痂요 六者如豆汁이요 七者如葵羹[238]이요 八者如凝血이요 九者如青血이니 血似水요 十者如米汁이요 十一者如月洗요 十二者經度不應期也라

9통痛은 첫째는 음부陰部가 아픈 것이고, 둘째는 음부陰部에 임통淋痛이 있는 것이고, 셋째는 소변을 볼 때 찌르는 듯 통증이 있는 것이고, 넷째는 (음부에) 한랭통寒冷痛이 있는 것이고, 다섯째는 월수

九痛者는 一者陰中痛傷이요 二者陰中淋痛이요 三者

236) 勞傷(노상): 勞倦傷을 말함.
237) 三因(삼인): 外因(六淫), 內因(七情), 不內外因(기타)을 말함. 하지만 뒤에 나오는 바에 따르면 三因이 아니라 三固로 봐야 한다. '固'는 고질병의 固로서 三固란 결국 3가지 고질병을 말한다.
238) 葵羹(규갱): 아욱 규, 국 갱.

小便刺痛이요 四者寒冷痛이요 五者月水來腹痛이요 六者氣滿並痛이요 七者汗出하고 陰中如蟲嚙痛이요 八者脇下皮膚痛이요 九者腰痛이라

七害者는 一者害食이요 二者害冷이요 三者害氣요 四者害勞요 五者害房이요 六者害妊이요 七者害睡라

五傷者는 一者腹吼痛이요 二者陰中寒熱痛이요 三者小便急牢痛이요 四者藏不仁이요 五者子門[239]不正引皆[240]痛이라

三因은因字는 一本에 或作固라 一者月水閉塞不通이요 其餘二固者는 文闕不載라 三因方論에 云 三固者는 形羸不生肌內[241]와 斷緖不產과 經水閉塞니 名品雖殊나 無非血病이니 多因經絡失於調理하고 產蓐[242]不善調護라 內作七情하고 外感六淫[243]하고 陰陽勞逸[244]하고 飮生冷하면

月水가 나올 때 복통이 있는 것이고, 여섯째는 (음부가) 그득한 느낌이 있고 통증이 같이 오는 것이고, 일곱째는 (음부에) 땀이 나면서 음부에 벌레가 깨무는 듯한 통증이 있는 것이고, 여덟째는 옆구리 아래 피부가 아픈 것이고, 아홉째는 요통이 있는 것이다.

7해害는 첫째는 음식 먹는 것이 해되는 것이고, 둘째는 냉冷이 해되는 것이고, 셋째는 기氣에 해되는 것이고, 넷째는 노역勞役하여 해되는 것이고, 다섯째는 방로房勞하여 해되는 것이고, 여섯째는 임신하는데 해되는 것이고, 일곱째는 수면에 해되는 것이다.

5상傷은 첫째 뱃속에서 소리가 나며 아픈 것이고, 둘째는 음부에 한열통寒熱痛이 있는 것이고, 셋째는 소변이 급하고 (방광부가) 팽팽히 아픈 것이고, 넷째는 속이 불편한 것이고, 다섯째는 자궁子宮이 부정해서 당기고 아픈 것이다.

삼인三因은'인因'은 다른 책에 '고固'라고도 되어 있다. 첫째는 월수月水가 막혀 통하지 않는 것이고, 그 나머지 2개 고固는 글이 빠져 싣지 못했다. 『삼인극일병증방론三因極一病證方論』에 "삼고三固는 형체가 수척하여 기육肌肉이 생기지 않는 것과 임신을 할 수 없는 것과 경수經水가 막힌 것을 말하니, 이름과 품새가 비록 다르나 혈병血病이 아닌 것이 없다. 대개 경

239) 子門(자문): 子宮을 말함.
240) 天津本『女科百問』에는 '背'로 되어 있다.
241) 內: 天津本에는 '肉'으로 되어 있다.
242) 產蓐(산욕): 產褥이라고도 함. 산후조리를 말함.
243) 六淫(육음): 風·寒·暑·濕·燥·火 여섯 가지 병사의 합칭.
244) 勞逸(노일): 힘쓸 노, 달아날 일. 힘을 많이 써 안일해짐을 의미함.

락經絡이 조리調理를 잃음으로 기인하고 산욕產蓐에 잘 조절하지 못했기 때문이다. 안으로 칠정七情이 생기고, 밖으로 육음六淫에 감촉되고, 음양陰陽이 노역勞役으로 안일해지고, 생랭生冷한 것을 마시면 영위營衛가 불화하게 되고, 새것과 옛것이 서로 침범하여 월경이 어그러져 탁림濁淋이 비치고, 응결되어 징가癥瘕가 되고, 찌꺼기와 같은 악혈을 넘쳐나게 한다. 통증이 고질병痼疾病이 되어 침범할 때에 미약하게 적으나 병이 나면 무겁기가 산악山岳과 같다. 고인이 이른바 부인병이 남자에 비해 치료하기가 열 배 더 어렵다고 하였고 장중경張仲景이 말한 바 36종 질환은 모두 자장子臟이 냉열冷熱하고 노손勞損한 것을 끼고서 음부 내에서 일어난 것이다. 조목조목이 복잡하여 여러 처방이 서로 같지 않으나 단 중경仲景의 뜻이 가장 심오하여 어리석고 비루한 자가 아니라야 이해할 수가 있으니 그 글이 비록 다르더라도 뜻은 같음을 우려하는 바이다.

遂致榮衛不和하고 新陳相干하야 隨經敗濁淋露하고 凝爲癥瘕하고 流溢穢惡이라 痛害傷痼犯時에 微若秋毫[245]나 作病重如山岳이라 古人所謂婦人病이 比男子十倍難治而張仲景이 所說三十六種疾은 皆繇子臟冷熱勞損而夾帶[246]하야 起於陰內也라 條目混混[247]하야 與諸方不同하나 但仲景義最玄深하야 非愚淺者라야 能解니 恐其文雖異而義同也라

양기활혈단養氣活血丹은 노역勞役으로 충임衝任맥이 상해서 대하帶下에 다른 색이 나는 것을 다스린다.

大艾葉炒焦해서 고운 가루를 취한다. 五兩 乾薑炮細末 二兩

위 2가지 약재를 좋은 식초 2되 반과 좋은 무회주無灰酒 2되와 생강즙自然汁 1되를 사용하여 애엽艾葉 가루와 같이 섞어 은기銀內에 넣고 만화慢火로 달여 고膏를 만들면 뒤의 약가루에 넣는다.

養氣活血丹은 治勞傷衝任하야 帶下異色이라

大艾葉炒焦取細末五兩 乾薑炮細末二兩

右二件을 用好醋二升半과 無灰好酒二升과 生薑自然汁一升으로 艾葉末同調하야

---

245) 秋毫(추호): 가을철에 털을 갈아서 가늘어진 짐승의 털이란 뜻으로, 몹시 작음을 비유하여 이르는 말

246) 夾帶(협대): 몸에 숨기거나 다른 물건 속에 숨겨 몰래 휴대하다. 커닝용 준비물. 뒤섞다.

247) 混混(혼혼): 음양이 섞여 나뉘지 않는 모양. 물결 소리. 혼탁하고 어지러운 모양.

於銀器內에 慢火熬成膏면 方入後藥末이라

附子三兩半 白芍 白朮 椒紅各三兩半 川芎 當歸 紫巴戟去心糯米炒 人參 五味子各二兩

右爲細末하야 入前藥膏子하고 幷炒熟白麪二兩半하야 同和勻爲劑하야 入杵臼內搗千下하야 丸如桐子大하야 每服五十丸호대 溫酒或米飮으로 食前任下라

附子三兩半 白芍 白朮 椒紅 各三兩半 川芎 當歸 紫巴戟去心 糯米炒 人參 五味子 各二兩

위 약재들을 곱게 가루 내어 앞의 약으로 만든 고膏에 넣고 함께 잘 볶아 흰 밀가루 2냥 반과 같이 섞어 제형을 만들어 절구에 넣고 천 번 찧어 오동 씨 크기로 환을 만들어 매번 50환을 따뜻한 술 혹은 미음米飮으로 식전에 편히 복용한다.

紫桂丸은 補益血海하야 治衝任氣虛와 經脈不調하야 或多或少와 腰疼腹冷과 帶下崩漏라

禹餘糧火煆醋淬七次三兩 龍骨 艾葉醋炒 牡蠣 赤石脂 地楡各二兩 厚朴 牡丹皮 阿膠蛤粉炒 當歸 白芷 吳茱萸湯洗七次 肉桂各一兩 附子半兩

右爲細末하야 麪糊丸桐子大하야 每服三十丸호대 濃煎艾醋湯空心下하니 常服이라

자계환紫桂丸은 혈해血海를 보익해서 충임衝任맥의 기허氣虛와 경맥의 가지런하지 않은 데 혹 (월경이) 과다하거나 과소한 것과 요통과 복부가 찬 경우와 대하帶下, 붕루崩漏를 다스린다.

禹餘糧火煆 醋淬七次 三兩 龍骨 艾葉醋炒 牡蠣 赤石脂 地楡 各二兩 厚朴 牡丹皮 阿膠蛤粉炒 當歸 白芷 吳茱萸湯洗七次 肉桂 各一兩 附子半兩

위 약재들을 곱게 가루 내어 밀가루 풀에 오동 씨 크기로 환을 만들어 매번 30환을 걸쭉하게 끓인 애초탕艾醋湯으로 빈속에 복용하는데 상복한다.

【東醫寶鑑】 血 · 帶下治法

창백저피환蒼柏樗皮丸

治肥人白帶 是濕痰 蒼朮 黃栢 樗根白皮 海石 半夏製 南星炮 川芎 香附子 乾薑 各等分 右爲末 醋糊和丸 梧子大 白湯下五七十丸 夏月去乾薑 代滑石入門

보경고진탕補經固眞湯

治白帶 乾薑細末 人參 各二錢 郁李仁泥 柴胡 甘草炙 陳皮不去白 黃芩生 各一錢 白葵花七朶 右剉 除黃芩 以水二盞 先煎 藥至一盞七分 再入黃芩 煎至一盞 空心 熱服 以美饍壓之東垣

보궁환補宮丸

治白帶及白淫 鹿角霜 白茯苓 白芷 白朮 烏賊魚骨 白薇 白芍藥 牡蠣粉 山藥 各等分 右爲末 糊丸梧子大 米飮下五十丸丹心

고진환固眞丸

治白帶久不止 臍腹冷痛 乾薑四兩 龍骨 當歸 各二兩 柴胡 白石脂 各一兩 黃栢 白芍藥 各五錢 右爲末 麪糊和丸 梧子大 白湯下二三十丸 以飯壓下入門

第五十問 대하가 뚝뚝 떨어져 끊이지 않는 경우

婦人有帶下하야 或淋漓不斷은 何以別之오

부인이 대하帶下가 있어서 뚝뚝 떨어져 끊어지지 않는 것은 어떻게 구별하는가?

答曰 產戶[248]有三門하니 一曰胞門이요 二曰龍門이요 三曰玉門이라 衝任二脉이 行於中하니 已產者는 屬胞門이요 未產者는 屬龍門이요 未嫁者는 屬玉門이라 病源에 云 陰陽過度하야 勞傷經絡이라 故로 風冷乘虛하야 而入胞門하면 損衝任之經하고 傷太陽少陰之氣하야 致令胞絡之間에 穢液與血相稱兼帶而下하니 冷則多白하고 熱則多赤이라하니 久而則爲淋瀝之病也라

자궁子宮에는 3개의 문이 있으니 하나는 포문胞門이고, 또 하나는 용문龍門이고, 다른 하나는 옥문玉門이다. 충임衝任 2맥이 가운데를 운행하는데, 이미 출산한 경우는 포문胞門에 속하고, 출산 전에는 용문龍門에 속하고, 결혼을 하지 않는 경우는 옥문玉門에 속한다. 『제병원후론諸病源候論·부인잡병제후婦人雜病諸候』에 "음양陰陽이 과도해서 경락經絡을 상하게 한다. 그러므로 풍랭風冷이 허를 틈타서 포문胞門에 들어오면 충임경衝任經을 손상하고 태양소음기太陽少陰氣를 상하게 해서 포락胞絡 사이에 더러운 물질과 혈血이 서로 섞여 대하帶下가 되니 냉冷하면 백색대하白色帶下가 많고 열熱하면 적색대하赤色帶下가 많다."고 하였으니, 오래되면 임력병淋瀝病이 된다.

大補益當歸丸은 治婦人諸虛不足이라

當歸 續斷 乾薑 阿膠 甘草 川芎各一兩 吳朮 吳茱萸 附子 白芷 芍藥 官桂 地黃各一兩半

右爲細末하야 麵糊丸如桐

대보익당귀환大補益當歸丸은 부인의 모든 허증으로 인한 부족한 것을 다스린다.

當歸 續斷 乾薑 阿膠 甘草 川芎 各一兩 吳朮 吳茱萸 附子 白芷 芍藥 官桂 地黃 各一兩半

위 약재들을 곱게 가루 내어 밀가루 풀에 오동씨 크기로 환을 만들어 매번 50환을 따뜻한 술 혹은 소금 끓인 물로 식전에 복용한다.

---

248) 產戶(산호): 子宮을 의미함.

子大하야 每服五十丸호대 溫
酒커나 或鹽湯下하니 食前이라

【東醫寶鑑】血 · 帶下治法

주자당귀환酒煮當歸丸

治白帶長流不止 腰以下如在氷雪中 面白目青 肌肉消瘦 此上中下三陽眞氣 俱虛也 當歸一兩 良薑 附子炮 各七錢 茴香五錢 右剉以好酒一盞半 同煮至酒盡 焙乾 乃入炒黃鹽 全蝎 各三錢 柴胡二錢 炙甘草 川楝子 丁香 木香 升麻 各一錢 玄胡索四錢 右同爲細末 酒麵糊和丸 梧子大 空心 淡醋湯下五七十丸東垣

第五十一問 수태 후 형성과정

男女受形之始는 何以別之오

남녀가 형체를 받는 처음은 어떻게 구별하는가?

答曰 男女之合에 二情交暢[249]하야 陰血先至하고 陽精後衝하면 血開裹精하야 精入爲骨而男形成矣요 陽精先入하고 陰血後滲하면 精開裹血하야 血入居本而女形成矣라 陽氣聚面 故로 男子面重하야 溺死者는 必伏이라 陰氣聚背 故로 女子背重하야 溺死者는 必仰이라 鳥獸溺死者도 伏背皆然하니 陰陽均至하야 非男非女之身이라 精血散分이 駢胎[250]品胎[251]之兆라 父少母老하면 產女必羸요 母壯父衰하면 生男必弱하니 古之良士也者는 首察乎此라 氣受偏疾하면 與之補之니 補羸女則養□□□[252] 補弱男則壯脾節色이라 羸女는 宜及時而嫁요 弱

남녀가 합방함에 두 사람의 정情이 서로 통해서 음혈陰血이 먼저 이르고 양정陽精이 뒤에 충돌하면 혈血이 열려 정精을 싸서, 정精이 들어가 골骨이 되어 남자가 형성되고, 양정陽精이 먼저 들어가고 음혈陰血이 뒤에 스며들면 정精이 열려 혈血을 싸서, 혈血이 들어가 근본에 거처하여 여자가 형성된다. 양기陽氣는 (신체의) 앞에 모이므로 남자는 앞이 무거워 물에 빠져 죽은 사람은 반드시 엎드리게 된다. 음기陰氣는 (신체의) 뒤에 모이므로 여자는 뒤가 무거워 물에 빠져 죽은 사람은 반드시 위를 본다. 조수鳥獸 중에 물에 빠져 죽은 것도 앞뒤가 모두 그러하니 음양陰陽이 모두 이르러 남녀男女의 몸에만 그런 것이 아니다. 정精血이 흩어지는 것은 쌍태雙胎나 삼태三胎의 징조가 된다. 아버지가 젊고 어머니가 늙었으면 여아를 낳으니 반드시 수척하고, 어머니가 건장하고 아버지가 늙었으면 남아를 낳으니 반드시 약하니, 옛날의 어진 선비는 제일 먼저 이를 살핀다. 기氣를 받은 게 치우쳐 질병을 앓으면 베풀고 보補해야 하니, 수척한 여인을 보補하는 방법은 혈血을 기르고 비脾를 건장하게 해야

---

249) 交暢(교창): 서로 暢達하는 것.
250) 駢胎(병태): 나란히할 변, 아이 밸 태. 雙胎를 의미함.
251) 品胎(품태): 삼태자. 세쌍둥이.
252) 『產寶百問』에는 '血壯脾'로 되어 있음.

하고, 약한 남자를 보하는 방법은 비脾를 건장케 하고 색정色情을 절제해야 한다. 수척한 여인은 마땅히 때가 되면 시집을 가야하고, 약한 남자는 마땅히 때가 되면 결혼해야 한다. 이는 질병 이외에 힘쓰는 근본이 되니 살피지 않을 수 없다.

男는 宜□□[253]而婚이라 此는 疾外所務之本이니 不可不察也라

253) 『産寶百問』에는 '及時'로 되어 있음.

第五十二問 임신의 징후

何以謂之有娠이니잇고

무엇을 일러 임신이라 하는가?

答曰 經에 云 經候一月日後에 覺不通하야 診其脉理平和하고 婦無他疾이면 欲作胎也라하니라 脉經에 云 有一婦人來診에 自道經斷不來라 師言一月爲衃[254]요 二月爲始膏[255]요 三月爲居經[256]이라하니 今既居經이면 正是[257]爲作胎也라

『경經』에 말하길 "생리가 있은 지 1개월 후에 불통함을 깨달아 진맥을 하여 맥리脈理가 평화롭고 부인에 다른 질환이 없으면 태아를 가진 것이다." 고 하였다. 『맥경脈經』에 "한 부인이 와서 진맥함에 저절로 경수經水가 오지 않는다고 하니, 스승이 말하길 (경수가 없은 지) 1개월이면 배衃와 같고, 2개월이면 시고始膏와 같고, 3개월이면 거경居經이다."고 하였으니 지금 이미 거경擧經의 단계이니 이는 바로 태아를 가진 것이다."

人參丸은 養陰生血補虛라

人參 鹿角膠 熟地 川芎 白芍 當歸 白朮各一兩

右爲細末하야 蜜丸桐子大하야 每服三十丸호대 空心水飮下라

인삼환人參丸은 음陰을 기르고 혈血을 만들며 허를 보한다.

人參 鹿角膠 熟地 川芎 白芍 當歸 白朮 各一兩

위 약재들을 곱게 가루 내어 꿀에 오동 씨 크기로 환을 만들어 매번 30환을 빈속에 물로 복용한다.

【東醫寶鑑】 血 · 通治血病藥餌

사물탕四物湯

通治血病 熟地黃 白芍藥 川芎 當歸 各一錢二分半 右剉作一貼 水煎服局方 ◯一方春倍川芎 夏倍芍藥 秋倍地黃 冬倍當歸 ◯春加防風 夏加黃芩 秋加天門冬 冬加桂枝綱目 ◯當歸和血歸經 芍藥凉血補腎 生地黃生血寧心 熟地黃補血滋腎 川芎則行血通肝丹心

---

254) 衃(배): 어혈 배. 고대에 姙娠 1개월 胚胎의 명칭임.
255) 始膏(시고): 고대에 姙娠 2개월 胚胎의 명칭임.
256) 居經(거경): 고대에 姙娠 3개월 胚胎의 명칭임.
257) 正是: 바로 …이다, 바로 그러하다.

第五十三問 居經

무엇을 일러 거경居經이라고 하는가?

何以謂之居經이니잇고

양陽이 베풀면 구별이 되니 양陽은 기氣이고, 음陰이 변화하면 박동이 있으니 음陰은 혈血이다. 두 정情이 서로 통하면 혈기血氣가 조화롭기 때문에 아이가 있게 된다. 『소문素問・거경론調經論』에 "간肝은 장혈藏血을 주관한다."라 하였으므로 1개월에는 혈응血凝이라고 한다. 음기陰氣가 비로소 응결하면 족궐음간경足厥陰肝經이 기르는데, 간肝과 담膽이 합하니, 2개월에는 배胚가 된다. 징조徵兆가 아직 틀을 못 이루어 배胚에 비유되니, 족소양담경足少陽膽經이 기른다. 3월의 양신陽神은 혼魂이 되니, 수심주포경락手心主胞經絡이 기른다. 또한 경經이라는 것은 항상됨이니 천진天眞의 기氣가 더불어 유통하므로 30일에 한 번 드러난다. 지금 이미 3개월이 지나도 행하지 않으니 거경居經이라 부른 까닭이다.

答曰 陽施則別하니 陽者는 氣也요 陰化則搏하니 陰者는 血也라 二情交暢하면 血氣和調라 故로 令有子也라 經에 云 肝主藏血이라하니 故로 一月謂之血凝이라 陰氣方始凝結하면 足厥陰肝經養之라 肝與膽合하니 二月爲之胚라 兆未成器하야 猶之胚也니 足少陰膽經[258]養之라 三月陽神爲魂이니 手心主胞經絡養之라 且經者는 常也니 天眞之氣가 與之流通 故로 三旬一見이라 今既三月不行하니 所以謂之居經也라

백출산白朮散은 충임衝任맥을 조화롭게 보하고 태기胎氣를 도와 기르니 임신에 오래된 풍風으로 냉冷이 있는 경우와 태胎가 잘 자라지 못한 경우와 혹 조리를 못한 경우와 태기胎氣를 움직여 상하게 해서 유산이 잘 되는 경우를 다스리고, 회임했을 때 상복하면 기혈氣血을 건장하게 하고 태胎를 보호한다.

牡蠣三分 **白朮**四分 **芎藭**四分 **蜀椒**去目及閉口者 炒 出汗 三分

白朮散은 調補衝任하고 扶養胎氣하니 治妊娠宿風有冷과 胎痿不長과 或失於調理와 動傷胎氣하야 多致損墮요 懷妊常服하면 壯氣益血하고 保護胎藏이라

牡蠣三分 **白朮**四分 **芎藭**四分

258) 足少陽膽經이 맞음.

蜀椒去目及閉口者炒出汗三分

右爲細末하야 每服二錢호대 溫酒空心調服라

위 약재들을 곱게 가루 내어 매번 2돈을 따뜻한 술로 섞어서 빈속에 복용한다.

內補當歸丸

熟地酒浸洗九蒸九晒焙乾二兩 當歸去蘆洗切焙微炒一兩

右爲細末하야 蜜丸桐子大하야 每服五十丸호대 溫酒下라 予嘗觀컨대 許學士論枳殼散과 四物湯과 內補當歸丸此三方은 皆載之하니 在人用之何如耳아 大率[259]妊娠은 惟在抑陽助陰이라 素問에 云陰搏陽別을 爲之有子라하니 蓋關前爲陽이요 關後爲陰이니 尺中之脉이 按之搏手而不絕者는 妊子也라 婦人平居에 陽氣微盛無害라가 及其妊子는 則方閉經하야 遂以養胎니 若陽盛搏之則經脉妄行하야 胎乃不固라 素問에 所謂陰虛陽搏謂之崩也라하니 抑陽助陰之方甚多나 然이나 胎前藥唯惡羣隊라 若陰陽交雜하야 別生他病하면 惟是枳殼散으로 所以抑陽이요 四物

내보당귀환內補當歸丸

熟地酒浸洗 九蒸九晒 焙乾 二兩 當歸去蘆 洗切 焙微炒 一兩

위 약재들을 곱게 가루 내어 꿀에 오동 씨 크기로 환을 만들어 매번 50환을 따뜻한 술로 복용한다. 내가 일찍이 살펴보건데 허학사許學士가 설명한 지간산枳殼散과 사물탕四物湯과 내보당귀환內補當歸丸이 3방은 모두 실려 있으니 사람들이 사용하기 나름일 뿐이다. 대체로 임신은 오직 양陽을 누르고 음陰을 돕는데 있다. 『소문素問·음양별론陰陽別論』에 "음박양별陰搏陽別을 임신이라 한다."고 하였으니, 대개 관부關部 앞을 양陽으로 삼고 관부關部 뒤를 음陰으로 삼으니, 척중尺中의 맥이 눌렀을 때 손을 치는 것이 끊어지지 않는 것은 임신을 한 것이다. 부인이 평소에 양기陽氣가 조금 성盛해도 무해하지만 임신은 바야흐로 월경이 나오지 않으면서 양태養胎를 하는 것이니, 만약 양陽이 성하여 치면 경맥經脈이 망행해서 태胎가 견고하지 못하게 된다. 『소문素問·음양별론陰陽別論』에 "이른바 음허양박陰虛陽搏을 붕崩이라 한다."고 하였으니, 양陽을 누르고 음陰을 돕는 처방은 아주 많으나 임신 전에 복용하는 약(지각산枳殼散과 사물탕四物湯)은 처방의 양量이 너무 많은 것은 적당하지 않다. 만약 음양陰陽이 잡되게 교접해서 별도로 다른 병을 만들면

---

259) 大率(대율): 대체로

오직 지각산枳殼散으로 양陽을 억누르게 하고 사물탕四物湯으로 음陰을 돕는다. 그러나 枳殼散은 좀 한寒해서 만약 단방으로 복용하면 태한胎寒으로 인한 복통이 있을까 두렵다. 내보환內補丸으로 도우면 양陽은 강해지지 않고 음陰은 약해지지 않아 음양陰陽이 조화로우니 태아에 도움이 있다. 이는 앞 사람들이 일찍이 설명하지 못한 것이다.

湯으로 所以助陰 故爾로대 枳殼散은 差[260)]寒하야 若單服之면 恐有胎寒腹痛之病이요 以內補丸佐之면 則陽不致強하고 陰不致弱하야 陰陽調和하니 有益胎嗣라 此는 前人未嘗論及也라

사물탕四物湯

當歸 熟地 白芍 川芎 各等分

위 약재들을 썰어 매번 4돈을 물 2잔으로 8할이 되게 달여 찌꺼기를 버리고 수시로 따뜻하게 복용한다.

四物湯

當歸 熟地 白芍 川芎各等分

右㕮咀하야 每服四錢호대 水二盞을 煎八分하야 去滓溫服하니 不拘時라

지각산枳殼散

枳殼二兩 甘草一兩

위 약재들을 곱게 가루 내어 매번 2돈을 끓는 물에 떨어뜨려 복용하니 빈속 식전에 3번 복용한다.

枳殼散

枳殼二兩 甘草一兩

右爲細末하야 每服二錢호대 百沸湯點服하니 空心食前三服이라

【東醫寶鑑】婦人 · 半産

금출탕芩朮湯

治懷孕四五月 常墮不安者 內熱甚故也 子芩三錢 白朮一錢半 右剉作一貼 水煎服 ◯芩朮湯 乃安胎之聖藥也 凡卒有所下急 則一日三五服 緩則五日十日一服 安胎易産 所生之兒 又無胎毒 盖姙孕 脾主運化 遲滯則生濕 濕則生熱 故以黃芩淸熱 以養血 白朮健脾 以燥濕 安胎丸 金匱當歸散 皆此方而推之也入門

---

260) 差: 버금 채

안태환安胎丸

治同上 卽芩朮湯 材爲末 粥丸梧子大 白湯下五七十丸入門

금궤당귀산金匱當歸散

孕婦宜當服養血淸熱 素慣半産者 宜服以淸其源 而無後患也 黃芩 白朮 當歸 川芎 白芍藥 各一兩 右爲末 每三錢 溫酒調下 或酒糊和丸 米飮下五七十丸入門

第五十四問 居經 이후 번민과 권태와 식욕부진이 있는 경우

부인이 임신 3개월이 지나 심중心中에 번민煩悶이 있고 움직이려 하지 않고 음식냄새를 맡기 싫어하는 것은 무엇 때문인가?

婦人居經之後에 心中憒悶하고 不欲執作[261]하고 惡聞食氣者는 何也오

임신 중 심중心中에 번민煩悶이 있는 경우와 두운頭運과 사지가 열이 나면서 아픈 경우와 몸이 늘어져서 움직이려 하지 않는 경우와 음식냄새를 맡기 싫어하는 경우와 짜고 신 맛의 과실을 먹고자 하는 경우와 많이 자고 잘 안 일어나는 경우는 세칭 '오식惡食'이라는 것이다. (임신) 3~4개월 이상에 이르러 (증상이) 극심한 자가 스스로 일어날 수 없는 경우는 부인이 원체 허약함으로 말미암아 혈기血氣가 부족하고 신기腎氣가 또 허약한데 겸하여 풍風을 당하고 냉冷한 것을 마신 것이 태과해서 심하心下에 담수痰水가 있어서 수水가 장臟을 적신 것이다. 그러므로 심번心煩으로 번민煩悶하고 기氣를 끼고 구토하는 것이다. 풍風을 낀 즉 두 눈이 빙빙 도니 오저惡阻라 이름 한다. 소위 저阻라는 것은 경혈經血이 이미 막혀서 담수痰水가 가운데에 쌓여 그 장기臟氣를 막아 잘 통할 수 없는 것이다.

答曰 妊娠에 心中憒悶과 頭運과 四肢煩痛과 懈墮不欲執作과 惡聞食氣와 欲噉[262]鹹酸果實과 多睡少起者는 世云惡食이요 又云惡字가 是也라 乃至三四月以上하야 大劇者不能自勝擧也는 此繇婦人元本虛羸하야 血氣不足하고 腎氣又弱한대 兼當風飮冷太過하야 心下有痰水하야 水漬於臟이라 故로 心煩憒悶하고 氣挾而嘔吐也라 挾風則頭目運하니 此名惡阻라 所謂阻者는 經血旣閉하야 痰水積於中하야 阻其臟氣하야 不得宣通也라

죽여탕竹茹湯은 임신초기에 음식을 가리며 구역하고 두통으로 쓰러지고 한열寒熱이 있으면서 번민煩悶하는 것을 다스린다.

竹茹湯은 治初有妊에 擇食嘔逆하고 頭痛顚倒하고 寒熱煩悶이라

---

261) 執作(집작): 勞力하다.
262) 噉: 씹을 담.

陳皮 人參 白朮 麥門冬各一兩 甘草炙一錢 厚朴 茯苓各半兩 淡竹茹先刮下臨煎旋入一本有淡竹一錢

陳皮 人參 白朮 麥門冬 各一兩 甘草炙 一錢 厚朴 茯苓 各半兩 淡竹茹먼저 긁어낸 것을 끓는 약에 저어 넣는다. 다른 책에 담죽淡竹 1돈이 있다.

右㕮咀하야 每服四錢호대 水盞半에 入薑竹茹各一塊如栗大하야 拍破 同煎八分하야 頻服이니 去滓溫服이라

위 약재들을 썰어 매번 4돈을 물 1잔 반에 생강과 죽여竹茹 각각 밤톨 만한 덩어리와 넣어 빻아서 함께 8할이 되게 달여 자주 복용하니 찌꺼기를 버리고 따뜻하게 복용한다.

茯苓丸은 治妊娠阻病에 心中煩憒와 頭目眩重과 惡聞食氣와 嘔逆吐悶이라

복령환茯苓丸은 임신 오저병에 심중心中이 답답함과 두 눈이 어질하고 무거운 경우와 음식냄새를 맡기 싫어하는 경우와 구역과 구토로 답답한 경우를 다스린다.

葛根 枳殼 白朮 甘草炙各二兩 赤茯苓 人參 乾薑 肉桂 陳皮 半夏各一兩

葛根 枳殼 白朮 甘草炙 各二兩 赤茯苓 人參 乾薑 肉桂 陳皮 半夏 各一兩

右爲細末하야 蜜丸桐子大하야 每服五十丸호대 溫米飮空心送下라

위 약재들을 곱게 가루 내어 꿀에 오동 씨 크기로 환을 만들어 매번 50환을 따뜻한 미음米飮으로 빈속에 복용한다.

小地黃丸은 治妊娠에 酸心吐清水와 腹痛不能飮食이라

소지황환小地黃丸은 임신에 신물이 나고 맑은 물을 토하는 경우와 복통으로 음식을 먹을 수 없는 경우를 다스린다.

人參 乾薑炮各等分

人參 乾薑炮 各等分

右爲末하고 用生地黃汁으로 丸桐子大하야 每服五十丸이니 食前服이라

위 약재들을 가루로 만들고 생지황즙生地黃汁을 사용하여 오동 씨 크기로 환을 만들어 매번 50환을 복용하니 식전에 복용한다.

半夏茯苓湯은 治妊娠惡阻와 心中憒悶과 頭目眩暈과 四肢怠惰와 百節煩疼과 痰逆

반하복령탕半夏茯苓湯은 임신오저妊娠惡阻와 심중心中의 번민煩悶과 두목현훈頭目眩暈과 사지가 권태로운 경우와 온 마디가 번통煩痛한 경우와 담역痰逆

하여 구토하는 경우와 음식냄새 맡기를 싫어하는 것과 자주 짜고 신맛이 올라오며 기침하는 것과 눕기를 좋아하고 일어서기 싫어하는 것과 음식을 잘 못 먹는 것을 다스린다.

半夏 白茯苓 熟地酒浸 各一兩八錢 陳皮 細辛 人參 芍藥 川芎 紫蘇 桔梗 甘草 以上 各一兩二錢

위 약재들을 매번 4돈을 물 2잔에 생강 7조각과 7할이 되게 달여 빈속에 복용한다. 열熱이 있어 번갈煩渴하는 경우와 입에 창瘡이 나는 경우는 진피陳皮와 세신細辛을 빼고 전호前胡와 지모知母를 더하고, 배가 차면서 설사하는 경우는 지황地黃을 빼고 계심桂心을 넣고, 위중胃中에 허열虛熱이 있어서 대소변이 막힌 경우는 대황大黃 1냥 8돈을 더하고 지황地黃을 빼고 황금黃芩을 더한다.

嘔吐와 嫌聞食氣와 好嗽酸鹹과 多臥少起와 不進飮食이라

半夏 白茯苓 熟地酒浸各一兩八錢 陳皮 細辛 人參 芍藥 川芎 紫蘇 桔梗 甘草以上各一兩二錢

右를 每服四錢호대 水二盞에 薑七片을 煎七分하야 空腹服이라 有熱煩渴과 口生瘡者는 去陳皮細辛하고 加前胡知母요 腹冷下痢者는 去地黃하고 入桂心이요 胃中虛熱하야 大小便秘澁者는 加大黃一兩八錢하고 去地黃하고 加黃芩이라

사칠탕四七湯은 앞에서 언급한 사칠탕과 같은 증상을 치료하니 28문에 나온다.

四七湯은 治同前方이니 見二十八問中이라

이진탕二陳湯은 임신오저妊娠惡阻와 산후에 음식을 못 먹는 경우를 다스린다.

半夏 陳皮 各五兩 白茯苓三兩 甘草二兩

위 약재들을 썰어 매번 4돈을 물 1잔 반에 생강 7조각과 오매烏梅 1개를 넣고 6할이 되게 달여 찌꺼기를 버리고 수시로 뜨겁게 복용한다.

二陳湯은 治妊娠惡阻와 產後飮食不進이라

半夏 陳皮各五兩 白茯苓三兩 甘草二兩

右㕮咀하야 每服四錢호대 水盞半에 薑七片과 烏梅一枚를 煎六分하야 去滓熱服하니 不拘時라

백출산白朮散은 임부의 오랜 풍랭風冷과 태胎가 자라지 않는 것과 혹 조리를 못해 움직여 태기胎氣

白朮散은 治妊婦宿風冷과 胎痿不長과 或失於腠理[263]

하야 動傷胎氣하야 多致損胎等疾이라

牡蠣二錢 蜀椒去目炒出汗三分 白朮 芎藭各四錢

右爲細末하야 每服二錢호대 溫酒空心服이라 腹痛엔 加白芍藥이요 心毒痛엔 加川芎이요 心煩嘔吐엔 加細辛一兩과 半夏五十粒이요 消渴者는 以大麥汁으로 調服이요 兼治室女帶下諸疾이요 常服則保護胎藏이라

를 상하여 손태損胎에 이르는 등의 질환을 다스린다.

牡蠣二錢 蜀椒去目炒 出汗 三分 白朮 芎藭 各四錢

위 약재들을 곱게 가루 내어 매번 2돈을 따뜻한 술로 빈속에 복용한다. 복통에는 백작약白芍藥을 더하고, 심독통心毒痛에는 천궁川芎을 더하고, 심번구토心煩嘔吐에는 세신細辛 1냥과 반하半夏 50알을 더하고, 소갈消渴이 있는 경우는 대맥즙大麥汁으로 섞어 복용하고, 아울러 실녀室女의 대하帶下 등 질환을 다스리고, 상복하면 태장胎藏을 보호한다.

人參散은 治初妊惡食과 嘔吐痰逆이라

人參一兩 枳殼炒三錢 厚朴半兩 甘草半兩

右爲細末하야 每服二錢호대 百沸湯調下니 空心食前에 日三服이라

인삼산人參散은 임신초기에 음식을 싫어하는 것과 구토하고 담역痰逆한 경우를 다스린다.

人參一兩 枳殼炒 三錢 厚朴半兩 甘草半兩

위 약재들을 곱게 가루 내어 매번 2돈을 끓인 물에 타서 복용하니 빈속 식전에 하루 세 번 복용한다.

嚴氏第十三問에 妊娠頭目眩하야 視物不見하고 腮項結核者는 何也오하니 曰 蓋因胎氣有傷하야 肝臟毒熱上攻하야 太陽穴痛嘔逆하고 背項拘急하고 致令頭暈生花라

『엄씨제생방嚴氏濟生方』의 제13문에 "임신에 눈이 어지러워 사물을 보아도 보이지 않고 뺨과 뒷덜미에 맺힌 것이 있는 것은 무엇 때문인가?"하니, 말하길 "대개 태기胎氣가 상한 바가 있음으로 말미암아 간장肝臟의 열독熱毒이 위로 치밀어 태양혈太陽穴이 아프며 구역嘔逆하고 등과 뒷목이 당기고 두훈

263) 腠理(주리): 문맥상 調理의 오자이다. 53문 참조.

頭暈하여 눈에 불꽃이 나타나게 한다. 만일 더하여 위급함이 경각에 달렸을 때에 마땅히 급히 소풍산消風散을 복용하게 한다."고 하였다.

소풍산消風散

石膏煆 甘菊花 防風 荊芥穗 羌活 羚羊角 川芎 大豆黃卷炒 當歸酒浸 白芷 各一兩 甘草炙 半兩

위 약재들을 썰어서 매번 4돈을 물 1잔 반에 좋은 차 반 돈으로 8할이 되게 달여서 식전에 복용한다.

若加涎壅危在片時에 宜急服消風散主之라하니라

消風散

石膏煆 甘菊花 防風 荊芥穗 羌活 羚羊角 川芎 大豆黃卷炒 當歸酒浸 白芷各一兩 甘草炙半兩

右㕮咀하야 每服四錢호대 水盞半에 入好茶半錢하야 煎八分하야 通口服食前이라

【東醫寶鑑】婦人 · 惡阻

반하복령탕半夏茯苓湯

治惡阻病 嘔吐心煩 頭目眩暈 惡聞食氣 好食酸鹹 多臥少起 百節煩疼 羸瘦痰盛 半夏一錢半 赤茯苓 熟地黃 各一錢 橘紅 旋覆花 人參 白芍藥 川芎 桔梗 甘草 各七分 右剉作一貼 入薑七片 水煎服丹心

금련반하탕芩連半夏湯

治惡阻病 胸背滿痛 黃芩一錢二分半 白朮 半夏 各一錢 赤茯苓 七分半 黃連 陳皮 當歸 梔子 枳殼 香附 人參 蒼朮 縮砂 甘草 各五分 右剉作一貼 入薑七片 水煎服永類

귀원산歸原散

治惡阻 全不入食 白朮 白茯苓 陳皮 各一錢半 半夏一錢 人參 川芎 當歸 白芍藥 丁香 甘草 各五分 桔梗 枳殼 各二分半 右剉作一貼 入薑五棗二 水煎服綱目 ○一名復元湯醫鑑

죽여탕竹茹湯

治惡阻 青竹茹 麥門冬 各三錢 前胡二錢 橘皮一錢 蘆根半握 右剉作一貼 水煎服聖惠

第五十五問 居經 이후 피가 비침

居經之後에 或復有漏下[264] 者는 何也오

임신 3개월 후에 혹 다시 피가 비치는 경우는 무엇 때문인가?

答曰 衝任二脉은 爲經血之海니 皆起於胞中이라 手太陽小腸과 手少陰心經은 互爲表裏하야 作胞之際에 壅之以養胎하고 旣産之後에 積之爲乳汁하니 或衝任氣虛하면 不能制其經血이라 故로 妊娠數月에 經水不調時下者는 此名漏胞니 漏不止則斃[265]也라

충임衝任 2맥은 경혈經血의 바다이니 모두 포중胞中에서 시작한다. 수태양소장경手太陽小腸經과 수소음심경手少陰心經은 서로 표리表裏가 되어 포胞를 만들 때에 막아 태胎를 기르고, 이미 출산한 다음에는 기운을 쌓아야 유즙乳汁을 만드니, 혹 충임衝任맥의 기氣가 허虛하면 그 경經의 혈血을 제어할 수 없다. 그러므로 임신이 되고 수개월 뒤에 경수經水가 조섭調攝되지 않아 때때로 나오는 경우를 누포漏胞라 부르니, 피가 비친 후 그치지 않으면 죽게 된다.

止漏散은 療妊娠漏胞라
熟地四兩 乾薑二兩
右爲細末하야 每服二錢호대 空心米飮調下라

지루산止漏散은 임신루포妊娠漏胞를 다스린다.
熟地四兩 乾薑二兩
위 약재들을 곱게 가루 내어 매번 2돈을 빈속에 미음米飮에 타서 복용한다.

又方도 益智를 不拘多少하고 爲細末하야 米飮下요 次用香附甘草爲末하야 醋糊丸하고 用四物湯去地黃과 理

또 다른 처방은 익지인益智仁을 다소를 구별하지 않고 곱게 가루 내어 미음米飮으로 복용하고, 다음에 향부자香附子와 감초甘草를 가루 내어 식초에 갠 풀로 환을 만들고 사물탕四物湯에 지황地黃을 뺀 것

---

264) 漏下(누하): 經崩이라고도 함. 월경기간이 아닌데, 陰道 내에서 대량 출혈하거나 혹은 지속적으로 출혈하며, 淋瀝이 계속되는 병증을 말함. 출혈량이 많고, 병세가 급격한 것을 血崩 혹은 崩中이라 하며, 출혈량은 비교적 적으나 끊임없이 지속되는 것을 漏下라 한다.
265) 斃: 죽을 폐.

과 이중탕理中湯에 건강乾薑을 뺀 것을 달여 복용하니 2~30환을 복용하면 아주 좋다.

中湯去乾薑煎하야 呑下니 二三十丸이면 甚妙라

아교산阿膠散은 태동불안胎動不安과 누태漏胎로 복중통腹中痛이 있는 것을 다스린다.

阿膠一兩 蛤粉炒令黃 熟地 桑寄生 各一兩半 龍骨三分 當歸一兩 剉 炒 甘草一兩 炙 白茯苓三錢 白朮一兩 芎藭三錢 乾薑半兩 炮製 剉

위 약재들을 썰어 매번 4돈을 물 1잔 반에 대추 2개와 6할이 되게 달여 찌꺼기를 버리고 수시로 뜨겁게 복용한다.

阿膠散은 治胎動不安과 及漏胎腹中痛이라

阿膠一兩蛤粉炒令黃 熟地 桑寄生各一兩半 龍骨三分 當歸一兩剉炒 甘草一兩炙 白茯苓三錢 白朮一兩 芎藭三錢 乾薑半兩炮製剉

右㕮咀하야 每服四錢호대 水盞半에 棗三枚를 煎六分하야 去滓熱服이니 不拘時라

불수산佛手散은 부인이 임신 5~7개월에 벽 쌓는 일을 하다 태아에 타박을 주어 혹 태아가 복중에서 죽었거나 더러운 붕루崩漏가 나오면서 통증이 그치지 않고, 입이 안 벌려져 (목숨이) 끊어질 듯한 경우에 이 약을 사용하여 탐색하니, 만약 태아에 손상이 없으면 통증이 그치면서 태아와 산모가 모두 낫고, 만약 태아가 손상을 받았으면 곧 유산하게 한다. 안태安胎 목적으로 사용하는 경우는 술을 사용하지 않는다.

當歸六兩 川芎三兩

위 약재들을 거칠게 가루 내어 매번 3돈을 물 1잔에 달여 자박하게 마를 정도로 해서 술 1잔 반을 넣어 겨우 한 번 달여 찌꺼기를 버리고 따뜻하

佛手散은 治婦人妊娠五七月에 因事築磕[266]着胎하야 或子死腹中커나 惡漏下疼痛不已하고 口噤欲絕에 用此藥으로 探之니 若不損則疼止하야 子母俱安이요 若胎損이면 立便逐下라 安胎者는 不用酒라

當歸六兩 川芎三兩

右爲麤末하야 每服三錢호대 水一盞을 煎令泣泣欲乾하야 投酒一盞半하야 止[267]一沸하야 去滓溫服이요 口噤

266) 磕: 돌 부딪히는 소리 개.
267) 止: 只也. 겨우 지.

灌之라 如人行五七里에 再進이요 不過兩三服이니 服之便生이라

게 복용한다. 구금口噤에는 강제로 부어준다. 사람이 30분에서 1시간 뒤에 다시 복용하고 2~3회는 넘지 않으니 복용하면 바로 소생한다.

膠艾湯은 妊娠不問深淺月數하고 因頓[268]仆胎動不安과 腰腹中急逼과 血或從口出커나 或有所下와 或胎奔上刺心短氣니 安胎라

熟地二兩 白艾炒 當歸 甘草炙 芍藥 川芎 阿膠炒各一兩

右㕮咀하야 每服에 水一盞半을 煎七分하야 去滓熱服이라 胸中逆冷앤 加生薑五片과 棗三枚하야 煎服食前이요 若虛人은 加黃芪一兩이라

교애탕膠艾湯은 임신 시에 몇 개월인지를 불문하고 갑자기 넘어져 태동불안한 경우나 허리와 배에 치밀어 오르는 경우나 혈血이 혹은 질구膣口로 나오거나 혹 떨어지는 경우나 혹 태胎가 치밀어 올라 심心을 찔러 단기短氣한 경우를 다스리니 안태安胎한다.

熟地二兩 白艾炒 當歸 甘草炙 芍藥 川芎 阿膠炒 各一兩

위 약재들을 썰어 매번 물 1잔 반을 7할이 되게 달여 찌꺼기를 버리고 뜨겁게 복용한다. 흉중에 역랭逆冷이 있는 경우에 생강 5조각과 대추 3개를 더해서 식전에 달여 복용하고, 만약 허약한 사람은 황기黃芪 1냥을 더한다.

桂枝茯苓湯은 治宿有癥瘕하니 妊娠經斷이라가 未及三月하야 即動하면 此瘕也라 經斷三月而漏下不止하고 胎動在臍上者는 爲癥痼害니 當去其癥이라 又論에 云 妊娠六月胎動者는 前三月에 經水利時에 胎下血者요 後斷三月엔 衃也[269]니 所以下血

계지복령탕桂枝茯苓湯은 오래도록 징가癥瘕를 앓았던 경우를 다스린다. 임신으로 월경이 없다가 3개월도 되지 않아 (태기胎氣가) 동하면 이는 가瘕이다. 월경이 없고 3개월이 지나서 하혈이 그치지 않고 태동胎動이 배꼽 위에 있는 경우는 징癥으로 고질적인 상해가 되니 마땅히 그 징癥을 제거해야 한다. 또한 설명에 "임신 6개월에 태동胎動하는 경우는 앞 3개월에 경수經水가 나올 때에 태胎가 나와 피가 비친 경우이고, 월경이 끊어진 뒤 3개월에는

268) 頓: 갑자기 돈.
269) 衃: 詳考할 수 없는 글자. 衃(어혈 배)의 오자로 판단됨.

어혈瘀血이 된 것이니, 이런 까닭으로 하혈이 그치지 않는 까닭은 징癥을 제거하지 않았기 때문이다.

桂心 白茯苓 牡丹皮 桃仁炒 白芍藥

위 약재들을 곱게 가루 내어 탄환 크기로 연밀煉蜜하여 환을 만들어 매번 1알을 따뜻한 술 혹은 미음탕米飮湯으로 식전에 잘게 씹어 복용한다.

不止는 癥不去故也라

桂心 白茯苓 牡丹皮 桃仁炒 白芍藥

右爲細末하야 煉蜜丸如彈子大하야 每服一丸호대 溫酒或米飮湯으로 食前細嚼下라

『엄씨제생방嚴氏濟生方』의 제3문에 "태루胎漏가 있어 경혈經血이 망행한 경우는 무엇 때문인가? 답하여 말하길 임신에 혹 형체를 이룸에 태식胎息이 불안정하거나 혹 방실房室에서 깜짝 놀라는 경우와 노력이 과도해서 동動하여 태포胎胞를 상하게 하거나 혹 독물毒物을 먹어서 자궁子宮이 허활虛滑해서 경혈經血이 뚝뚝 떨어지는 것이다. 만약 급히 패혈敗血이 심心에 다다르는 것을 치료하지 않으면 자모子母가 모두 보존하기 어려울 것이고, 개월 수가 지남에 따라 태胎가 점점 말라 위태롭고 생명을 잃게 됨이 오래지 않을 것이다."라고 하였다.

嚴氏第三問에 胎漏經血妄行者는 何也오 答曰 妊娠或成形에 胎息未定커나 或因房室驚觸과 勞力過度하야 動傷胎胞커나 或食毒物하야 致令子宮虛滑하야 經血淋瀝이라 若不急治敗血湊心하면 子母難保요 月漸胎乾하야 危亾不久라하니라

상기생산桑寄生散은 임신妊娠에 태동胎動이 불안해서 하혈下血이 그치지 않는 경우를 다스린다.

桑寄生 當歸酒浸 川續斷酒浸 茯神去木 芎藭 香附 阿膠蛤粉炒 白朮 各一兩 人參 甘草炙 各半兩

위 약재들을 썰어 매번 4전을 물 1잔 반에 생강 5조각과 7할이 되게 달여 수시로 뜨겁게 복용한다.

桑寄生散은 治妊娠에 胎動不安하야 下血不止라

桑寄生 當歸酒浸 川續斷酒浸 茯神去木 芎藭 香附 阿膠蛤粉炒 白朮各一兩 人參 甘草炙各半兩

右㕮咀하야 每服四錢호대 水盞半에 薑五片을 煎七分하야 熱服不拘時라

【東醫寶鑑】婦人 · 胎漏胎動

지각탕枳殼湯

治胎漏下血 白朮三錢半 枳殼 黃芩 各一錢七分半 右剉作一貼 水煎服保命

소교애탕小膠艾湯

治胎動下血 阿膠珠二錢 艾葉四錢 右剉作一貼 水煎服入門

교애탕膠艾湯

治胎漏 安胎極妙 熟地黃 艾葉 當歸 川芎 阿膠珠 甘草炙 黃芪 各一錢 右剉作一貼 水煎服 日二次正傳 ◯局方 無黃芪 有白芍藥

교애궁귀탕膠艾芎歸湯

治胎動下血 在八九月內者 及治半産後 因續下血不絶者 阿膠珠 艾葉 川芎 當歸 各二錢 甘草炙一錢 右剉作一貼 水煎服 ◯胎動腹痛 或下黃汁如漆如豆汁者 野苧根 金銀花根 各五錢 水酒相半 煎服入門

교애사물탕膠艾四物湯

治胎漏腹痛 熟地黃 當歸 川芎 白芍藥 阿膠珠 條芩 白朮 縮砂 艾葉 香附子炒 各一錢 右剉作一貼 入糯米一撮 水煎 空心服回春

당귀기생탕當歸寄生湯

治胎漏下血 人參 桑寄生 熟地黃 續斷 各一錢半 當歸 川芎 白朮 艾葉 各七分半 右剉作一貼 水煎服得效

상기생산桑寄生散

治胎漏 及經血妄行 桑寄生 續斷 川芎 當歸 白朮 香附子 阿膠珠 茯神 各一錢 人參 甘草 各五分 右剉作一貼 入薑三片 水煎服入門

第五十六問 태동

태아가 복중에 있어 때때로 치고 움직여 불안한 경우는 무엇 때문인가?

胎在腹中하야 時時撞[270]動不安者는 何也오

회임하면 몸에 의지하고 임신을 하면 때때로 움직이니 만약 복중에 불시에 치고 움직이는 경우를 태동胎動이라 이른다. 대부분 피곤하게 힘쓰는 것과 냉열冷熱에 감촉되는 것이나 음식이 적당하지 않은 것이나 거처가 마땅한 바를 잃은 것에 기인하니, 경증輕證은 다만 움직여서 불안하기만 하고 중증重證은 유산이 되기도 한다. 만약 산모産母가 질환이 있어서 동태動胎를 앓는 경우는 산모를 치료하면 태胎가 안정되고, 만약 태胎가 견고하지 않고 움직여 산모에게 병이 나게 하는 경우는 태아를 다스리면 산모도 낫고, 만약 태胎가 견고하지 못하면 태아는 반드시 유산이 된다.

答曰 懷則以身依也요 娠則以時動也니 若腹中不時撞動者는 謂之胎動也라 多因勞役氣力과 觸冒冷熱과 飮食不適과 居處失宜하니 輕者는 止轉動不安이요 重者는 便致損墜라 若母有疾하야 以疾動胎者는 治母則胎安이요 若胎不固하고 動致母病者는 治胎則母差요 若胎不牢固[271]면 其胎必致損也라

보안산保安散은 임신에 태기胎氣가 불안한 경우와 심복心腹에 동통이 있어서 태동胎動한 경우를 다스리니 안태安胎한다.

當歸一兩半 人參一兩 阿膠半兩 蛤粉炒하여 구슬처럼 만든다. 甘草半兩 炙

위 약재들을 썰어 매번 3돈을 물 1잔 반에 총백蔥白 1경莖을 짓이긴 것과 함께 넣어 8할이 되게 달여 찌꺼기를 버리고 따뜻하게 복용한다. 식전에

保安散은 治妊娠胎氣不安과 心腹疼痛胎動이니 安胎라

當歸一兩半 人參一兩 阿膠半兩蛤粉炒成珠 甘草半兩炙

右㕮咀하야 每服三錢호대 水盞半에 蔥白一莖拍破를 煎八分하야 去滓溫服이니 食前

---

270) 撞: 칠 당.

271) 牢固(뇌고): (의지나 요새(要塞) 같은 것이) 깨뜨릴 수 없을 만큼 튼튼하고 굳음. 견고하다. 확고하다.

이요 未定再服이라

복용하고 꼭 다시 복용하지는 않는다.

安胎飮은 治妊娠偶因所觸커나 或從高墮下하야 致胎動不安하고 腰中疼痛하니 服此藥後에 覺胎動處熱이면 卽胎已安이라

안태음安胎飮은 임신에 우연히 타박상을 입거나 높은 데서 떨어진 것으로 말미암아 태동胎動하여 불안하고 허리가 아픈 경우를 다스리니, 이 약을 복용한 후에 태동胎動하면서 열熱을 머무르게 하면 즉 태胎가 안정된다.

縮砂不拘多少 慢火炒令熱透後 去皮 取仁用

縮砂양의 다소에 상관없이 약한 불로 볶아서 열熱을 쬔 후에 껍질을 제거하여 씨를 취해 사용한다.

右爲細末하야 每服三錢호대 熱酒調下요 不飮酒者는 煎鹽艾湯調下니 食前이라

위 약재들을 곱게 가루 내어 매번 3돈을 뜨거운 술에 타서 복용하고 술을 마시지 않는 사람은 소금과 쑥을 끓인 것에 타서 식전에 복용한다.

嚴氏第一問에 妊娠兩三月에 胎動不安者는 何也오 하니 曰 男女陰陽會通하고 血氣調勻이라가 乃成其孕이니 設若下血腹痛하면 蓋繇子宮久虛하야 致令胎墮하니 其危甚於正産이라 若妊娠에 曾受此苦면 可預服杜仲丸이라 하니라

『엄씨제생방嚴氏濟生方』의 제1문에 "임신妊娠 2~3개월에 태동胎動하여 불안한 경우는 무엇 때문인가? 답하길 남녀男女의 음양陰陽이 회통하고 혈기血氣가 조화롭다가 임신을 하는 것이니, 가령 하혈下血과 복통이 있으면 대개 자궁子宮이 오래도록 허약한 것으로 말미암아 유산에까지 이르니 그 위험함이 10개월을 채워서 낳는 경우보다 심하다. 만약 임신에 일찍이 이런 고통을 받으면 미리 **두중환杜仲丸**을 복용할 수 있다."고 하였다.

杜仲去皮剉薑汁浸炒去絲 川續斷酒浸各三兩

杜仲去皮 剉 薑汁浸炒 去絲 川續斷酒浸 各三兩

右爲細末하야 棗肉丸 梧桐子大하야 每服七十丸호대 空心에 米飮下니 一日三服이라

위 약재들을 곱게 가루 내어 오동 씨 크기로 대조육을 이용해 환을 만들어 매번 70환을 빈속에 미음米飮으로 복용하니 1일에 3회 복용한다.

【東醫寶鑑】婦人 · 胎漏胎動

당귀지황탕當歸地黃湯

治胎痛 熟地黃四錢 當歸二錢 右剉作一貼 水煎 空心 頓服正傳

안태산安胎散

治因驚胎動腹痛下血 熟地黃三錢 川芎 枳殼 各一錢半 糯米一合 右剉作一貼 薑三棗二 水煎服正傳

안태음安胎飮

治胎動不安 五六箇月 常服數貼 甚妙 白朮二錢 條芩一錢半 當歸 白芍藥 熟地黃 縮砂研 陳皮 各一錢 川芎 紫蘇葉 各八分 甘草四分 右剉作一貼 水煎服醫鑑 ◯一方有人參 無熟地黃 代生地黃入門 ◯胎不安 加阿膠 胎痛 加縮砂 ◯黃芩安胎者 降火也 縮砂安胎者 行氣也 若血虛而胎不安 阿膠主之丹心

第五十七問 子滿

何謂子滿[272]고

무엇을 일러 자만子滿이라고 하는가?

答曰 妊娠之人이 經血擁[273]閉하야 以養其胎한데 或掩水氣하야 血水相搏하야 以致體腫은 皆繇脾胃虛弱하야 臟腑之閒에 宿有停水之所掩也니 謂之子滿이라 若水停不去하야 浸漬於胎면 則令胎壞하니 診其脉浮하고 腹滿兼喘者는 其胎必墮也라

임신한 여인은 경혈經血을 막아서 태아를 기르는데, 간혹 수기水氣를 가려 혈血과 수水가 서로 부딪혀서 신체를 붓게 하는 경우는 비위脾胃가 허약해서 장부臟腑 사이에 오래된 정수停水가 가린 바로 인한 것이니 자만子滿이라고 한다. 만약 수水가 정체되어 제거되지 않아 태胎를 적시면 태胎가 무너지게 하니 그 부맥浮脉이 나타나고 복만하고 천식을 겸하는 경우는 반드시 유산이 된다.

澤瀉散은 治妊娠氣壅하야 身體腹脇浮腫하고 喘息促急하고 大小便秘澁이라

澤瀉 桑白皮 枳殼麩炒黃 檳榔 赤茯苓 木通各一兩

右㕮咀하야 每服四錢호대 水盞半에 薑五片을 煎八分하야 去滓溫服이니 食前이요 稍利爲度效라

택사산澤瀉散은 임신에 기氣가 막혀 신체와 복부와 옆구리에 부종浮腫이 있고 천식喘息이 촉급促急하고 대소변이 잘 안 나오는 경우를 다스린다.

澤瀉 桑白皮 枳殼麩炒黃 檳榔 赤茯苓 木通 各一兩

위 약재들을 썰어 매번 4돈을 물 1잔 반에 생강 5조각과 함께 넣고 8할이 되게 달여 찌꺼기를 버리고 식전에 따뜻하게 복용하고, 조금이라도 (대소변이) 잘 나오면 복용을 중지한다.

木通散은 治妊娠에 身體

목통산木通散은 임신에 신체부종과 심복心腹이 창

272) 子滿(자만): 임신 6~7개월 사이에 출현하는 복부가 창만하고 숨이 차는 것. 혹은 胎水라 한다.

273) 擁: 壅也. 막을 옹.

만脹滿한 경우와 소변이 불통한 경우를 다스린다.

木通一兩 木香三分 訶梨勒皮三分 香薷一兩 다른 책에는 茹로 되어 있다. 枳殼半兩 麩炒 檳榔半兩 桑根皮一兩 用日 赤茯苓三分 雞蘇莖葉 一兩

위 약재들을 썰어 매번 4돈을 물 1잔 반에 생강 5조각과 함께 넣고 6할이 되게 달여 찌꺼기를 버리고 식전에 따뜻하게 복용한다.

浮腫과 心腹脹滿과 小水[274] 不通이라

木通一兩 木香三分 訶梨勒皮三分 香薷一兩一本茹 枳殼半兩麩炒 檳榔半兩 桑根皮一兩用日 赤茯苓三分 雞蘇莖葉一兩

右㕮咀하야 每服四錢호대 水盞半에 薑五片을 煎六分하야 去滓溫服이니 食前이라

상륙적소두탕商陸赤小豆湯

商陸 赤小豆湯 赤小豆 乾商陸 各等分

위 약재들을 썰어 매번 1냥을 물 1잔에 7할이 되게 달여 찌꺼기를 버리고 따뜻하게 복용한다.

商陸赤小豆湯

商陸 赤小豆湯 赤小豆 乾商陸各等分

右㕮咀하야 每服一兩호대 水一盞에 煎七分하야 去滓溫服이라

『엄씨제생방嚴氏濟生方』의 제5문에 "태胎가 냉冷하고 복부가 창만하여 허통虛痛이 있는 경우와 두 옆구리가 허명虛鳴한 경우와 배꼽 아래에 냉통冷痛이 있어 설사하려고 하는 경우와 소변이 자주 나오는 경우와 대변이 허활虛滑한 경우는 무엇 때문인가? 답하길 태기胎氣가 이미 완전하면 태아의 형체가 바탕을 이루나, 혹 참외나 과실과 같은 단 것을 먹고, 차거나 때가 아닌 음료를 마시고, 바람을 맞아 때가 아닌 기氣를 받으면 태胎가 냉冷해서 태아가 편히 거처할 수가 없고 피모皮毛에 통증이 있고 근

嚴氏第五問에 論胎冷腹脹虛痛과 兩脇虛鳴과 臍下冷痛欲泄과 小便頻數와 大便虛滑者는 何也오 曰 胎氣既全하면 子形成質이나 或食瓜果甘甜하고 飮冷不時之物하고 當風取涼受不時之氣면 則令胎冷하야 子身不能安處하고 皮毛疼痛하고 筋骨拘急하고 手足攣拳하야 致使母有

---

274) 小水(소수): 소변.

危證하니 急宜服安胎和氣散이라하니라

訶子煨 白朮各一兩 陳皮 良薑炒 木香煨 白芍藥 陳米炒 甘草炙各半兩

右㕮咀하야 每四錢호대 水盞半에 薑五片을 煎七分하야 去滓溫服이니 不拘時라 忌生冷이라

골筋骨이 당기고 수족이 뒤틀려 산모로 하여금 위험한 증이 있도록 하니 급히 **안태화기산**安胎和氣散을 복용하게 해야 한다."고 하였다.

訶子煨 白朮 各一兩 陳皮 良薑炒 木香煨 白芍藥 陳米炒 甘草炙 各半兩

위 약재들을 썰어 매번 4돈을 물 1잔 반에 생강 5조각과 함께 넣고 7할이 되게 달여 찌꺼기를 버리고 수시로 따뜻하게 복용한다. 생랭生冷한 음식을 꺼린다.

【東醫寶鑑】婦人 · 子腫

이어탕鯉魚湯

治子腫 白朮 赤茯苓 各二錢 白芍藥 當歸 各一錢半 橘紅五分 右剉作一貼 先取鯉魚一箇 修事如食法 水煮取清汁一盞半 入藥及薑七片 煎至一盞 空心 溫服 以水盡腫消爲度良方

복령탕茯苓湯

治子腫 當歸 川芎 白芍藥 熟地黃 白朮 赤茯苓 澤瀉 條芩 梔子炒 麥門冬 厚朴 甘草 各七分 右剉作一貼 薑五片 水煎服醫鑑

전생백출산全生白朮散

治同上 白朮一兩 生薑皮 大腹皮 陳皮 茯苓皮 桑白皮 各五錢 右爲末 每二錢 米飮調下正傳

第五十八問 반복적인 유산

임신妊娠 3개월에 유산을 겪고 생리하는 날에 이르러 다시 유산하는 경우는 무엇 때문인가?

妊娠三月에 曾經墮胎하고 至其月日하야 復墮者는 何也오

양陽이 베풀어지고 음陰이 변화하면 태胎가 있게 된다. 만약 혈기血氣가 조화로우면 태기胎氣가 이루어지나 만약 혈기血氣가 허손虛損하면 자장子藏에 풍랭風冷이 올라 탄 바가 되어서 영위營衛를 휴손虧損케 해서 가만히 그 태胎를 기를 수가 없다. 그러므로 여러 번 유산하게 된다. 가령 임신 3개월에 수궐음심포경手厥陰心包經이 기르는데, 섭생을 잘 못해 경맥經脈을 상하면 유산이 된다. 후에 비록 다시 임신을 하였어도 그 날짜에 이르러 거듭 앞서 잘못했던 것들을 범하면 다시 유산하는 까닭이 된다. 또 유산에 대한 두려움으로 인하거나 혹 토혈吐血·하혈下血하는 경우는 모두 태胎를 손상할 수 있고, 만약 임신에 항상 요통이 있는 경우는 유산하기 쉬우니 대개 허리는 신腎의 부府이고 여자에게 태胎가 매어 있는 바이기 때문이다.

答曰 陽施陰化면 則有胎也라 若血氣和調하면 胎氣乃成이나 若血氣虛損하면 子藏이 爲風冷所乘하야 致虧榮衛하야 不能蔭養其胎라 故로 數墮也라 假令妊娠三月에 當手心主包絡經養之로대 不善攝生傷經이면 則胎墮라 後雖再有妊이라도 至其月日하야 仍前犯之니 所以復墮也라 又有因墜墮驚恐커나 或吐血下血者는 皆能損胎요 若妊娠에 常腰疼者는 喜墮胎也니 蓋腰爲腎府요 女子以繫胎也라

지유산地楡散은 임신에 태포胎胞를 손상한데 움직여 하혈下血이 그치지 않는 경우를 다스린다.

地楡三錢 乾薑三分 當歸三錢 龍骨三錢 芎藭三錢 艾葉半兩 阿膠三錢 蒲黃半兩 熟地一兩 黃牛骨腮一兩 燒灰 烏鰂骨二錢 燒灰 白朮半兩

地楡散은 治妊娠에 損動胎胞하야 下血不止라

地楡三錢 乾薑三分 當歸三錢 龍骨三錢 芎藭三錢 艾葉半兩 阿膠三錢 蒲黃半兩 熟地一兩 黃牛骨腮一兩燒灰 烏鰂骨二錢燒灰

白朮半兩

右爲細末하야 每服二錢호대 以粥飮調下니 不拘時라

위 약재들을 곱게 가루 내어 매번 2돈을 죽에 타서 수시로 복용한다.

卷栢丸은 治妊娠數墮胎니 皆因血氣虛損한대 子臟受風冷하야 致令胎不堅固라 故로 頻有傷이라

권백환卷栢丸은 임신에 여러 번 유산한 경우를 다스리니 모두 기혈氣血이 허손하였는데 자장子臟이 풍랭風冷을 받아 태胎로 하여금 견고하지 못하게 한 것이다. 그러므로 여러 번 손상이 있다.

卷栢 鐘乳粉 鹿角膠搗碎炒令黃燥 紫石英火煆研細水飛過 陽起石火煆研細 桑螵硝炒 熟地 禹餘糧燒醋淬七次各一兩 杜仲 芎藭 當歸剉炒 桂心 牛膝 桑寄生 五味子 蛇床子 牡丹皮各三分 玄及

卷栢 鐘乳粉 鹿角膠搗碎 炒令黃 燥 紫石英火煆 研細 水飛過 陽起石火煆 研細 桑螵硝炒 熟地 禹餘糧燒醋淬七次 各一兩 杜仲 芎藭 當歸剉炒 桂心 牛膝 桑寄生 五味子 蛇床子 牡丹皮 各三分 玄及

右爲細末하야 煉蜜丸桐子大하야 每服五十丸호대 空心溫酒送下라

위 약재들을 곱게 가루 내어 연밀煉蜜에 오동 씨 크기의 환을 만들어 매번 50환을 빈속에 따뜻한 술로 복용한다.

嚴氏第二論에 胎動腹痛者는 何也오 曰 胎動腹痛은 其理蓋緣飮食冷熱과 動風毒物커나 或因再交하야 搖動骨節하야 傷犯胞胎니 其候多嘔하고 氣不調勻커나 或服熱藥太過하야 血氣相干에 急服順氣藥호대 安胎不然하고 變成漏胎면 則難療矣라하니라

『엄씨제생방嚴氏濟生方』의 제2론에 "태동胎動으로 복통이 있는 경우는 무엇 때문인가? 답하길 태동胎動으로 복통이 있는 경우는 그 이치가 대개 냉冷하거나 열熱한 음식을 먹은 경우나 풍風이 동하였거나 독물毒物을 접촉하였거나 혹 그 중에 성관계를 하여 골절을 요동하여 포태胞胎를 범한 것으로 말미암은 것 때문이니, 그 징후徵候는 많이 구토하고 기氣가 고르지 못하거나 혹 열약熱藥을 지나치게 복용하여 혈기血氣가 서로 침범하여 급히 순기약順氣藥을 복용하였지만 안태安胎가 되지 않고 도

리어 변하여 누태漏胎가 되면 치료하기 어렵다."고 하였다.

여성탕如聖湯

鯉魚皮 當歸 熟地 阿膠 白芍葉 川芎 續斷酒浸 甘草炙 各等分

위 약재들을 썰어 매번 4돈을 물 1잔 반에 저근苧根 약간과 생강편과 함께 넣고 7할이 되게 달여 찌꺼기를 버리고 빈속에 복용한다.

如聖湯

鯉魚皮 當歸 熟地 阿膠 白芍葉 川芎 續斷酒浸 甘草炙各等分

右㕮咀하야 每服四錢호대 水盞半에 入苧根少許와 薑五片을 煎七分하야 去滓空心服이라

【東醫寶鑑】 婦人 · 半産

오미안태환五味安胎丸

素慣半産者 宜服之 養血淸熱 當歸 川芎 條芩 白芍藥 各一兩 白朮五錢 右爲末 酒糊和丸 梧子大 茶湯任下 五七十丸回春

궁귀보중탕芎歸補中湯

治懷孕 氣血虛弱 不能榮養 以致胎漏 每數月而墮 黃芪 當歸 白朮 杜冲 白芍藥 各一錢 乾薑 阿膠珠 川芎 五味子 木香 人参 甘草 各五分 右剉作一貼 水煎服入門 ○ 一方 無木香正傳

안영탕安榮湯

治胎氣不固 時常小産 宜以此預防固胎 熟地黃 白芍藥 川芎 當歸 阿膠珠 香附子 桑寄生 白朮 黃芩 縮砂 各一錢 糯米百粒 右剉作一貼 水煎服正傳

천금보태환千金保胎丸

凡婦人受胎 經三月而墮者 雖氣血不足 乃中衝脈有傷 中衝卽陽明胃脈 供養胎孕 至此時 必須謹節飮食 絶色慾 戒惱怒 服此藥 庶免半産之患矣 杜冲薑汁炒 白朮土炒 各

二兩 當歸酒洗 熟地黃薑汁炒 阿膠 蛤粉炒成珠 條芩炒 益母草 續斷酒洗 香附米以酒醋 鹽水童便 各浸一包 經三日 焙乾 各一兩 川芎 艾葉醋煮 陳皮 各五錢 縮砂二錢半 右爲末 以棗肉和丸梧子大 每百丸 空心 米飮呑下醫鑑

第五十九問 임신 후 대소변 불통

대소변이 막혀서 통하지 않는 경우는 무엇 때문인가?

大小二便이 秘結不通者는 何也오

양허陽虛하면 음陰을 운행할 수 없으므로 기氣는 음陰이 없이 그 양陽을 청정淸淨케 하면 양陽이 홀로 다스려져 열熱이 된다. 음허陰虛하면 양陽을 운행할 수 없으므로 기氣는 양陽 없이 그 음陰을 조화롭게 하면 음陰만 홀로 다스려져 궐증厥證이 된다. 이런 까닭으로 두 기氣가 조화하면 기도氣道가 평하고, 대소변이 순하면 기도氣道가 통한다. 지금 대소변이 잘 안 나오는 것은 분명히 양기陽氣만 홀로 다스려진 것 때문이다. 무릇 사람이 장부腑臟의 기氣가 실해서 열熱이 나는 경우는 기운이 쌓인 곳을 따라 병을 이루니 만약 열熱이 대장에 맺히면 대변이 불통하고, 열熱이 소장에 맺히면 소변이 불통하니, 가령 대소변이 모두 열熱이 맺힌바이기 때문에 번만煩滿하면서 대소변이 막힌 것이다. 열熱이 성하면 장위腸胃의 기氣가 차가워지면 변하여 구토가 된다.

答曰 陽虛不能運陰 故로 氣無陰以淸其陽이면 則陽獨治而爲熱이요 陰虛不能運陽 故로 氣無陽以和其陰이면 則陰獨治而爲厥이니 是以로 二氣和則氣道平이요 二便順則氣道通이니 今二便秘結은 明陽氣之獨治也라 夫人有腑臟氣實而生熱者는 隨其停積之處而成病也니 若熱結大腸하면 則大便不通하고 熱結小腸하면 則小便不通하니 若大小便이 俱爲熱所結 故로 煩滿而二便結閉라 熱盛則腸胃氣逆하고 冷則變爲嘔也라

빈랑산檳榔散은 산후에 대소변이 막힌 것과 심복창만心腹脹滿으로 기촉氣促한 경우를 다스린다.

檳榔一兩 車前子三分 冬瓜子三分 川大黃一兩 微炒 木通一兩 桂心半兩 甘草炙 半兩 當歸炒 半兩 滑石一兩 川朴硝一兩 빽빽하기가 심한 경우는 硝에 넣는다.

위 약재들을 썰어 매번 3돈을 물 1잔 반에 반

檳榔散은 治產後大小便秘과 心腹脹滿氣促이라

檳榔一兩 車前子三分 冬瓜子三分 川大黃一兩微炒 木通一兩 桂心半兩 甘草炙半兩 當歸炒半兩 滑石一兩 川朴硝一兩秘甚者入硝

右㕮咀하야 每服三錢호대 水盞半에 煎半盞하야 去滓溫服이니 不拘時라

잔이 되게 달여 찌꺼기를 버리고 수시로 따뜻하게 복용한다.

木通散은 治產後大小便秘澁이라

木通 大麻仁 葵子一本冬瓜子 滑石 檳榔各一兩 枳實半兩麩炒 甘草炙半兩

右㕮咀하야 每服三錢호대 水盞半에 煎八分하야 去滓溫服이니 不拘時라

목통산木通散은 산후의 대소변이 잘 안 나오는 증상을 다스린다.

木通 大麻仁 葵子다른 책에는 冬瓜子로 되어 있다. 滑石 檳榔 各一兩 枳實半兩 麩炒 甘草炙 半兩

위 약재들을 썰어 매번 3돈을 물 1잔 반에 8할이 되게 달여 찌꺼기를 버리고 수시로 따뜻하게 복용한다.

嚴氏第四論에 妊娠面赤口苦舌乾과 心煩腹脹者는 何오 曰 蓋緣恣情飮酒하고 因食桃梨羊肉雞麵魚腥羶毒物等하야 致令百節痠疼하고 大小便結秘하니 可服歸涼節命散이라하니라

川芎 苧根 白芍藥 麥門冬去心 當歸 白朮各一兩 糯米半合 甘草炙半兩

右㕮咀하야 每服四錢호대 水盞半에 煎九分하야 去滓溫服이니 不拘時라

『엄씨제생방嚴氏濟生方』의 제4론에 "임신에 면적面赤하고 입이 쓰고 혀가 마른 경우와 심번복창心煩腹脹한 경우는 무엇 때문인가? 답하길 대개 음수를 지나치게 좋아하고 복숭아, 배, 양고기, 꿩고기, 면, 물고기와 같은 비린내나 누린내 나는 것, 독물毒物 등을 먹음으로 인하여 온 관절이 시리며 아프고 대소변이 잘 안 나오게 된 것이니 **귀량절명산歸涼節命散**을 복용할 수 있다."고 하였다.

川芎 苧根 白芍藥 麥門冬去心 當歸 白朮 各一兩 糯米半合 甘草炙 半兩

위 약재들을 썰어 매번 4돈을 물 1잔 반에 9할이 되게 달여 찌꺼기를 버리고 수시로 따뜻하게 복용한다.

大腹皮散은 治妊娠大小便不通이라

대복피산大腹皮散은 임신에 대소변 불통을 다스린다.

枳殼 大腹皮 甘草炙 各一兩 赤茯苓去皮 三錢

위 약재들을 곱게 가루 내어 매번 2돈을 총백탕葱白湯으로 진하게 달여 타서 수시로 복용한다.

枳殼 大腹皮 甘草炙各一兩 赤茯苓去皮三錢

右爲細末하야 每服二錢호대 濃煎[275]葱白湯調下니 不拘時服이라

동규자산冬葵子散은 임신에 소변이 잘 안 나오는 경우와 신체가 거듭되는 한사寒邪를 싫어하는 경우와 일어나면 현훈眩暈이 있는 경우와 수水腫을 다스린다.

冬葵三錢 赤茯苓二錢

위 약재들을 곱게 가루 내어 매번 3돈을 미음米飮에 타서 수시로 복용한다. 만약 소변이 잘 나오면 멈춘다. 이 처방을 복용하여도 소변이 불통하면 전포증轉胞症일까 두려우니 머리카락 재를 조금 넣으면 신비한 효과가 있다. 일찍이 임부복창과 소변불리와 토역吐逆이 있었는데, 여러 의사들이 번잡하게 비위脾胃를 온양溫養하고 기氣를 열어주고 창脹을 제거하는 등의 약을 투여하여 처방을 복용하면 도리어 토吐하니 약식藥食을 받아들이지 못하여 변하여 창만脹滿으로 심心까지 이어졌는데, 태胎가 복중에서 죽었다고 여기고 또 여러 하태약下胎藥을 복용하여도 풀리지 않아 모든 집안사람들이 놀라서 잉어탕을 먹게 했다. 설명에 이르길, "다리가 붓는 것을 속칭 '추각皺脚'이라 하고, 또 몸 전체가 붓고 심흉心胸이 급히 창만하니 '태수胎水'라 한다."고 하였다. 임부에게 가서 가슴 앞의 의복을 봐서 가슴

冬葵子散은 治妊娠小便不利와 身惡重寒과 起則眩暈과 及水腫이라

冬葵三錢 赤茯苓二錢

右爲細末하야 每服三錢호대 米飮調下니 不拘時라 若利則歇이라 服不通이면 恐是轉胞니 加髮灰少許면 神効라 曾有妊婦腹脹과 小便不利와 吐逆하니 諸醫雜進溫脾胃寬氣去脹等藥하야 服之反吐하니 藥食不內하야 轉加脹滿揍[276]心한대 驗之胎死腹中하고 又服諸下胎藥不能解하야 擧家驚惶하야 因得鯉魚湯이라 論曰 脚腫俗呼爲皺脚이오 亦有通身腫滿하고 心胸急脹하니 名曰胎水라하니라 遂去妊婦心前衣服看之하야 胸肚不分하면 急以鯉魚湯四五服이니 大小便이 皆下惡水

275) 濃煎(농전): 진하게 끓이다.

276) 揍: 때릴 주.

하고 腫消脹去하야 方得分免死胎니 可謂生之幸也라 此證은 蓋緣懷身腹大한대 妊婦不自知覺하고 人人皆以爲身娠하니 如此면 終不以爲胎水病이니 醫人이 何以得知리오 故로 書此하니 論病家當自覺察이라

과 배분의 경계가 (나뉨이) 분명하지 않으면 급히 잉어탕을 4~5번 복용하게 하니 대소변이 모두 악수惡水를 내고 종창腫脹이 제거되어 바야흐로 사태死胎를 분만하니 요행으로 살 수 있었음을 말한다. 이 증은 대개 몸과 배를 두른 것이 큰데 임부가 스스로 느끼지 못하고 사람들이 모두 임신한 몸으로 여긴 것이니, 이와 같다면 결국 태수병胎水病으로 여기지 않는 것이니 의사가 어찌 알 수 있겠는가? 그러므로 이 설명을 기록하였으니, 이는 의사가 마땅히 스스로 알아서 살펴야 하는 것이다.

鯉魚湯

當歸 白芍藥去皮各四錢 白朮半兩

右㕮咀하야 每服四錢호대 用鯉魚一尾를 不拘大小하고 破洗去鱗腸하야 白水煮熟去魚하고 每服魚汁一盞半호대 薑五片과 橘皮少許를 煎一盞하야 空心服이니 如胎水去호대 未盡絕이면 再服이라

이어탕鯉魚湯

當歸 白芍藥去皮 各四錢 白朮半兩

위 약재들을 썰어 매번 4돈을 복용하는데, 잉어 1마리를 크기와 상관없이 사용하여 잘라서 비늘과 내장을 씻어서 맹물에 달여 익혀 고기는 버리고 매번 어즙魚汁 1잔 반을 생강 5조각과 귤피橘皮 조금을 넣고 1잔이 되게 달여 빈속에 복용하니, 가령 태수胎水가 제거되더라도 다 없어지지 않았으면 다시 복용한다.

【東醫寶鑑】婦人 · 子腫

이어탕鯉魚湯

治子腫 白朮 赤茯苓 各二錢 白芍藥 當歸 各一錢半 橘紅五分 右剉作一貼 先取鯉魚一箇 修事如食法 水煮取清汁一盞半 入藥及薑七片 煎至一盞 空心 溫服 以水盡腫消爲度良方

【東醫寶鑑】小便 · 單方

동규자冬葵子

治五淋 利小便 ◯根亦療淋 利小便 幷水煮 空心 服之本草

第六十問 임신 중 傷寒치법

妊娠傷寒과 與常人治法은 同異何如오

임신에 상한傷寒이 있는 경우와 평상인에 상한傷寒이 있는 경우의 치법은 같고 다름이 어떠한가?

答曰 四時에 有不正之氣하니 如春夏에 亦有寒溫時요 秋冬에 亦有暄暑時라 是故로 一歲之中에 病無長幼하고 率相似者라 此則時行之氣를 俗謂之天行이니 若春溫煖而淸氣折之면 則責邪在肝이요 夏應暑而寒氣折之면 則責邪在心이요 秋應涼而反大熱折之면 則責邪在肺요 冬應寒而反大溫抑之면 則責邪在腎이라 仲景이 云 冬溫之毒은 與傷寒으로 大異하니 蓋傷寒者는 因冒寒而作也라 其候發熱惡寒하고 頭疼腰脊痛하고 其脈浮緊하니 無汗者는 可發汗이니 宜服麻黃湯이요 脈浮緩而有汗者는 可解肌니 宜服桂枝湯이라하고 切詳麻黃桂枝는 皆能墮胎이라하니 以此言之면 則妊娠傷寒과 常人之治法은 大不相侔277)

사시에 부정한 기氣가 있으니 가령 봄과 여름에 또한 한온寒溫한 때가 있고 가을과 겨울에 또한 따뜻하고 더운 때가 있다. 이런 까닭으로 1년중 병에 장유長幼가 없고 서로 비슷하다. 이런 즉 유행하는 기氣를 천행天行이라 칭하니 가령 봄에 온난해야 하나 청기淸氣가 있어 꺾으면 문제가 되는 사기邪氣가 간肝에 있는 것이고, 여름에 더워야 하나 한기寒氣가 있어 꺾으면 원인이 되는 사기가 심心에 있는 것이고, 가을에 시원해야 하나 도리어 크게 더워 꺾으면 원인이 되는 사기가 폐肺에 있는 것이고, 겨울에 추워야 하나 도리어 크게 따뜻하여 꺾으면 원인이 되는 사기邪氣가 신腎에 있는 것이다. 중경仲景이 "따뜻한 겨울의 독毒은 상한傷寒과 더불어 크게 다르니 대개 상한傷寒은 한사寒邪에 감촉된 것으로 일어나는 것이다. 그 징후는 발열發熱과 오한惡寒이 있고, 두통頭痛과 요척통腰脊痛이 있고 그 맥이 부긴浮緊하고 땀이 안 나오는 경우는 발한發汗을 할 수 있으니 마황탕麻黃湯을 복용해야 하고, 맥이 부완浮緩하고 땀이 나는 경우는 기육肌肉을 풀 수 있으니 계지탕桂枝湯을 복용해야 한다."고 하고, 일체 마황麻黃과 계지桂枝는 모두 유산할 수 있다고 하였으니 이로써 말하자면 임신에 상한傷寒과 보통

277) 相侔(상모): 서로 같다. 侔: 가지런할 모. 같다.

사람의 치법은 매우 다르다.

也라

십전산十全散은 패독산敗毒散 또는 인삼강활탕人參羌活散이라 부르니, 상한온역傷寒瘟疫을 다스린다.

人參 白茯苓 羌活 獨活 甘草炙 川芎 枳殼 柴胡 白朮 桔梗 各等分

위 약재들을 썰어 매번 3돈을 물 1잔 반에 생강 5조각과 박하薄荷 7잎과 함께 넣고 7할이 되게 달여 뜨겁게 복용한다. 가령 두통발열頭痛發熱이 있으면 연이어 두 번 복용하니 땀이 나면서 즉시 낫는다.

十全散은 卽敗毒散이요 又名人參羌活散이니 治傷寒瘟疫이라

人參 白茯苓 羌活 獨活 甘草炙 川芎 枳殼 柴胡 白朮 桔梗各等分

右㕮咀하야 每服三錢호대 水盞半에 薑五片과 薄荷七葉을 煎七分하야 熱服이라 如頭疼發熱하면 連二服이니 汗出卽愈라

아교산阿膠散은 임신부의 상한傷寒을 다스리니 안태安胎한다.

阿膠 桑寄生 吳白朮 人參 各等分

위 약재들을 곱게 가루 내어 매번 2돈을 나미음糯米飮에 타서 달여 수시로 복용한다.

阿膠散은 治妊娠婦傷寒이니 安胎라

阿膠 桑寄生 吳白朮 人參 各等分

右爲細末하야 每服二錢호대 煎糯米飮調下니 不拘時라

조태산罩胎散

卷荷葉一兩 焙乾 蚌粉花

위 약재들을 곱게 가루 내어 매번 2돈을 꿀을 조금 넣어 새로 떠온 물에 타서 식전에 복용한다.

罩胎散

卷荷葉一兩焙乾 蚌粉花

右爲細末하야 每服二錢호대 入蜜少許하야 新汲水調下니 食前服이라

嚴氏第十問에 妊娠婦外感風寒에 渾身壯熱하고 眼暈頭眩者는 何오 曰 蓋因風寒客於皮膚하야 傷於榮衛니 或洗項背커나 或當風取涼하야 致令頭目昏痛과 增寒發熱하고 甚致心胸煩悶이라 大抵產前二命에 所以不可輕易妄投湯劑니 感冒之初엔 止宜進芎蘇飮하야 以發散表邪면 其病自愈라하니라

芎蘇飮

川芎 紫蘇葉 白芍藥 白朮 麥門冬 陳皮 乾薑各一兩 甘草炙半兩

右㕮咀하야 每服四錢호대 水盞半에 薑三片과 葱白一寸을 煎八分하야 溫服이니 不拘時라

『엄씨제생방嚴氏濟生方』의 제10문에 "임신부의 외감풍한外感風寒에 온몸에 뜨거운 열熱이 있고 안훈두현眼暈頭眩이 있는 경우는 무엇 때문인가? 답하길 대개 풍한風寒이 피부에 머물러 영위營衛를 상한 것으로 말미암으니, 혹 머리나 등을 씻거나 혹 바람을 맞고 서늘한 기운을 받아 두목혼통頭目昏痛과 증한발열增寒發熱케 하고 심지어 심흉번민心胸煩悶케 한 것이다. 대저 산전의 두 생명에 가볍고 망령되이 탕제를 투여할 수가 없는 바이니 감모感冒의 초기엔 단지 궁소음芎蘇飮만 복용하여 표사表邪만 발산시키면 그 병은 저절로 낫는다."고 하였다.

궁소음芎蘇飮

川芎 紫蘇葉 白芍藥 白朮 麥門冬 陳皮 乾薑 各一兩 甘草炙 半兩

위 약재들을 썰어 매번 4돈을 물 1잔 반에 생강 3조각과 총백葱白 1마디를 넣고 8할이 되게 달여 수시로 따뜻하게 복용한다.

【東醫寶鑑】 婦人 · 感寒

궁소산芎蘇散

川芎 紫蘇葉 白芍藥 白朮 麥門冬 陳皮 乾葛 各一錢 甘草五分 右剉作一貼 入薑五葱白三莖 水煎服濟生

황룡탕黃龍湯

治孕婦感寒 寒熱如瘧 柴胡四錢 黃芩 人參 甘草 各一錢 右剉作一貼 水煎溫服得效

보안백출산保安白朮散

治孕婦傷寒 安胎 白朮 黃芩 各等分 剉新瓦上 同炒香 右爲末 每三錢 薑三棗一煎水調下 或同煎服亦可 最妙寶鑑

총백탕葱白湯

姙娠傷寒 當發散 宜用此 葱白十莖 生薑切二兩 右剉水煎 連服 取汗活人

第六十一問 임신 중 傷寒이 나은 후 다시 발열하는 경우

妊娠傷寒이 差[278]後에 復發熱者는 何也오

임신 중 상한傷寒이 나은 뒤 다시 발열하는 것은 무엇 때문인가?

答曰 傷寒差後에 發熱者는 何오 此名勞食復也라 內經에 云 多食則復하고 食肉則復이라하니 緣病差後에 氣尚虛하고 津液未復한대 因勞動生熱氣하야 既還復入經絡을 名曰勞復이라 仲景이 云 傷寒差後에 更發熱者는 小柴胡湯主之니 脉浮者는 以汗解요 脉沉者는 以下解라 又傷寒差後에 勞復者는 枳實梔子湯主之라하고 千金方에 勞復起死는 人參麥門冬湯이라하니라

又有食復者는 大病新差에 脾胃尚弱하야 穀氣未復하니 穀王宇泰本作谷 強食過多면 停積不化하야 因爾發熱하니 名曰食復이라하니라 仲景이 於枳實梔子湯證에 云 若有宿食에 內加大黄如博棊子大五六枚하야 服之愈라하니라

상한傷寒이 나은 뒤 다시 발열發熱하는 것을 노식복勞食復이라 한다. 『소문素問·열론熱論』에 "다식多食하면 다시 (열이) 나고 고기를 먹으면 다시 (열이) 난다."고 하였으니 병이 어느 정도 나았지만, 아직 기허氣虛하고 진액津液이 회복되지 않은 상태에서 무리한 활동으로 열기熱氣를 발생시켜 다시 경락經絡으로 들어가는 경우를 '노복勞復'이라 한다. 중경仲景이 "상한傷寒이 나은 후에 다시 발열發熱하는 경우는 소시호탕小柴胡湯으로 다스리니, 맥이 부浮한 경우는 한법汗法을, 맥이 침沈한 경우는 하법下法을 사용한다. 또 상한傷寒이 나은 후에 노복勞復이 있는 경우는 지실치자탕枳實梔子湯으로 다스린다."고 하였고, 『천금방千金方』에 "노복勞復이 생겨 까무러치는 경우는 인삼맥문동탕人參麥門冬湯으로 다스린다."고 하였다.

또 큰 병을 앓다가 호전되었으나 아직 비위脾胃가 허약하여 곡기穀氣가 회복되지 않았는데 억지로 음식을 많이 먹으면 정체되어 식적食積이 없어지지 않고, 이로 인해 열熱이 나는데 이를 식복食復이라고 한다. 중경仲景이 지실치자탕枳實梔子湯을 설명하면서 "만약 숙식宿食이 있는 경우에는 바둑알 크기의 대황大黄을 5~6개 넣고 복용케 하면 낫는다."

278) 差: 병이 나을 차.

고 하였다.

지실치자탕枳實梔子湯

枳實一枚 去穰 麩炒 梔子三枚 半肥者 豉一兩半

위 약재들을 청장수淸漿水 2잔 반에 넣고 9할이 되게 달이고 거기에 두시豆豉를 넣고 다시 5~6번 달여 찌꺼기를 버리고 따뜻하게 복용하여 다시 땀을 내게 하고, 만약 숙식宿食이 있다면 여기에 바둑알 크기의 대황大黃을 5~6개 넣어 복용하는데, 이 약을 하루에 걸쳐 복용한다.

枳實梔子湯

枳實一枚去穰麩炒 梔子三枚半肥者 豉一兩半

右以淸漿水二盞半으로 煎九分하고 下豉再煎五六沸하야 去滓溫服하고 覆令汗出이요 若有宿食하면 加內大黃如博棊子大五六枚服之니 日煎服之라

【東醫寶鑑】婦人 · 感寒

치자대청탕梔子大靑湯

治姙婦熱病 發癍 黃芩 升麻 梔子 各二錢 大靑 杏仁 各五分 右剉作一貼 葱白三莖 同煎服綱目

第六十二問 溫病이 損胎하는 경우

時氣[279]溫病이 皆能損胎者는 何也오

계절성 전염병인 온병溫病이 태胎를 손상시키는 것은 왜인가?

答曰 陰陽大論에 云 春氣溫和하고 夏氣暑熱하고 秋氣淸涼하고 冬氣凜冽하니 此는 則四時正氣之序也라 冬時嚴寒하야 萬類深藏하니 君子固密하면 則不傷於寒이나 若傷於寒者는 凡名傷寒耳라하니라

「음양대론陰陽大論」에 "춘기春氣는 온화하고 하기夏氣는 덥고 추기秋氣는 청량하고 동기冬氣는 차니 이는 사시의 정상적인 차례이다. 겨울이 혹독하게 추우면 만물이 모두 깊이 갈무리되므로, 군자君子도 조용히 칩거하면 추위가 침범하지 못하나, 그렇지 않아 추위가 침범한 것을 '상한傷寒'이라 한다."고 하였다.

其一歲之中에 長幼之病이 多相似者라 故로 名時行之氣也라 其傷於四時之氣면 皆能爲病이로대 以傷寒爲毒者는 以其最盛殺厲[280]之氣라 中而即病者를 名曰傷寒이요 不即病하야 寒毒藏於肌膚라가 至春變而爲溫病이요 至夏變而爲暑病이니 暑病者는 熱極重於溫也라 詳此三證은 皆因寒氣而受邪요 寒極生熱하고 熱氣熏煮其胎 故로 損也라

한 해 동안 어른이나 아이들의 병이 대개 서로 비슷하게 발생하므로 '시행時行의 기氣'라 부르는데, 사계절의 특징적인 사기가 침범하면 모두 병이 될 수 있으나, 상한傷寒을 특별한 해악으로 여기는 것은 아주 강한 역려疫癘의 성질 때문이다. 바로 병이 발생한 경우를 상한傷寒이라 하고, 바로 병이 나지 않고 한독寒毒이 기부肌膚에 머물다가 봄에 이르러 그 성질이 변하면 온병溫病이 되고, 여름에 이르러 그 성질이 변하면 서병暑病이 되는데, 서병暑病은 열熱이 온병溫病보다 아주 심하다. 이 세 가지 증證은 모두 한기寒氣로 말미암아 사기邪氣를 받아 발생하고, 그 한사寒邪가 다하면 열熱이 나게 되며, 그 열기熱氣가 태胎를 훈증熏蒸하므로 손태損胎한다고 한 것이다.

---

279) 時氣(시기): 四時의 기운이 邪氣로 작용한 것. 계절성 전염병을 일으키는 병인을 통틀어 이르는 말.
280) 殺厲(살려): 疫癘와 유의어. 疫病을 일으키는 邪氣를 의미함.

조태산罩胎散제60문에 있다.

罩胎散見六十問中

인삼강활탕人參羌活湯은 임신 중 감모感冒에 발열發熱, 두통頭痛, 전신에 통증이 있을 때 사용한다.

白茯苓 羌活 獨活 前胡 芎藭 枳殼炒 桔梗 人參各一兩 甘草炙 半兩 乾葛 陳皮 各一兩

위 약재들을 곱게 갈아 그중 3돈을 물 1잔에 생강 5조각과 대추 1개를 같이 넣고 7할이 되게 달여 찌꺼기를 버리고 따뜻하게 복용한다.

人參羌活湯은 治妊娠感冒에 發熱頭疼과 身體痛이라

白茯苓 羌活 獨活 前胡 芎藭 枳殼炒 桔梗 人參各一兩 甘草炙半兩 乾葛 陳皮各一兩

右爲細末하야 每服三錢호대 水一盞에 薑五片과 棗一枚를 煎七分하야 去滓溫服이라

황룡탕黃龍湯은 임신 중 온질瘟疾에 한열왕래寒熱往來 하면서 두통頭痛하고, 말없이 음식을 먹으려 하지 않으면서, 옆구리 아래가 아프면서 담음痰飮을 구역嘔逆하는 경우나, 산후에 상풍傷風으로 열熱이 포궁胞宮으로 들어가 학질瘧疾과 같이 한열왕래寒熱往來하는 경우에 사용한다.

柴胡 黃芩 甘草 人參 各一兩

위 약재들을 마두麻豆 크기로 썰어 이 중 5돈을 물 1잔 반에 넣고, 8할이 되게 달여 찌꺼기를 버리고 수시로 따뜻하게 복용한다.

黃龍湯은 治妊娠瘟疾에 寒熱頭痛과 嘿嘿不欲飮食과 脇下痛과 嘔逆痰氣하고 及產後傷風에 熱入胞宮하야 寒熱如瘧이라

柴胡 黃芩 甘草 人參各一兩

右剉如麻豆大하야 每服五錢호대 水盞半에 煎八分하야 去滓溫服이니 不拘時라

임신 중 시질時疾을 앓는 경우를 다스린다.

황금黃芩은 끝에 뾰족한 것만 쓰고 울금鬱金도 송곳처럼 튀어 나온 것만 쓴다.

위 약재들을 곱게 갈아 1돈을 판남근板藍根과 지황수地黃水로 타서 복용하여 땀이 나면 효과가 있고, 낫지 않으면 다시 복용한다.

임신 중 시질時疾을 앓는 경우를 다스린다.

治妊娠患時疾이라

黃芩尖者 出錐鬱金

右爲細末하야 每服一錢호대 板藍根地黃水調下니 汗出効요 未愈면 再服即愈라

治妊娠患時疾이라

雞子墜井底泥上이라가 隔宿取出하야

呑之면 必無虞矣라

雞子우물 바닥 진흙 위에 떨어뜨려 하루를 묵혀 복용하면 별 탈 없이 낫게 된다.

【東醫寶鑑】 寒下 · 孕婦傷寒

궁소산芎蘇散

治孕婦傷寒 頭痛寒熱 咳嗽 黃芩 前胡 麥門冬 各一錢 川芎 陳皮 白芍藥 白朮 各八分 紫蘇葉六分 乾葛五分 甘草三分 右剉作一貼 入薑葱煎服入門

황룡탕黃龍湯

治孕婦傷寒發熱 及産後發熱 熱入血室等證 卽小柴胡湯 去半夏也 與四味凉血 地黃湯合用 尤好入門

시호지각탕柴胡枳殼湯

治孕婦傷寒發熱 口乾腹滿 便閉譫語 或發癍 大靑無則代以藍葉 生地黃 石膏 各一錢半 柴胡一錢 枳殼 黃芩 梔子 知母 麥門冬 乾葛 各五分 升麻四分 甘草二分 右剉 水煎服入門

第六十三問 임신 중 寒熱의 원인

임신 중에 한열왕래寒熱往來가 혹 서기暑氣로 인한 경우와 아닌 경우도 있는데 무엇 때문인가?

妊娠寒熱이 或因暑氣者하고 有不因傷暑而得之者하니 何也오

학瘧은 한열왕래寒熱往來의 질환으로 모두 풍한風寒이 침범하여 발생하는 것이다. 무릇 풍風은 양사陽邪로 변화하여 열熱이 되고, 한寒은 음사陰邪로 변화하여 한寒이 되는데, 음양사陰陽邪가 상하로 서로 싸워 허실虛實과 사정邪正이 서로 번갈아 들어서, 혹 음陰이 양陽을 병탄하면 음陰이 실實하고 양陽이 허虛해지고, 양陽이 음陰을 병탄하면 양陽이 실實하고 음陰이 허虛해진다. 혹 먼저 한寒에 상한 후에 풍風에 상하면 그 징후는 먼저 오한惡寒하고 후에 발열發熱하고, 혹 먼저 풍風에 상한 후에 한寒에 상하면 그 징후는 먼저 발열發熱하고 후에 오한惡寒하는데 간간히 멈추는 때가 있어서 상한傷寒과 그 증상이 다르게 나타나므로 학瘧이라 한다. 『소문素問·학론瘧論』에 "여름에 서暑에 상하면 가을에 반드시 학瘧을 앓는다."고 한 것이 서기暑氣에 상한 바로 말미암은 것이다. 만약 임신에 오한발열惡寒發熱하는 경우는 모두 혈기血氣가 허손虛損된 상태에서 풍사風邪가 이를 침범하여 말미암아 음양陰陽이 막혀 오한惡寒과 발열發熱이 교대로 나타나는 것인데, 『소문素問·조경론調經論』[283]에 "양陽이 미약微弱하면 오한

答曰 瘧者는 寒熱之疾이니 皆繇風寒入中也라 夫風爲陽邪니 陽化氣而爲熱이요 寒爲陰邪니 陰化氣而爲寒이라 陰陽上下交爭하야 虛實邪正更作하면 或陰併於陽이면 則陰實而陽虛요 若陽併於陰이면 則陽實而陰虛라 或先傷於寒而後傷於風하면 其爲候也는 則先寒而後熱하고 或先傷於風而後傷於寒하면 其爲證也는 則先熱而後寒하야 休作有時하니 與傷寒頗[281]異者라 故로 名爲瘧也라 經에 曰 夏傷於暑면 秋必病瘧者는 此因暑氣之所傷也라 若妊娠寒熱者는 皆繇血氣虛損에 風邪乘之하야 致陰陽關隔[282]하야 寒熱互見也라 經에 云 陽微惡寒하고 陰弱發熱이라

281) 頗: 자못 파.
282) 關隔(관격): 막다.
283) 『素問·調經論』에는 "陽虛則外寒 陰虛則內熱"이라 하였다.

하니 若此之類는 皆緣虛之所致요 此不因暑氣之作也라 若熱極不已면 則傷胎라

惡寒하고 음陰이 미약微弱하면 발열發熱한다."고 하였으니 만약 이런 종류는 모두 허虛 때문에 그러한 것이고, 이는 서기暑氣가 침입한 것은 아니다. 만약 열熱이 심한 상태가 계속되면 태胎가 손상되게 된다.

大安散은 治脾寒如瘧하야 發熱無時라

草豆蔻七箇和皮細切 厚朴半兩 烏梅十箇去核仁 甘草 人參各一分 大棗十枚 肥薑一分連皮 陳皮七箇全者洗淨切 良薑一分

右共剉拌勻하야 分作五裹하고 先以鹽水蘸紙濕하야 裹煨香熟이라가 第一服에 一裹를 水一盌284)으로 煎一盞하야 溫服이요 第二服에 用二裹를 幷煎滓하야 以水二盌으로 煎一盌하야 溫服이니 第三服에 用三裹를 幷煎滓하야 以水三盌으로 煎一盌하야 作兩服이니 並空心285)食前溫服이라

대안산大安散은 비脾에 한증寒證이 있어 학瘧과 같아 발열發熱이 때도 없이 나는 경우를 다스린다.

草豆蔻七箇 和皮細切 厚朴半兩 烏梅十箇 去核仁 甘草 人參 各一分 大棗十枚 肥薑一分 連皮 陳皮七箇 全者洗淨 切 良薑一分

위 약재들을 모두 고루 썰어 5묶음으로 나누고 먼저 소금물에 축축하게 적신 종이로 싸서 구워 향이 진하게 나도록 하다가 첫 번째로 한 묶음을 물 한 동이를 넣고 달여 한 잔이 되면 따뜻하게 복용하고, 두 번째에는 두 묶음을 찌꺼기와 함께 두 동이를 넣고 달여 한 동이가 되면 따뜻하게 복용하며, 세 번째에는 세 묶음을 찌꺼기와 함께 물 세 동이를 넣고 달여 한 동이가 되게 하여 2번에 나누어 식전 빈속에 따뜻하게 복용한다.

妊娠에 患瘧熱者는 可服이라

常山 竹葉各半兩 人參 石

임신 중에 학瘧처럼 열熱이 나는 경우에 복용할 수 있다.

常山 竹葉 各半兩 人參 石膏研 各一兩 糯米一百粒

---

284) 盌: 주발 완.

285) 空心(공심): 속이 빈 것. 소화가 다 되어 위 내용물이 소장·대장으로 내려가고 위 속이 빈 상태.

위 약재들을 썰어 그중 3돈에 물 1잔 반을 붓고 달여 8할이 되면 찌꺼기를 버리고 수시로 복용한다.

膏各一兩研 糯米一百粒

右爲㕮咀하야 每服三錢호대 水盞半으로 煎八分하야 去滓通口服이니 不拘時라

지황환地黃丸은 학瘧처럼 한열왕래寒熱往來가 오래되어 노채勞瘵가 된 경우에 사용한다.

生地二兩 柴胡洗 秦艽 黃芩 各半兩 赤芍

위 약재들을 곱게 갈아서 꿀에 오동 씨 크기로 환을 만들어 매번 30환을 오매환烏梅湯과 함께 수시로 복용한다.

地黃丸은 治寒熱類瘧하야 久之爲勞라

生地二兩 柴胡洗 秦艽 黃芩各半兩 赤芍

右爲細末하야 蜜丸桐子大하야 每服三十丸호대 烏梅湯下니 不拘時라

청기탕淸肌湯은 두목혼중頭目昏重하여 기분이 좋지 않으면서 뺨이 붉고 입과 목이 마르고, 발열發熱과 도한盜汗이 있으면서 음식량이 줄어든 경우에 사용한다.

甘草炙 半兩 草果仁五錢 當歸微炒 白朮一兩 白茯苓 芍藥 柴胡 各一兩 川芎半兩

위 약재들을 썰어 그중 3돈에 물 1잔 반과 구운 생강 한 덩어리를 쪼갠 것과 박하薄苛 조금을 넣고 7할이 되게 달여 찌꺼기를 버리고 수시로 뜨겁게 복용한다.

淸肌湯은 治頭目昏重不悅과 頰赤口燥咽乾과 發熱盜汗과 飮食減少라

甘草炙半兩 草果仁五錢 當歸微炒 白朮一兩 白茯苓 芍藥 柴胡各一兩 川芎半兩

右㕮咀하야 每服三錢호대 水一盞半으로 煨薑一塊切碎와 薄苛少許를 煎七分하야 去滓熱服이니 不拘時라

【東醫寶鑑】 婦人 · 子瘧

성비음자醒脾飮子

治子瘧 寒瘧 厚朴 草豆蔻研 各五錢 乾薑三分 甘草二分 右剉作一貼 入薑五棗二同煎 空心服入門

구사탕驅邪湯

治姙娠感冷發瘧 良薑 白朮 草果 橘紅 藿香 縮砂 白茯苓 各一錢 甘草五分 右剉作一貼 入薑五片棗二枚 水煎服丹心

제생석고탕濟生石膏湯

治姙娠熱瘧 渴飮無度 石膏二錢 生地黃一錢半 黃芩 麥門冬 人參 知母 乾葛 各一錢 甘草五分 右剉作一貼 入烏梅一箇 同煎服丹心

第六十四問 下痢와 滯痢의 구분

하리下痢와 체리滯痢는 어떻게 구별하는가?

下利與滯利는 何以別之오

봄에 풍사風邪에 상하였는데 사기邪氣가 계속 머물다가 장위腸胃가 허약함을 만나면 풍사風邪는 계절의 사기邪氣일 뿐이나 장腸이 허虛하여 설사泄瀉를 하므로 수곡水穀의 이痢가 된다. 혹 장腸이 허虛한데 열기熱氣를 받아 하리下痢하면 적색이고, 냉기冷氣를 받아 하리下痢하면 백색이고, 냉冷과 열熱이 서로 섞이면 그 하리下痢가 물고기 뇌나 콧물 같은 것이 서로 섞여 정체하여 그치지 않는 경우를 체리滯痢라고 한다.

答曰 春傷於風한데 邪氣運留하야 遇腸胃虛弱이면 風邪因時傷之나 腸虛則泄이라 故로 爲水穀之痢也라 或腸虛受熱氣者는 下痢則赤이요 受冷氣者는 下痢則白이요 冷熱相交하야 其痢如魚腦鼻涕가 相雜連滯不已者를 謂之滯痢也라

향련환香連丸은 설사가 그치지 않는 경우에 사용한다.

木香 黃連 吳茱萸 白芍 各等分

위 약재들을 곱게 갈아 밀가루 풀에 오동 씨 크기로 환을 만들어 매번 20환을 미음탕米飮湯을 진하게 달여 하루 3회 빈속에 같이 복용한다.

香連丸은 治泄痢不止라

木香 黃連 吳茱萸 白芍 各等分

右爲細末하야 麵糊丸桐子大하야 每服二十丸호대 濃煎米飮湯下니 空心日三服이라

임신에 하리下痢가 그치지 않는 경우엔

黃蘗 乾薑 赤石脂 各二兩 酸榴皮一具

위 약재들을 거칠게 가루 내어 이 중 5돈을 물 1잔 반에 넣고 6할이 되게 달여 찌꺼기를 버리고 식전에 따뜻하게 복용한다.

妊娠下痢不止엔

黃蘗 乾薑 赤石脂 各二兩 酸榴皮一具

右爲麤末하야 每服五錢호대 水盞半으로 煎六分하야 去滓食前溫服이라

赤石脂散은 治腸胃虛弱하야 水穀不化요 冷熱不調하야 下痢赤白하고 腸滑[286]腹痛하고 肢體困倦하고 飮食減少라

赤石脂 甘草各二兩 肉豆蔻仁十兩 砂仁五兩

右爲細末하야 每服二錢호대 溫粟米飮湯下니 食前이라

적석지산赤石脂散은 장위腸胃가 허약해서 음식을 소화시키지 못하고 냉열冷熱이 조화롭지 않아 하리下痢가 적백색이면서 대변을 참지 못하고 자주 보면서 복통腹痛이 있고 지체肢體가 피곤하고 음식이 감소되는 경우에 사용한다.

赤石脂 甘草 各二兩 肉豆蔻仁十兩 砂仁五兩

위 약재들을 곱게 갈아 그 중 2돈을 따뜻한 속미음탕粟米飮湯과 함께 식전에 복용한다.

歸連丸은 治一切下痢無以新久하고 及冷熱膿血하고 腸滑裏急하야 日夜無度하고 臍腹[287]絞痛不可忍이라

阿膠搗碎炒如珠三兩以醋四升煮成膏 黃連 當歸各三兩 乾薑二兩 木香一兩五錢

右共爲末하야 用阿膠膏로 丸桐子大하야 每服三十丸호대 食前米飮下라

귀련환歸連丸은 신구新久를 막론한 모든 하리下痢와 냉열冷熱로 인해 농혈膿血이 있고 장腸이 활滑하여 이급裏急한데 차도가 없으면서 배꼽 주위가 쥐어짜는 듯이 아파 참을 수 없는 경우에 사용한다.

阿膠三兩 진주처럼 갈아서 볶아 식초 4되에 달여 고膏를 만든다.
黃連 當歸 各三兩 乾薑二兩 木香一兩五錢

위 약재들을 모두 갈아서 아교고阿膠膏를 사용하여 오동 씨 크기로 환을 만들어 30환씩 식전에 미음米飮으로 복용服用한다.

當歸芍藥散은 治妊娠에 腹中絞痛하고 心下急脹커나 及產血暈과 內虛氣乏하야 崩中久痢에 常服하면 通暢血脈

당귀작약산當歸芍藥散은 임신 중에 배에 쥐어짜는 통증과 함께 심하心下가 당기면서 창만脹滿한 경우나 출산으로 혈훈血暈이 있거나, 내허內虛로 기氣가 부족하여 붕중崩中이나 하리下痢하는 경우에 상복하

286) 腸滑(장활): 대장의 기능이상으로 설사가 나는 것을 말함.
287) 臍腹(제복): 배꼽 주위의 복부.

면 혈맥이 잘 소통되어 옹양癰瘍이 생겨나지 않고 담음痰飮이 없어지고 위胃를 기르며, 눈을 밝게 하고 진액津液을 보탠다.

白芍八兩 當歸 白茯苓 白朮 各二兩 澤瀉 川芎 各四兩

위 약재들을 곱게 가루 내어 그중 2돈을 따뜻한 술에 타서 식전에 복용한다. 『원화기용경元和紀用經』에 이르길 "본 육기경위환六氣經緯丸은 허로虛勞를 보할 수 있고, 진양眞陽을 기를 수 있고, 사열邪熱을 없애 중초中焦를 완화할 수 있고, 신지神志를 조화롭게 할 수 있고, 안색을 윤택하게 할 수 있고, 한사寒邪와 온역溫疫 등 시역時疫을 흩어지게 할 수 있다."고 하였다. 안기선생安期先生이 여러 사람들에게 적은 양의 약을 하사하였으나, 후에 중경仲景이 증감해서 부인의 임신 중 복통에 쓰는 본 처방으로 삼았으니 작약芍藥 4냥과 택사澤瀉・복령茯苓・천궁川芎 1냥과 당귀當歸 백출白朮 2냥을 꿀로 환을 만들어 복용한다고 하였고, 또 다른 처방에는 등분해서 3돈을 따뜻한 술이나 미음米飮으로 아무 때나 복용한다."고 하였다.

하야 不生癰[288]瘍하고 消痰養胃 明目 益津이라

白芍八兩 當歸 白茯苓 白朮各二兩 澤瀉 川芎各四兩

右爲細末하야 每服二錢호대 溫酒調下니 食前이라 元和紀用經[289]에 云 本六氣經緯는 能補虛勞하고 養眞陽하고 退邪熱緩中하고 和神志하고 潤澤顔色하고 散邪寒溫瘴時疫이라하니라 安期先生[290]이 賜君少久餌之藥이나 後에 仲景이 增減爲婦人懷妊腹痛本方이니 用芍藥四兩과 澤瀉茯苓川芎一兩과 當歸白朮二兩도 亦可以蜜丸服이요 又方에 等分하야 每服三錢호대 溫酒米飮任下라하니라

계황산雞黃散은 임신 중에 적백색의 하리下痢를 하면서 쥐어짜듯 아픈 경우에 사용한다.

雞子 1개를 사용하는데 검은 색이 좋다. 꼭대기에 구멍으로 내고 기울여 흰자를 쏟고 노른자만 남긴 상태에서 황단黃丹 1돈을 그 속에 넣어 두터운 종이로 감싸고 소금물 걸쭉한 것으로 싸서 구운 후 꺼내서 말린다.

雞黃散은 治懷妊에 下痢赤白과 絞刺疼痛이라

雞子一箇니 烏者爲妙라 就頭作一竅하고 傾出淸留黃하야 以黃丹一錢으로 入前雞子內하야 打令黃勻以厚紙裹하고 塩泥固濟煨하야 取出焙乾이라

288) 원문에는 癰에 隹가 없음. 癰의 오자라 판단됨.
289) 『元和紀用經(원화기용경)』: 古書名. 唐代 王氷이 찬함.
290) 安期先生(안기선생): 秦漢代의 신선으로 알려져 있다.

右爲末하야 每服二錢호대 米飮調下니 一服愈者는 是男이요 二服愈者는 是女라

위 약재을 가루 내어 2돈을 미음米飮에 타서 복용하는데, 한 번 복용하여 나으면 사내아이고, 두 번 복용하고 나으면 여자아이이다.

嚴氏第九論에 妊娠下痢赤白者는 何오하니 曰 蓋因冷物停脾하고 辛酸損胃하고 冷熱不調하야 胎氣不安하고 凝滯下痢頻頻時有時無하야 或赤或白하고 腸鳴後重하고 穀道[291]疼痛하니 急服黃連丸이라 不問冷熱하고 二證에 皆可服之라하니라

『엄씨제생방嚴氏濟生方』의 제9론에 "임신 중에 적백색의 하리下痢를 하는 경우는 무엇 때문인가?"라 하니, 답하길 "대개 냉물冷物이 비脾에 정체하고 맵고 신 음식이 위胃를 손상하고 냉열冷熱이 조화롭지 않아 태기胎氣가 불안하게 되고, 응체凝滯한 것이 하리下痢하는데 빈번하여 때가 따로 없어서 혹은 적색이거나 혹은 백색이고 장명腸鳴하면서 후중後重하고 항문肛門에 통증이 있으니 급히 황련환黃連丸을 복용한다. 냉열冷熱을 불문하고 임신 중에 하리下痢하는 경우에 사용할 수 있다."고 하였다.

蒙薑黃連丸

乾薑炮 黃連 川芎 砂仁微炒 阿膠蛤粉炒各一兩 白朮一兩 乳香三錢另研 枳殼半兩

右爲細末하야 同鹽梅三箇取肉하고 入少醋糊用杵匀하야 丸如桐子大하야 每服四十丸호대 白痢엔 乾薑湯下요 赤痢엔 甘草湯이요 赤白痢엔 乾薑甘草湯下라

몽강황련환蒙薑黃連丸

乾薑炮 黃連 川芎 砂仁微炒 阿膠蛤粉炒 各一兩 白朮一兩 乳香三錢 另研 枳殼半兩

위 약재들을 곱게 갈아서 소금에 절인 매실과육 3개과 함께 식초와 풀을 조금 넣어 절구를 이용하여 고루 섞어 오동 씨 크기로 매번 40환을 백리白痢엔 건강탕乾薑湯으로 복용하고, 적리赤痢엔 감초탕甘草湯으로 복용하고, 적백리赤白痢엔 건강감초탕乾薑甘草湯으로 복용한다.

【東醫寶鑑】 婦人 · 子痢

당귀작약탕當歸芍藥湯

治子痢 白芍藥 白朮 各一錢半 當歸 白茯苓 澤瀉 條芩 各一錢 木香 檳榔 黃連

---

291) 穀道(곡도): 항문을 의미함.

甘草 各七分 右剉作一貼 水煎服 ◯白痢腹痛 去芩連 加乾薑正傳

백출탕白朮湯

治孕婦下痢膿血 白朮 當歸 黃芩 各三錢 右剉作一貼 水煎服正傳

계황산鷄黃散

治子痢 烏鷄卵一箇傾出清留黃 黃丹一錢 入鷄子殼內 攪勻 厚紙糊口 鹽泥 固濟火煆 研爲末 右每取二錢 米飮調下 一服愈者 是男 二服愈者 是女本事

압자전鴨子煎

治同上 生薑年少者百錢 年老者二百錢 搗取自然汁 鴨子一箇 打破入薑汁內 攪勻 右同煎 至八分 入蒲黃三錢 再煎五七沸 空心 溫服立效本事

가출산訶朮散

治妊娠泄瀉 由食生冷 當風凉所致 訶子皮 白朮 各一錢半 陳皮 良薑 木香 白芍藥酒炒 肉豆蔲煨 甘草炙 各一錢 右剉作一貼 薑五 水煎服正傳

대녕산大寧散

治妊娠下痢赤白 或泄瀉腹痛 垂死者 黑豆三十五粒 罌粟殼二兩半生半炒 甘草二兩半生半炒 右爲末 都作一貼 入薑三片 同煎 空心服 神效綱目

第六十五問 喘病

喘病은 何以得之오

천병喘病은 어떻게 발생하는가?

答曰 喘急之病은 皆繇榮衛之氣가 流行失度하야 氣經於臟而臟不能受하고 諸氣上併於肺하야 肺管隘[292]而氣爭이라 故로 令喘急이 其始得之라

천병喘病은 모두 영위營衛의 기氣가 순행함에 법도를 잃음으로 말미암아 기氣가 장臟을 지나도 장臟이 받아들일 수가 없고, 모든 기氣가 폐肺로 올라타서 폐관肺管이 좁아져 기氣가 다투게 되므로 천병喘病이 되는 것이다.

或因墜墮恐懼면 則精神㾦[293]㾦하고 上焦閉而氣不行하고 氣不行則流於肝하야 肝氣乘肺하니 此喘出於肝이라 或因驚恐하니 驚則心無所倚하고 神無所歸하야 氣亂於中하야 心乘於肺하니 此喘出於心이라

때로는 낙상이나 두려움이 있으면 정신精神이 약해지고 상초上焦가 폐색되어 기氣가 운행되지 못하고, 운행되지 못한 기운이 간肝에 흘러들어 간기肝氣가 폐肺를 올라타서 천식喘息이 간肝에서 나오게 된다.

때로는 놀라고 두려움으로 천식喘息하게 되는데, 놀라면 심心이 의지할 바가 없고 신神이 돌아갈 바가 없어서 기氣가 중초中焦에서 어지러워져 심心이 폐肺를 올라타 천식喘息이 심心에서 나오게 된다.

或因渡水跌仆하니 腎氣暴傷而不通行하야 氣流於腎하야 腎氣上乘於脾하니 此喘出於脾라

때로는 물을 건너다가 넘어져서 신기腎氣가 갑자기 상하여 통행할 수가 없어서 기氣가 신腎에 흘러들어 신기腎氣가 비脾를 위로 올라타니 천식喘息이 비脾에서 나오게 된다.

或因飮食過傷하니 動作用力하야 穀氣不行하야 脾氣逆而凝肺하니 此喘出於肺라 凡諸臟相乘而喘이요 其證은

때로는 음식이 과도하여 상한 것으로 말미암아 체력적으로 무리하거나, 곡기穀氣가 행하지 못해 비기脾氣가 역상하여 폐肺를 막아 천식喘息이 폐肺에서 나오게 된다.

292) 隘: 좁을 애.
293) 㾦: 병약할 겁.

무릇 모든 장臟이 서로 올라타서 천식喘息할 수 있어 그 증상이 모두 같지 않게 된다.

各不同也라

신비탕神秘湯은 누우면 천식喘息하여 밤에 누울 수 없는 경우에 사용하는데, 이는 수기水氣가 역행하여 폐肺를 올라탄 것이니, 폐肺가 수水를 얻으면 떠서 벌어져 기氣로 하여금 통하지 못하게 하고 그 맥脈이 침대沈大하다.

陳橘皮湯洗 焙 生薑 紫蘇葉 人參 桑白皮 各半兩

위 약재들을 썰어 그중 3돈을 물 1잔 반에 붓고 8할이 되게 달여 찌꺼기를 버리고 따뜻하게 복용한다.

神秘湯은 治夜不得臥하고 臥則喘이라 此는 繇水氣逆行하야 上乘於肺니 肺得水則浮而開하야 使氣不得通流하고 其脉沉大라

陳橘皮湯洗焙 生薑 紫蘇葉 人參 桑白皮各半兩

右爲㕮咀하야 每服三錢호대 水盞半으로 煎八分하야 去滓溫服이라

평폐탕平肺湯은 천식喘息을 치료한다.

天門冬去心 一兩 馬兜苓 百部 各半兩

위 약재들을 거칠게 갈아 그중 5돈을 물 1잔 반에 붓고 8할이 되게 달여 찌꺼기를 버리고 따뜻하게 복용한다.

平肺湯은 治喘急이라

天門冬去心一兩 馬兜苓 百部各半兩

右爲麤末하야 每服五錢호대 水盞半으로 煎八分하야 去滓溫服이라

【東醫寶鑑】婦人 · 喘嗽

이모산二母散

治產後惡露 流入肺經 咳嗽 知母 貝母 白茯苓 人參 各一錢 桃仁 杏仁 各二錢 右剉作一貼 水煎服聖惠

소삼소음小參蘇飮

治產後 敗血入肺 面黑發喘 欲死者 蘇木二兩 剉水二椀 煎至一椀 調人參細末二錢服之雲岐

第六十六問 임신 중 痰이 많은 경우

妊娠多痰者는 緣何而生고

임신 중에 담痰이 많은 경우가 있는데 어떤 연유에서인가?

答曰 痰은 因飮生也라 氣道壅滯하고 津液不通하야 水飮氣滯하야 停在胸腑하면 結而成痰하니 人皆有之로대 少則不能爲害요 多則成病이니 乃至嘔吐라 妊娠嘔吐甚者는 多傷胎也라

담痰은 음飮으로 말미암아 생긴다. 기도氣道가 막히고 진액津液이 불통하여 수음水飮이 정체되고 그것이 흉부胸腑에 머물면 담痰을 이루게 된다. 사람이 모두 담痰이 있으되 적으면 해害가 되지 않고, 많으면 병이 되어 마침내 구토嘔吐하게 된다. 임신에 구토嘔吐가 심한 경우는 대개 태胎를 상하게 된다.

細辛五味子湯은 治痰飮壅滯라

細辛一兩 五味子三兩 白茯苓 人參 白朮 甘草炙各一兩 乾薑一兩炮

右爲飮子하야 每服三錢호대 水盞半으로 煎八分하야 去滓溫服이니 食後라

세신오미자탕細辛五味子湯은 담음痰飮이 옹체壅滯한 경우에 사용한다.

細辛一兩 五味子三兩 白茯苓 人參 白朮 甘草炙 各一兩 乾薑一兩 炮

위 약재들을 잘게 썰어 그중 3돈을 물 1잔 반에 넣고 8할이 되게 달여 찌꺼기를 버리고 식후에 따뜻하게 복용한다.

赤茯苓湯은 治妊娠嘔噦과 心下滿과 胸膈閒宿有停水와 停水心悸라

赤茯苓 人參 陳皮各一兩 芎藭 白朮 半夏各半兩

右爲飮子하야 每服四錢

적복령탕赤茯苓湯은 임신 중에 구토 및 딸꾹질, 심心 아래가 그득하면서 흉격 사이에 오래된 정수停水가 있거나, 이로 인해 심계心悸가 있는 경우에 사용한다.

赤茯苓 人參 陳皮 各一兩 芎藭 白朮 半夏 各半兩

위 약재들을 잘게 썰어 이 중 4돈을 물 1잔 반

과 생강 5조각을 넣고 7할이 되게 달여 찌꺼기를 버리고 수시로 따뜻하게 복용한다.

호대 水盞半으로 薑五片을 煎七分하야 去滓溫服이니 不拘時라

【東醫寶鑑】婦人 · 惡阻

반하복령탕半夏茯苓湯

治惡阻病 嘔吐心煩 頭目眩暈 惡聞食氣 好食酸鹹 多臥少起 百節煩疼 羸瘦痰盛 半夏一錢半 赤茯苓 熟地黃 各一錢 橘紅 旋覆花 人參 白芍藥 川芎 桔梗 甘草 各七分 右剉作一貼 入薑七片 水煎服丹心

금련반하탕芩連半夏湯

治惡阻病 胸背滿痛 黃芩一錢二分半 白朮 半夏 各一錢 赤茯苓 七分半 黃連 陳皮 當歸 梔子 枳殼 香附 人參 蒼朮 縮砂 甘草 各五分 右剉作一貼 入薑七片 水煎服永類

귀원산歸原散

治惡阻 全不入食 白朮 白茯苓 陳皮 各一錢半 半夏一錢 人參 川芎 當歸 白芍藥 丁香 甘草 各五分 桔梗 枳殼 各二分半 右剉作一貼 入薑五棗二 水煎服綱目 ○一名復元湯醫鑑

죽여탕竹茹湯

治惡阻 青竹茹 麥門冬 各三錢 前胡二錢 橘皮一錢 蘆根半握 右剉作一貼 水煎服聖惠

第六十七問 임신 중 霍亂

妊娠霍亂者는 何也오

임신 중에 곽란霍亂이 발생하는 것은 왜 그런가?

答曰 陰陽不順하고 淸濁[294]相干[295]하야 氣射中焦를 名曰霍亂이라 本因飽食豚膾하고 復啖生冷커나 或飮寒漿하고 眠臥冷席하야 風冷之氣傷於脾胃하야 諸食結而不消하고 陰陽二氣壅而不散하야 交錯於中하야 變成吐痢하니 邪在於上者는 先心痛而吐요 邪在於下者는 先腹痛而痢하야 心腹俱痛하고 吐痢並發이라 挾風者는 身熱頭痛하고 冒暑者는 吐痢冷飮하니 若不已면 則百脉昏亂하고 榮衛俱虛하야 冷搏於筋하야 令人轉筋[296]하고 邪干於胎면 其胎必損이라 揮霍[297]之間에 便成撩[298]亂故로 名霍亂也라

음양陰陽이 가지런하지 못하고 청탁淸濁이 서로 막아서 기氣가 중초中焦에 스며든 것을 곽란霍亂이라고 한다. 본래 돼지고기 회를 많이 먹고 다시 생랭生冷한 것을 먹거나, 혹 찬 음료를 마시고 찬 자리에서 잠들어 풍랭風冷한 기氣가 비위脾胃를 상한 것으로 말미암아 모든 음식이 걸려 소화消化되지 않으니, 음양陰陽 두 기氣가 옹체壅滯되어 흩어지지 않아 중초中焦에서 교착交錯하여 토吐하거나 설사泄瀉하게 되고, 사기邪氣가 상초上焦에 있는 경우는 먼저 심통心痛이 있고서 토吐하고, 사기邪氣가 하초下焦에 있는 경우는 먼저 복통腹痛이 있고 하리下痢해서 심복心腹이 모두 아프면서 토吐하고 설사泄瀉하게 된다. 풍사風邪가 낀 경우는 몸에 열熱이 나며 복통頭痛하고 서사暑邪를 맞은 경우는 찬 수음水飮을 토하고 설사한다. 만약 낫지 않으면 기혈氣血의 순환이 어지러워지고, 영위營衛가 모두 약해져 차가운 기운이 근육筋肉을 속박하여 전근轉筋하게 되며, 사기邪氣가 태胎를 침범하면 그 태胎는 반드시 손상이 있다.

---

294) 淸濁(청탁): 음식물이 체내로 들어오면 필요한 성분은 흡수하고 불필요한 성분은 배출하는 과정을 거치는데, 이때 필요한 성분은 淸이 되고 불필요한 성분은 濁이 된다.

295) 相干(상간): 서로 침범하다.

296) 轉筋(전근): 抽筋이라고도 함. 대개는 腓腸筋의 攣急을 말함. 이는 진액이 脫失된 일종의 증상이다.

297) 揮霍(휘곽): 휘두를 휘, 빠를 각. 아주 빠른 시간을 의미함.

298) 撩: 어지러울 요.

그 증상이 아주 빠르고 복잡하게 나타나므로 곽란霍亂이라고 한다.

백출산白朮散은 산후에 곽란霍亂으로 토하고 설사하며 복통腹痛이 있으며 번갈煩渴하는 경우와 수족이 역랭하는 경우에 사용한다.

白朮 麥門冬 陳皮 乾薑炮 人參 各一兩 甘草炙 半兩

위 약재들을 거칠게 갈아 이 중 4돈을 물 1잔 반에 생강 5조각을 넣고 6할이 되게 달여 찌꺼기를 버리고 수시로 따뜻하게 복용한다.

白朮散은 治產後霍亂에 吐痢腹痛煩渴과 手足逆冷이라

白朮 麥門冬 陳皮 乾薑炮 人參各一兩 甘草炙半兩

右爲麤散하야 每服四錢호대 水盞半으로 薑五片을 煎六分하야 去滓溫服이니 不拘時라

한寒한 경우는 이중탕**理中湯**을 사용하여, 이한裏寒하면서 외열外熱하여 곽란霍亂으로 토하고 설사하면서 수족이 궐랭厥冷하고 흉비심통胸脾心痛이 있으며 역기逆氣나 결기結氣가 된 경우에 사용한다.

丁香一兩 人參 甘草 白朮 乾薑炮 各三兩

위 약재들을 가루 내어 이 중 3돈을 물 1잔 반에 넣고 8할이 되게 달여 찌꺼기를 버리고 공복에 조금 뜨겁게 해서 복용한다.

寒者는 **理中湯**이니 治裏寒外熱이라 霍亂吐痢와 手足厥冷과 胸脾心痛과 逆氣結氣라

丁香一兩 人參 甘草 白朮 乾薑炮各三兩

右爲飲子하야 每服三錢호대 水盞半으로 煎八分하야 去滓空心稍熱服이라

정향산丁香散은 곽란霍亂으로 토吐하고 설사泄瀉하는 것이 그치지 않는 경우에 사용한다.

丁香 桂心 白朮 各半兩 訶梨勒 厚朴 高良薑 附子 各三分 木瓜乾者 陳皮 各一兩

위 약재들을 곱게 갈아 이 중 2돈을 미음米飲에 타서 수시로 복용한다.

丁香散은 治霍亂에 吐痢不止라

丁香 桂心 白朮各半兩 訶梨勒 厚朴 高良薑 附子各三分 木瓜乾者 陳皮各一兩

右爲細末하야 每服二錢호대 米飲調下니 不拘時라

渴者는 五苓散이니 治霍亂吐痢와 躁渴引飮이라

澤瀉五兩 白朮 猪苓各三兩 肉桂二兩 赤茯苓三兩

右爲細末하야 每服二錢호대 熱湯調下니 不拘時라 服訖[299]에 多飮熱湯하야 有汗卽愈라

갈증이 있는 경우는 오령산五苓散이니 곽란霍亂으로 토吐하고 설사泄瀉하면서 조동躁動과 번갈煩渴로 물을 찾는 경우를 다스린다.

澤瀉五兩 白朮 猪苓 各三兩 肉桂二兩 赤茯苓三兩

위 약재들을 곱게 갈아 이 중 2돈을 뜨거운 물에 타서 수시로 마시는데, 그 뒤에 따뜻한 물을 자주 마셔 땀을 내면 곧 낫는다.

參苓白朮散은 治胃氣不順하야 吐痢止後에 躁渴不解라

乾薑二兩 人參 白茯苓各一兩 木香一分 甘草炙一分 藿香葉

右爲麤末하야 每服二錢호대 水盞半으로 煎七分하야 去滓溫服이니 不拘時라

삼령백출산參苓白朮散은 위기胃氣가 가지런하지 못해서 토吐하고 설사泄瀉하는 것이 그친 후에도 조동躁動과 번갈煩渴이 풀리지 않은 경우에 사용한다.

乾薑二兩 人參 白茯苓 各一兩 木香一分 甘草炙 一分 藿香葉

위 약재들을 거칠게 갈아 이 중 2돈을 물 1잔 반에 넣고 7할이 되게 달여 찌꺼기를 버리고 수시로 따뜻하게 복용한다.

香薷飮은 治淸濁相干하야 霍亂吐痢라

香薷一兩半 厚朴 黃連各二兩

右爲飮子하야 每服三錢호대 水盞半으로 煎七分하야 去滓하고 用新汲水하야 頻頻頓極冷하야 服之니 藥冷則効速也라

향유음香薷飮은 청탁淸濁이 서로 막아 곽란霍亂으로 토吐하고 설사泄瀉하는 경우에 사용한다.

香薷一兩半 厚朴 黃連 各二兩

위 약재들을 가루 내어 이 중 3돈을 물 1잔 반에 넣고 7할이 되게 달여 찌꺼기를 버리고, 물을 계속 갈아 빨리 차갑게 만들어 복용하는데, 약이 차가울수록 효과가 빠르다.

299) 訖: 至也. 이를 흘.

【東醫寶鑑】霍亂 · 乾霍亂治法

강염탕薑鹽湯

治乾霍亂欲死 鹽一兩 生薑切半兩 右同炒色變 以童尿二盞 同煎至一盞 分二次服直指

【東醫寶鑑】署 · 暑熱通治藥

향유산香薷散

治傷中一切暑病 或霍亂吐瀉 或昏塞欲絶 香薷三錢 厚朴 白扁豆 各一錢半 右剉作一貼 入酒少許 水煎去滓 沈冷服之局方

第六十八問 子煩

何謂子煩고

자번子煩이 무엇인가?

答曰 煩有四證하니 有心中煩하고 有胸中煩하고 有虛煩하고 有子煩하야 諸如此者는 皆熱也라 若臟虛而熱氣乘心이면 則令心煩이니 但煩熱而已요 別無他證者를 名曰虛煩이라 若積痰飮而嘔吐涎沫者를 謂之胸中煩이요 或血飮停積하야 虛熱相搏하야 以其妊娠而煩 故로 謂之子煩也라

번煩에는 심중번心中煩, 흉중번胸中煩, 허번虛煩, 자번子煩 네 가지가 있는데 모두 열증熱證이다. 만약 장臟이 허하여 열기熱氣가 심心을 올라타면 심번心煩이니 답답하고 열이 날 따름이고, 다른 증證이 없는 것은 허번虛煩, 담음痰飮이 쌓여 연말涎沫을 구토嘔吐하는 경우는 흉중번胸中煩, 혹 혈음血飮이 정체되어 허열虛熱과 더불어서 임신 중에 번煩증이 나타나면 자번子煩이다.

犀角散은 治妊娠心煩熱悶이라

서각산犀角散은 임신 중에 심번心煩으로 열熱이 나면서 답답한 경우에 사용한다.

犀角屑 地骨皮 黃芩 麥門冬 赤茯苓各一兩 甘草炙半兩

犀角屑 地骨皮 黃芩 麥門冬 赤茯苓 各一兩 甘草炙半兩

右爲飮子하야 每服四錢호대 水盞半으로 煎八分하야 去滓하고 入竹瀝一合하야 更煎數沸하야 溫服이니 不拘時라

위 약재들을 잘게 썰어 이 중 4돈을 물 1잔 반에 넣고 8할이 되게 달여 찌꺼기를 버리고 죽력竹瀝 1홉을 넣고 다시 여러 차례 달여 수시로 따뜻하게 복용한다.

當歸飮子는 治妊娠胎動과 心煩熱悶이라

당귀음자當歸飮子는 임신 중에 태동胎動하면서 심번心煩으로 열熱이 나면서 답답한 경우에 사용한다.

當歸 芎藭 阿膠 豆豉 桑寄生 各半兩 葱白七莖

위 약재들을 가루 내어 이 중 3돈을 물 2잔에 넣고 8할이 되게 달여 찌꺼기를 버리고 수시로 따뜻하게 복용한다.

當歸 芎藭 阿膠 豆豉 桑寄生各半兩 葱白七莖

右爲飮子하야 每服三錢호대 水二盞으로 煎八分하야 去滓溫服이니 不拘時라

죽력탕竹瀝湯은 임신에 항상 번민煩悶으로 시달리는 자번子煩에 사용한다.

竹瀝二合 防風三兩 黃芩三兩 茯苓四兩 麥門冬三兩

위 약재들을 가루 내어 물 4되와 죽력竹瀝 2홉을 같이 달여 2되 반이 되면 이를 3회로 나누어 복용하는데 나을 때까지 복용한다.

竹瀝湯은 療妊娠常苦煩悶이니 此子煩也라

竹瀝二合 防風三兩 黃芩三兩 茯苓四兩 麥門冬三兩

右爲飮子하야 水四升과 合竹瀝하야 煮取二升半하야 分三服아니 不差면 重作이라

【東醫寶鑑】婦人 · 子煩

죽엽탕竹葉湯

白茯苓二錢 麥門冬 黃芩 各一錢半 防風一錢 右剉作一貼 入靑竹葉七片 水煎服 日二回春

죽력탕竹瀝湯

赤茯苓一兩 剉右以水一升半 煎至半 去滓 和竹瀝一合 服 ◯又竹瀝細細飮之 最妙本草

第六十九問 子嗽

何謂子嗽오

자수子嗽는 무엇인가?

答曰 肺主氣하고 外合皮毛하니 風寒이 外感入射於肺 故로 爲咳也라 有涎者를 謂之嗽요 無痰者를 名曰咳라 夫五臟六腑는 俱受氣於肺나 各以其時에 感於寒而爲病也니 秋則肺受之하고 冬則腎受之하고 春則肝受之하고 夏則心受之하고 長夏則脾受之하니 長夏者는 夏末秋初也라 諸藏不已면 各傳於腑也니 妊娠而嗽者를 謂之子嗽요 久而不已則傷胎라

폐肺는 기氣를 주재하고 밖으로 피모皮毛와 짝을 이루고, 외부의 풍한사風寒邪가 폐肺로 침입하면 해咳가 되고, 연涎이 있는 것을 수嗽라고 하고, 담痰이 없는 것은 해咳이다. 무릇 오장육부五臟六腑는 모두 폐肺에 기氣를 받으나, 한사寒邪가 침입하면 시기별로 가을이면 폐肺가, 겨울이면 신腎이, 봄이면 간肝이, 여름이면 심心이, 여름의 끝이면서 가을이 시작할 때인 장하長夏이면 비脾가 이에 영향을 받게 되고, 여기서 낫지 않으면 각각의 부腑로 전하게 되는데, 임신 중에 수嗽하는 경우를 자수子嗽라 하고 오래되어 낫지 않으면 태胎를 상하게 된다.

天門冬湯은 治惡熱咽燥脉數과 咳嗽甚則咯血이라

天門冬半兩 紫苑 知母各一兩 桑白皮 五味子 桔梗

右爲飲子하야 每服五錢호대 水二盞으로 煎一盞하야 去滓溫服이니 有血者는 加阿膠半兩하고 大便澁而喘者는 加葶藶半兩이라

천문동탕天門冬湯은 오열惡熱과 인후咽喉가 건조한 경우와 맥삭脈數하면서 해수咳嗽가 심하여 객혈咯血하는 경우에 사용한다.

天門冬半兩 紫苑 知母 各一兩 桑白皮 五味子 桔梗

위 약재들을 잘게 썰어 그중 5돈을 물 2잔에 넣고 1잔이 되게 달여 찌꺼기를 버리고 따뜻하게 복용하는데, 혈血이 있는 경우는 아교阿膠 반 냥을, 대변이 삽澁하면서 천식喘息이 있는 경우는 정력자葶藶子 반 냥을 더한다.

백합산百合散은 임신 중에 해수咳嗽가 있으면서 심흉心胸이 편하지 않고, 번민煩悶하여 음식을 먹고 싶어 하지 않는 데 사용한다,

百合 紫苑 麥門冬 桔梗 桑白皮 各一兩 甘草炙 半兩

위 약재들을 썰어 그중 4돈을 물 1잔 반에 죽여竹茹 1푼分과 같이 넣어 8할이 되게 달여 찌꺼기를 버린 뒤, 꿀 반 숟가락을 넣어 다시 3~4회 달여서 수시로 따뜻하게 복용한다.

百合散은 治妊娠咳嗽와 心胸不利와 煩悶不欲飮食이라

百合 紫苑 麥門冬 桔梗 桑白皮各一兩 甘草炙半兩

右爲㕮咀하야 每服四錢호대 水盞半에 入竹茹一分하야 煎八分하야 去滓하고 入蜜半匙하야 更煎三四沸면 方可니 不拘時候溫服이라

완식단緩息丹은 폐기肺氣가 조화롭지 않아 담痰이 옹체되어 기침을 하거나, 상초上焦의 기氣가 위로 치밀어 올라 숨이 차면서 가슴속이 갑갑하고 담말痰沫을 뱉으면서 기침을 하여 밤낮으로 불편하여 그치지 않는 경우에 사용한다.

半夏曲二兩 반하半夏를 끓는 물에 7차례 씻어 갈아서 가루로 내어 생강즙으로 섞어 마르기를 기다린 후 다시 가루로 만들고 생강즙으로 다시 섞어 모두 7~8차례 해서 맛을 보아 맵지 않으면 된 것이다. 橘紅五錢 天門冬半兩 杏仁一兩 껍질과 끝을 제거하고 따로 갈아 가루를 만든다.

위 약재들을 잘게 가루로 만들고 연밀煉蜜로 섞어서 1냥으로 15환으로 만들어 매번 1환을 침과 함께 식후에 복용한다.

緩息丹은 治肺氣不調하야 痰壅咳嗽하고 上氣喘滿하고 咳嗽唾痰沫하야 日夕不安止라

半夏曲二兩 半夏湯洗七次하야 硏成末薑汁和하야 候乾再爲末하고 薑汁再和하야 共七八次하야 取喫之니 不辣爲度라 橘紅五錢 天門冬半兩 杏仁一兩 去皮尖別硏成霜

右三味爲末하고 次拌硏細杏仁霜하야 煉蜜和하야 每兩分十五丸하야 每服一丸호대 隨津調之니 食後服이라

【東醫寶鑑】 婦人 · 子嗽

자원탕紫菀湯

治妊娠咳嗽 胎不安 紫菀 天門冬 各二錢 桔梗一錢半 杏仁 桑白皮 甘草 各一錢 右剉作一貼 入竹茹 鷄子大 水煎 去滓入蜜半匙 再一沸 溫服綱目

백합산百合散

治子嗽 百合 紫菀茸 貝母 白芍藥 前胡 赤茯苓 桔梗 各一錢 甘草五分 右剉作一貼 入薑五 水煎服得效

천문동음天門冬飮

治子嗽 天門冬 紫菀茸 知母 桑白皮 各一錢半 五味子 桔梗 各一錢 右剉作一貼 水煎服正傳

第七十問 胸痺

흉비胸痺는 무엇인가?

何謂胸痺오

흉비胸痺는 한기寒氣가 장부臟腑에 머물러 기운이 흉부로 치밀어 올라 가슴 아래가 답답하고 목구멍이 막힌 것 같이 아프면서 음식이 내려가지 않는 경우를 흉비胸痺라고 한다. 비위脾胃가 점차로 약해져서 마침내 죽게 되는데, 임부妊婦 중에 흉비胸痺가 발생하면 태아胎兒가 손상된다.

答曰 胸痺者는 繇寒氣客於臟腑하야 氣上衝心하야 胸下愊[300]愊如滿하고 噎塞習習[301]痺痛하고 飮食不下를 謂之胸痺也라 脾胃漸弱하야 乃至斃人이요 妊婦爲患도 亦損傷胎也라

지실이중탕환枳實理中湯丸은 결흉結胸으로 숨이 끊어질 듯하고 가슴이 부풀어 올라 손을 댈 수 없는 경우에 사용한다.

白茯苓 人參 各二兩 枳實十六片 乾薑炮 白朮 各二兩 甘草炙 二兩

위 약재들을 곱게 갈아 꿀에 계란 노른자 크기로 환을 만들어 1환을 뜨거운 물에 녹여 복용한다. 연이어 2~3회 복용하면 가슴이 뚫리면서 편해진다. 갈증이 있는 경우는 과루근括蔞根 2냥을, 설사하는 경우는 모려牡蠣 2냥을 더한다.

枳實理中湯丸은 治結胸欲絶하고 心膈高起하야 手不可近이라

白茯苓 人參各二兩 枳實十六片 乾薑炮 白朮各二兩 甘草炙二兩

右爲細末하야 蜜丸如雞子黃大하야 每服一丸호대 熱湯化下라 連進二三服하면 胸中豁然而開요 渴者는 加括蔞根二兩이요 下痢者는 加牡蠣二兩이라

길경지각탕桔梗枳殼湯은 비기痞氣, 흉만胸滿하여 숨

桔梗枳殼湯은 治痞氣[302]

300) 愊: 답답할 핍.
301) 習習(습습): 사늘한 바람이 가볍고 보드랍게 잇달아 불다. 솔솔, 살랑거리다.
302) 痞氣(비기): 五積 중 脾積에 해당된다.

胸滿欲絕이라

이 끊어 질 듯한 경우를 다스린다.

枳殼 桔梗湯洗去穰各一兩

枳殼 桔梗湯洗 去穰 各一兩

右剉麻豆大하야 分二服이니 水二盞으로 煎一盞하야 去滓溫服이니 不拘時라

위 약재들을 마두麻豆 크기로 썰어 그 중 절반을 물 2잔에 넣고 1잔이 되게 달여 찌꺼기를 버리고 수시로 따뜻하게 복용한다.

沉香理氣湯은 治氣滯不和하야 胸膈虛痞[303]라

침향이기탕침沈香香理氣湯은 기체氣滯로 조화롭지 않아 흉격이 허비虛痞한 경우에 사용한다.

丁香 檀香 木香各半兩 藿香二兩 甘草二兩 砂仁半兩 白豆蔻一兩用仁 沉香 烏藥 人參各一兩

丁香 檀香 木香 各半兩 藿香二兩 甘草二兩 砂仁半兩 白豆蔻一兩 用仁 沈香 烏藥 人參 各一兩

右爲末하야 每服一錢호대 入鹽一字[304]하야 沸湯點服이니 不拘時라

위 약재들을 가루 내어 이 중 1돈을 약간의 소금을 넣은 끓인 물을 떨어뜨려 녹인 것을 수시로 복용한다.

調氣丸은 治氣道不順하야 胸膈壅塞이라

조기환調氣丸은 숨이 거칠고 흉격이 막힌 것 같은 경우에 사용한다.

青皮炒 陳皮炒 木香各一兩不見火

青皮炒 陳皮炒 木香不見火 各一兩

右各剉碎하고 用牽牛末四兩으로 炒호대 牽牛末焦黃하면 篩去不用하고 以三味로 爲細末하야 蜜丸桐子大하야 每服五十丸이니 空心薑湯送下라

위 약재들을 썰어 잘게 부셔서 견우자牽牛子 가루 4냥을 같이 넣고 볶아서 견우자牽牛子 가루가 누렇게 타면 그 재를 체로 걸러 버리고, 남은 세 약재를 꿀에 오동 씨 크기로 환을 만들어 50환을 빈속에 생강탕으로 복용한다.

---

303) 胸膈虛痞(흉격허비): 심신이 허약하고 陰陽氣血이 부족하여 빈속에 명치 아래와 배가 더부룩하면서 답답하며 언제나 입맛이 없고 설사를 하며 음식을 먹어도 소화가 안 돼 썩은 내가 나는 트림을 하고 신물이 올라오는 병증.

304) 一字(일자): 두 손가락으로 잡을 만큼의 적은 양.

【東醫寶鑑】胸 · 胸痞

지실이중원枳實理中元

治寒實痞滿 枳實麩炒 人參 白朮 白茯苓 乾薑炮 甘草炙 各等分 右爲末 蜜和一兩 作四丸 熱湯化下得效 ○傷寒結胸 心胸痞痛 手不得近 氣欲絶 陷胸湯丸 皆不效 用此如神綱目

가미함흉탕加味陷胸湯

治熱痞 胸膈滿痛 桔梗 枳殼 各一錢五分 半夏 黃芩 黃連 瓜蔞仁 麥門冬 各一錢 右剉作一貼 薑五片 水煎服醫林

시경반하탕柴梗半夏湯

治痰熱盛 胸痞脇痛 柴胡二錢 瓜蔞仁 半夏 黃芩 枳殼 桔梗 各一錢 靑皮 杏仁 各八分 甘草四分 右剉作一貼 薑三片 水煎服入門

第七十一問 子癎

何謂子癎[305]고

자간子癎은 무엇인가?

答曰 風은 是四時八方之氣니 常以冬至日로 候之라 風從其方來者는 長養萬物하고 不從其方來者는 乃名虛邪賊風이니 體虛之人中之者는 隨其虛而爲病也라 夫五臟六腑之兪는 皆在於背하니 臟腑旣虛면 則邪乘虛而入傷하야 隨其臟腑所感而發이라 時에 能言者는 可治나 不能言者는 難治라 若傷太陽之經에 復遇寒濕相搏하면 口噤[306]背強하니 名之曰痓라 故로 妊娠而發者는 悶冒不識人하고 須臾[307]則醒이나 醒而復發하니 名曰子癎이요 又名子冒라

久則成變痓하고 妊娠忽悶하야 眼直不識人하고 須臾醒이나 醒復發似不醒者를

풍風은 계절에 따라 부는 방향이 변한다. 풍風이 정상적으로 불면 만물을 기르나, 비정상적으로 불면 허사적풍虛邪賊風이 되어 인체가 허약한 사람에게 침범하면, 그 허약한 곳에 병이 든다. 무릇 오장육부五臟六腑의 수혈兪穴은 모두 등 부위에 있어서, 장부臟腑가 허약한데 사기邪氣가 허한 틈을 타고 침범하면 감촉된 등 부위 兪穴에 따라 장부臟腑에 질환이 발생하게 된다. 이때에 말을 할 수 있는 경우는 치료할 수 있으나 말을 할 수 없는 경우는 치료하기 어렵다. 만약 태양경太陽經에 한습사寒濕邪가 침범하면 구금口噤하면서 등 부위가 강직强直되어 치병痓病이 되는데, 임신 중에 발생하는 경우는 의식이 몽롱하여 사람을 알아보지 못하는데, 잠깐 정신이 들었다가 다시 몽롱한 경우를 자간子癎 또는 자모子冒라고 한다.

이런 상태가 계속되면 치병痓病이 되는데 임신 중 갑자기 갑갑해 하면서 눈을 똑바로 치켜뜨고 사람을 알아보지 못하다가 잠깐 깨어나나 다시 발병해 깨지 못하니 역시 치병痓病, 자간子癎 또는 자모子冒라 하고 갈근탕葛根湯으로 치료한다.

---

305) 子癎(자간): 임신 중 癎疾로 임신, 분만, 산욕기에 갑자기 발생하는 강직성 또는 간대성의 경련을 주증으로 하는 급성 병증. 흔히 임신 중 고혈압성 질환으로 인하여 임신 20주 이후에 발생하며 경련이나 혼수를 동반한다.

306) 口噤(구금): 입을 벌리지 못하는 증상으로 中風, 痓病, 驚厥 등의 질환에서 볼 수 있음.

307) 須臾(수유): 잠깐.

만약 대나무가 있어서 구할 수 있으면 죽력탕竹瀝湯을 쓰고, 대나무가 없으면 갈근탕葛根湯을 쓰니, 이 두 처방은 모든 치병痓病에 사용하는데 기사회생시킬 수 있으며, 소아의 간치癎痓나 금창金瘡에 또한 효험이 있다. 죽력竹瀝을 만드는 법은 뒤에 있다.

名曰痓病이요 亦號子癎이요 亦號子冒니 以葛根湯이라

若有竹近可速辦[308]하면 當先作竹瀝湯이요 其竹遠不可即辦者는 當先辦葛湯[309]이니 此二物이 偏療諸痓요 絶可以起死也라 小兒忽癎痓[310]와 與金瘡[311]에 療之亦驗이라 作竹瀝法은 于後라

새로 난 청담죽靑淡竹을 잘라서 양 끝 마디를 제거하고 쪼개, 벽돌을 옆으로 쌓고 그 위에 대나무를 양 끝이 허공에 있게 포갠 뒤, 그 중앙을 태우면 양 끝으로 즙汁이 나오는데, 이것을 그릇에 담아 복용한다.

取新伐青淡竹斷之하야 除兩頭節하고 作片하야 以塼[312]竝側하야 令竹兩頭虛하고 布列[313]其上하야 燒中央하면 兩頭汁出하야 以器盛之取服이라

갈근탕葛根湯은 임신하여 출산이 가까운데 풍치風痓가 발생하여 갑자기 답답해하면서 사람을 알아보지 못하고 토역吐逆하고 잠을 길게 자지 못하고 깨어나 다시 발병하는 자간子癎에 사용한다.

葛根湯은 療妊娠臨月에 因發風痓하야 忽悶憒不識人하고 吐逆하고 睡少醒復發하니 名爲子癎이라

貝母 葛根 牡丹皮去心 防己 防風 當歸 芎藭 肉桂取肉 白茯苓 澤瀉 甘草炙 各二兩 獨活 石膏 人参

위 약재들을 물 6되에 넣고 달여 3되가 되면 이

貝母 葛根 牡丹皮去心 防己 防風 當歸 芎藭 肉桂取肉 白茯苓 澤瀉 甘草炙各二兩 獨

308) 辦: 힘쓸 판.
309) 辦葛湯(판갈탕): 葛湯에 힘쓴다로 풀어야 하겠으나, 앞의 문맥상 葛湯은 葛根湯으로 봐야 한다.
310) 癎痓(간치): 간질로 인해 강직성 경련이 나타나는 증상.
311) 金瘡(금창): 금속제의 예리한 刀劍類에 의한 창상을 말하며, 창상이 화농되어 문드러진 瘡도 포함함.
312) 塼: 벽돌 전
313) 布列(포열): 전쟁이나 경기를 하기 위하여 진을 침.

活 石膏 人參

右件을 以水六升으로 煮取三升하야 分三服이니 其貝母가 令人易產이요 若未臨月者는 以升麻代之요 忌海藻菘菜[314]鮓物이라

를 세 번에 나누어 복용한다. 패모貝母는 출산을 촉진하므로, 만약 산달이 안 된 경우는 승마升麻로 대신하는데, 해조海藻와 숭채菘菜와 젓갈류를 금한다.

【東醫寶鑑】婦人 · 子癎

영양각탕羚羊角湯

羚羊角鎊 獨活 酸棗仁 五加皮 各一錢二分 防風 薏苡仁 當歸 川芎 茯神 杏仁 各七分 木香 甘草 各五分 右剉作一貼 薑三水 煎服正傳

314) 菘菜(숭채): 배추

第七十二問 태아가 腹中에서 사망하는 경우

태胎가 미숙하여 해가 지나도 출산을 못하거나 태아胎兒가 쌍둥이인데 그 중에 하나는 죽고 하나는 사는 경우는 무엇 때문인가?

胎痿過年不產과 又兩胎一死一生者는 何也오

양陽이 베풀어져 음陰이 변화하는데, 정精이 유여하면 쌍태雙胎가 된다. 『맥경脈經』에 "좌우의 맥이 모두 빠르면 쌍둥이가 된다."고 하였고, 또 "맥이 모두 침실沈實하면 모두 남아이고, 모두 부대浮大하면 모두 여아일 수 있다."고 하였다. 또 태아胎兒가 자궁에 있을 때는 기혈氣血로 성장하니, 만약 한온寒溫이 적당하여 혈기血氣가 강성하면 태아胎兒가 손상되지 않으나, 만약 한온寒溫이 적당함을 잃어서 기혈氣血이 손상되어 약해지면 태胎가 마르고 시들어 자라지 못해서, 때로는 1년이 지나도 출산하지 못하게 된다. 만약 쌍태雙胎를 품고 있는데 한사寒邪를 만나 쌍태雙胎를 골고루 기르지 못하면 그중 하나가 손상되게 된다. 태胎가 위치하는 곳이 차가우면 태胎가 이미 죽은 것이다. 부화하고 있는 달걀은 따뜻한 것이 정상적이며, 차가우면 달걀이 상하는 것과 마찬가지다.

答曰 陽施陰化에 精盛有餘者면 則成兩胎[315]라 脉經에 云 左右脉俱疾이면 爲二子라하고 又云 俱沉實이면 猥[316]生二男이요 俱浮大면 猥生二女라하니라 且胎之在胞에 以氣血滋養하니 若寒溫節適하야 血氣強盛하면 則無傷이라 若冷熱失宜하야 氣血損弱하면 則胎痿燥而不育이요 或過年久而不產이라 若雙胎遇寒하야 經養不周 故로 偏夭傷이요 候其胎上冷하면 是胎已死라 如雞乳子가 熱者爲祿이요 寒者는 多渴이니 正謂此也라

건지황환乾地黃丸은 임신 중에 기혈氣血이 허약하여 태아胎兒가 자라지 않는 경우에 사용한다.

熟地黃一兩 芎藭 白茯苓 人參 當歸 各三分 柴胡半兩

乾地黃丸은 治妊娠에 氣血虛弱하야 胎氣不長이라

熟地黃一兩 芎藭 白茯苓

315) 兩胎(양태): 雙胎를 말함.
316) 猥: 진실로 외

人參 當歸各三分 柴胡半兩 刺薊 桑寄生各半兩 厚朴乙兩 龍骨 阿膠各三分 白石脂三分 黃芪半兩 甘草一分炙

右爲細末하야 蜜和搗二三百杵하야 丸如桐子大하야 每服三十丸호대 淸粥飮湯送下니 不拘時라

刺薊 桑寄生 各半兩 厚朴乙兩 龍骨 阿膠 各三分 白石脂三分 黃芪半兩 甘草一分 炙

위 약재들을 곱게 갈아 꿀과 섞어서 200~300회 찧어 오동 씨 크기로 환을 만들어 매번 30환을 묽게 끓인 죽과 함께 수시로 복용한다.

雄黃丸은 治妊娠是鬼胎[317]니 致腹中黑血數下하고 腹痛이라

雄黃細研 黑白去毛一本鬼白去心 莽草 丹砂細研 巴豆去皮心油 獺肝[318]炙黃各半兩 蜈蚣一枚炙黃 蜥蜴[319]一枚炙黃

右爲細末하야 煉蜜和搗三百杵하야 丸如桐子大하야 空腹溫酒下二丸이니 日進二服이라 服後當下痢로대 如不痢면 加至三丸하야 初下淸水하고 次下蟲如馬尾狀無數요 病極者는 下蛇蟲커나 或如蝦卵雞子커나 或如白膏커나 或如豆汁이면 其病悉愈라

웅황환雄黃丸은 귀태鬼胎로 흑혈黑血을 여러 차례 쏟아내면서 복통이 있는 경우에 사용한다.

雄黃細研 黑白去毛 다른 本에는 鬼白去心으로 되어 있다 莽草 丹砂細研 巴豆去皮心油 獺肝炙黃 各半兩 蜈蚣一枚 炙黃 蜥蜴一枚 炙黃

위 약재들을 곱게 갈아서 연밀煉蜜을 넣고 300회 정도 찧어 오동 씨 크기로 환을 민들어 공복에 따뜻한 술로 2환을 하루에 2회 복용한다. 복용 하면 하리下痢하게 되는데, 만약 하리下痢하지 않으며 3환까지 늘린다. 처음에 맑은 물을 쏟아내고 다음에 말꼬리 같은 벌레를 수도 없이 쏟아내게 되는데, 병이 심한 경우에는 사충蛇蟲, 새우 알이나 계란 모양, 흰 석고, 두즙豆汁같은 것을 쏟아 내면 그 병은 낫게 된다.

317) 鬼胎(귀태): 자궁 속의 태아를 싸고 있는 脈絡膜이 異狀 발육하여 생기는 병. 자궁 속은 차츰 작은 주머니 같은 덩어리가 되며 가는 줄기로 연결되어 마치 포도송이같이 되어 태아는 아주 그 형체가 없어짐.
318) 獺肝(달간): 수달의 간.
319) 蜥蜴(석척): 도마뱀.

백출산白朮散은 충임衝任맥을 조절하고 보충하여 태기胎氣를 북돋아 임신 중에 오래된 풍랭風冷으로 태胎가 잘 자라지 않거나 혹 잘못 조리하여 태기胎氣를 손상시켜 유산이 잘 되는 경우에 사용하니, 임신 중에 상복하면 기혈氣血을 북돋아 태장胎臟을 보호한다.

牡蠣三分 白朮四分 芎藭四分 川椒去目 炒 三分

白朮散은 調補衝任[320]하야 扶養胎氣하니 治姙娠에 宿有風冷하야 胎痿不長커나 或失於將理[321]하야 動傷胎氣하야 多致損墮라 懷姙常服하면 壯氣益血하야 保和胎臟이라

牡蠣三分 白朮四分 芎藭四分 川椒去目炒三分

쌍둥이를 임신 중에 한 태아는 죽고 한 태아는 산 경우에 죽은 태아胎兒는 나오게 하고 산 태아는 안정시키는 데는 아래의 처방 효능이 뛰어다.

蟹爪一升 甘草二尺 炙 阿膠三兩

동쪽에서 흐르는 물 1말로 해조蟹爪와 감초甘草를 넣고 3되가 될 때까지 달여서 거기에 아교阿膠를 구워서 넣고 한 번에 복용한다. 한 번에 복용할 수 없으면 두 번에 나누어 복용하고 만약 먹기 곤란해 한다면, 강제로 입을 열고 먹여야 하는데, 약이 들어가면 낫는다. 약을 달이는 것은 마땅히 동쪽을 향하게 하고 모위茅葦를 땔감으로 사용하여 끓인다.

療姙娠에 兩兒 腹中一死一活한대 令死者出하고 生者安하니 此方神驗하야 萬不失一이라

蟹爪一升 甘草二尺炙 阿膠三兩

右以東流水一斗로 先煮二味하야 取三升하고 內阿膠令烊[322]하야 頓服[323]이라 不能頓服하면 分再服이요 若人困이면 拗[324]開口下니 藥入卽活이라 煎藥은 宜向東이요 以茅葦[325]薪으로 煮之라

---

320) 衝任(충임): 衝脈과 任脈.
321) 將理(장리): 休養調理함을 의미함.
322) 烊: 구울 양.
323) 頓服(돈복): 치료하기 위해서 일정한 양의 약을 여러 번에 나누지 않고 한꺼번에 다 먹음.
324) 拗: 꺾을 요.
325) 茅葦(모위): 갈대.

【東醫寶鑑】 婦人 · 交骨不開難産

흑룡단黑龍丹

治産難 及死胎不下 胎衣不下 産後兒枕痛 血迷血暈 一切危急 垂死者 灌藥得下無不活 神驗 不可言 五靈脂 當歸 川芎 良薑 熟地黃 各一兩 右剉 盛砂盒 紙筋鹽泥固濟 炭十斤煆候 冷取出 却入百草霜三錢 硫黃 乳香 各一錢半 花蘂石煆 琥珀 各一錢 右研細末 醋麪湖和丸 彈子大 每一丸 入薑汁童便溫酒中細硏 服之丹心

【東醫寶鑑】 婦人 · 下死胎

향계산香桂散

下死胎 桂心三錢 麝香半錢 右爲末 作一貼 溫酒調下 須臾卽下正傳

桂香丸 下死胎 肉桂一兩 麝香一錢 右爲末 飯丸菉豆大 白湯下十五丸入門

第七十三問 유산으로 인한 출혈

유산이 된 다음 출혈이 계속되는 경우도 있고 출혈이 없는 경우도 있어 다르니 왜 그런가?

妊娠墮胎하야 或血出不止커나 或血不出者는 何也오

혈血이 한寒하면 막히고 열나면 흩어지므로, 유산으로 경맥經脈이 손상되어 출혈이 그치지 않는 이유는 두 가지가 있다. 하나는 열熱로 인하여 유산이 되는 것이고, 둘째는 혈기血氣가 허약하여 수렴하지 못한 경우이다. 출혈이 많은 경우는 반드시 번민煩悶하여 죽고, 혹 풍랭風冷으로 인하여 유산이 된 경우는 혈血과 냉冷이 서로 얽혀 기허氣虛하여 역상되므로 출혈 없이 위로 심心을 공격하여 번민煩悶하게 되어 역시 죽게 되니, 마땅히 경맥經脈을 따뜻이 하고 한사寒邪를 몰아내면 그 혈血이 자연스럽게 순환하게 된다.

答曰 血寒則凝하고 溫則散하니 墮胎損經하면 血出不止有二라 一則因熱而流散이요 二則血氣虛而不斂이라 瀉血多者는 必煩悶而死요 或因風冷墮胎者는 血冷相搏하야 氣虛逆上則血結不出하야 搶上攻心하면 則煩悶이요 亦多致死니 當溫經逐寒하면 其血自行也라

교애탕膠艾湯은 노역勞役으로 혈기血氣을 상하여 충임衝任맥이 허손해져 월경과다, 임력淋瀝, 누하漏下가 계속되면서 배꼽 주위가 아픈 경우, 임신 중에 섭생을 잘못하여 태동胎動이 불안하고 복통이 있으면서 유산하려고 하는 경우, 노역勞役으로 포락胞絡을 상해서 포胞에 누혈漏血이 있고 요통과 함께 가슴이 답답하고 어지러운 경우, 태胎가 손상을 입어 태동胎動으로 위로 심心과 부딪혀 분돈奔豚과 같이

膠艾湯은 治勞傷血氣하고 衝任虛損하야 月水過多하고 淋瀝漏下하야 連日不斷하고 臍腹疼痛이요 及妊娠에 將攝失宜하야 胎動不安[326]하고 腹痛下墜커나 或勞傷胞絡하야 胞阻漏血[327]하고 腰痛悶亂커나 或因損動하야 胎上

326) 胎動不安(태동불안): ① 태아 운동 또는 胎氣動搖의 뜻으로 임신 후반기에 태아의 사지운동 및 羊水 內 遊泳으로 오는 腹中微動 현상. ② 태기불안에 동반하는 병적인 복통현상.

327) 漏血(누혈): 자궁출혈. 월경이 아닌데 성기에서 피가 조금씩 끊이지 않고 나옴. 사춘기와 갱년기 부녀자에게서 衝任脈이 단단치 못해 생김.

搶心하고 奔衝短氣요 及因產乳에 衝任氣虛하야 不能約制經血하야 淋瀝不斷하고 延引日月하야 漸成羸瘦라

阿膠 芎藭 甘草各二兩炙 當歸 艾葉微炒各三兩 熟地 白芍各四兩

右㕮咀하야 每服三錢호대 水一盞과 酒六分으로 煎八分하야 去滓稍熱服이니 空心日服三次요 甚者는 連夜併服이라

치밀어 올라 숨이 찬 경우, 산후에 젖을 먹여 충임衝任맥의 기혈氣血이 허약하여 경혈經血을 제약할 수가 없어서, 계속 임력淋瀝하면서 날이 갈수록 신체가 수척해지는 경우에 사용한다.

阿膠 芎藭 甘草炙 各二兩 當歸 艾葉微炒 各三兩 熟地 白芍 各四兩

위 약재들을 썰어 그중 3돈을 물 1잔과 술 6푼에 넣고 8할이 되게 달여 찌꺼기를 버리고 조금 뜨겁게 해서 빈속에 하루에 3회 복용하고 심한 경우는 밤에도 계속 복용케 한다.

伏龍肝散은 治血氣勞傷하고 衝任脉虛하야 經血이 非時忽然崩下하니 或成豆汁커나 或成片커나 或五色相襍[328]커나 或赤白相兼하고 臍腹冷痛하고 經久未止하야 令人으로 黃瘦口乾하고 飮食減少하고 四肢無力하고 虛煩驚悸라

伏龍肝一兩竈口土 熟地二兩 甘草炙半兩 芎藭二兩 肉桂半兩 當歸炒三分 乾薑炮三分 艾葉微炒二兩 赤石脂一兩 麥門冬一兩

右爲麤散하야 每服四錢

복령간산伏龍肝散은 노역勞役으로 혈기血氣가 손상되어 충임衝任맥이 약해져 월경혈月經血이 불규칙하게 갑자기 나오는데 그 상태가 두즙豆汁과 같거나 덩어리가 있거나 오색五色이 서로 섞이거나 적백색赤白色이 서로 섞여 있으면서 배꼽 주위가 냉통冷痛하면서 오래도록 그치지 않아, 환자가 누렇게 수척해지고 입이 말라 음식량이 감소하고 사지가 무력하고 허번虛煩과 경계驚悸가 있는 데에 사용한다.

伏龍肝一兩 竈口土 熟地二兩 甘草炙 半兩 芎藭二兩 肉桂半兩 當歸炒 三分 乾薑炮 三分 艾葉微炒 二兩 赤石脂一兩 麥門冬一兩

위 약재들을 거칠게 갈아 그중 4돈을 물 1잔 반에 대추 3개를 함께 넣고 8할이 되게 달여 찌꺼기를 버리고 식전에 따뜻하게 복용한다.

328) 襍: 섞일 잡.

호대 水盞半으로 棗三枚를 煎八分하야 去渣溫服이니 食前이라

당귀산當歸散은 임신에 갑자기 놀라 내달리거나 혹 높은 곳에서 떨어져 복통腹痛과 하혈下血이 그치지 않는 경우에 사용한다.

當歸一兩半 炒 阿膠二兩 찧어서 黃色이 되게 한다. 艾葉炒 一兩 芎藭一兩

위 약재들을 잘게 썰어 그중 4돈을 물 1잔 반에 넣고 6할이 되게 끓인 후 생강즙 한 숟가락, 지황즙地黃汁 반합半合, 마통즙馬通汁 반합半合을 넣고 다시 2~3회 더 달여 찌꺼기를 버리고 수시로 따뜻하게 복용한다.

當歸散은 治妊娠에 猝驚奔走커나 或從高墜下하야 腹痛下血不止라

當歸一兩半炒 阿膠二兩搗碎令黃色 艾葉炒一兩 芎藭一兩

右爲飮子하야 每服四錢호대 水盞半으로 煎至六分하고 次入生薑汁一匙와 地黃汁半合과 馬通汁半合하야 更煎三兩沸하야 去渣溫服이니 不拘時라

【東醫寶鑑】 血 · 崩漏治法

양혈지황탕涼血地黃湯

治血崩 是腎水陰虛 不能鎭守 包絡相火 故血走而崩 羌活 防風 柴胡 各一錢 生地黃 當歸 各五分 知母 黃栢 荊芥 細辛 蔓荊子 黃芩 川芎 藁本 黃連 升麻 甘草 各三分 紅花一分 右剉作一貼 水煎服之入門

고경환固經丸

治經水過多 黃芩 白朮 龜板 各一兩 椿根白皮七錢 黃栢炒三錢 香附子童便浸焙二錢半 右爲末 酒糊和丸 梧子大 白湯下五七十丸入門

승양제습탕升陽除濕湯

治崩漏不止 因脾胃虛而心包乘之 故血漏而下 黃芪 蒼朮 羌活 各一錢 柴胡 升麻 防風 藁本 甘草炙 各七分 蔓荊子五分 獨活 當歸 各三分 右剉作一貼 水煎服東垣

복룡간산伏龍肝散

治衝任經虛 崩漏不止 臍腹冷痛 川芎 艾葉 各一錢半 伏龍肝一錢 赤石脂 麥門冬 各七分 當歸 乾薑 熟地黃 肉桂 甘草 各五分 右剉作一貼 入棗二枚 煎服 或爲末 米飮調二錢服入門

第七十四問 子淋

자림子淋은 무엇인가?

何以謂之子淋고

신腎은 작강作強의 관직官職이니 기교伎巧가 나오고 방광膀胱과 짝을 이루며 남자는 정精을 갈무리하고 여자는 포胞와 연계되는데, 이에 대해 계현자啟玄子는 "굳세게 작용하므로 작강作强이라 하고, 형태와 용태를 만드는 것을 기교伎巧라 한다."고 하였으니, 여자는 '기교伎巧', 남자는 '작강作强'과 관련된다. 임淋이라는 것은 신허腎虛와 방광열膀胱熱로 발생하는데, 신허腎虛하여 물을 제어할 수 없어 소변을 자주 보고, 객열客熱이 방광膀胱을 침범하여 물의 흐름이 원활하지 못하니, 소변이 원활하지 못하고 자주 봐서 방울방울 떨어져 시원하게 나오지 않게 된다. 임신한 사람은 포胞가 신腎과 연계되어 신腎의 허열虛熱로 임증淋症이 발생하니 자림子淋이라고 한다.

答曰 腎者는 作強之官이니 伎巧出焉[329]이라 與膀胱으로 爲合이요 男子는 以藏精하고 女子는 以繫胞라하니 啟玄子[330]云 彊於作用 故로 曰 作彊이요 造化形容 故로 曰 伎巧라하니라 在女則當伎巧요 在男則正當作彊이라 夫淋者는 腎虛膀胱熱也니 腎虛不能制水하면 則小便數也요 客熱乘膀胱하면 則水行澁하고 澁而且數하야 淋瀝不宣이라 妊娠之人은 繫胞於腎하니 腎患虛熱成淋 故로 謂子淋也이라

임신 중에 자림子淋으로 소변이 자주 조금씩 보거나 뜨겁고 시큰한 통증이 있는 경우를 다스린다.

地膚草三兩 물 4되에 넣고 달여 2되 반을 취하여 이를 세 번에 나누어 복용한다.

治療妊娠患子淋과 小便數而少와 或熱痛酸疼이라

地膚草三兩以水四升煮取二升半分三次服

329) 作強之官 伎巧出焉(작강지관 기교출언): 作强은 남성에 해당되는 내용이며, 技巧는 여성에게 해당되는 내용이다. 즉 作强은 精力과 유사하며, 技巧는 生命을 만들어내는 것을 의미한다.

330) 啟玄子(계현자): 王氷을 말한다.

療妊娠患子淋에 宜地膚湯이라

地膚草 車前子各三兩 知母 黃芩 赤茯苓 赤芍 枳實炙 升麻 通草 甘草炙各二兩

右㕮咀하야 每服四錢호대 水盞半으로 煎八分하야 去滓空心溫服이요 或無地膚면 葵根汁도 亦妙라

임신 중에 자림子淋을 앓는 경우에 지부탕地膚湯을 사용한다.

地膚草 車前子 各三兩 知母 黃芩 赤茯苓 赤芍 枳實炙 升麻 通草 甘草炙 各二兩

위 약재들을 썰어 이 중 4돈을 물 1잔 반에 넣고 8할이 되게 달여 찌꺼기를 버리고 빈속에 따뜻하게 복용하는데, 혹 지부초地膚草가 없으면 규근즙葵根汁도 또한 좋다.

石葦散은 治產後에 小便淋瀝溺血이라

石葦去毛 榆白皮 木通各一兩 黃芩三錢 赤芍 葵子各半兩

右爲麤散하야 每服三錢호대 水盞半에 入生地黃一分하야 煎六分하야 去滓하야 日三四服이라

석위산石葦散은 산후에 소변이 방울방울 떨어지고 혈뇨血尿가 나올 때 사용한다.

石葦去毛 榆白皮 木通 各一兩 黃芩三錢 赤芍 葵子 各半兩

위 약재들을 곱게 갈아 이 중 3전을 물 1잔 반에 생지황生地黃 1푼을 함께 넣고 6할이 되게 달여 찌꺼기를 버리고 하루에 3~4회 복용한다.

第七十五問 임신 중 소변 문제

소변을 잘 보는 사람과 못 보는 사람은 왜 그런가?

小便或有利者하고 或有不通者는 何也오

소장은 수성受盛의 부府이고, 방광膀胱은 주도州都의 관직官職이라고 하는데 이데 대해 계현자啟玄子는 "방광膀胱은 그 위치가 하초下焦에 있으므로 도관都官이라고 하고, 아래 위치하면서 안이 비어 있어 진액津液을 갈무리하며, 기해氣海의 기氣를 얻으면 능히 배출할 수 있다."고 하였다. 혹 열熱이 방광膀胱으로 스며들면 방광膀胱이 구부러지거나 꼬여서 소변이 잘 나오지 못하게 되며, 혹 신腎이나 포胞에 찬 기운이 침범하면 수도水道를 따뜻하게 제어할 수 없으므로 소변을 하루에 10여 차례 보게 되고, 심한 경우는 어지러운 꿈을 꾸면서 정신이 없게 된다. 한증寒證에는 대건중탕大建中湯과 종용환蓯蓉丸이, 열증熱證에는 호박산琥珀散이 마땅한데 각각의 처방은 『전생지미방全生指迷方』에 있다.

答曰 小腸爲盛受之府331)요 膀胱乃州都之官332)이라하니 啟玄子云 位當孤府333)라 故로 謂都官이요 居下內空故로 藏津液이라 若得氣海之氣면 則能泄注也라하니라 或受熱滲於脬하니 脬屈擗334)而系轉 故로 使小便不通利也라 或腎胞有冷하면 不能溫制於水道 故로 小便日夜十數行이요 甚者는 至於亂夢恍惚이라 寒者는 宜大建中湯과 蓯蓉丸이요 熱者는 琥珀散이니 方見指迷方이라

필해환萆薢丸은 신腎을 돕고 기氣를 고섭固攝해서 소변을 자주 보는 증상을 다스린다.

萆薢丸은 益腎固氣하야 小便頻數이라

萆薢 青鹽 三銖 만큼과 물 반 잔을 잘 달여 반 냥을 취한다. 金

萆薢 青鹽三銖水半盞煮熟秤取半兩

---

331) 盛受之府(수성지부): 小腸은 胃로부터 받아서 糟粕을 담고 이미 받아들이고 난 뒤에 다시 腐熟消化시켜 大腸으로 傳入하므로 小腸을 受盛之府라고 한다.

332) 州都之官(주도지관): 膀胱은 인체의 가장 아래에 있으며 三焦의 水液이 모이는 것이 도회지와 같으므로 膀胱을 州都之官이라 한다.

333) 孤府(고부): 三焦를 말함. 六腑 中에서 三焦만은 五臟과 서로 配合되지 않으므로 孤腑라 함. 여기서는 下焦를 의미함.

334) 擗: 가슴 칠 벽.

金毛狗脊炮三分 益智子槌碎鹽炒半兩 肉蓯蓉一兩切焙 兎絲子半兩酒浸研 巴戟半兩 杜仲麩炒半兩 黃芪一錢

右爲細末하야 酒糊丸如桐子大하야 每服四十丸호대 空心에 淡鹽湯과 米湯으로 下라

毛狗脊炮 三分 益智子망치로 부수어 소금으로 볶는다. 半兩 肉蓯蓉一兩 切焙 兎絲子半兩 酒浸 研 巴戟半兩 杜仲麩炒 半兩 黃芪一錢

위 약재들을 곱게 갈아 술로 풀을 개어 오동 씨 크기의 환을 만들어 40환씩 빈속에 담염탕淡鹽湯과 미탕米湯으로 복용한다.

冬葵子散은 治妊娠胎不安과 小便淋瀝와 小肚疼痛이라

冬葵子炒 柴胡 桑白皮 赤茯苓 赤芍 當歸各等分

右爲㕮咀하야 每服四錢호대 水盞半으로 薑五片과 葱白七寸을 煎七分하야 去滓溫服이라

동규자산冬葵子散은 임신 중에 태胎가 불안한 경우와 소변이 방울방울 떨어지면서 소복小腹이 아픈 경우에 사용한다.

冬葵子炒 柴胡 桑白皮 赤茯苓 赤芍 當歸 各等分

위 약재들을 썰어서 그중 4돈을 물 1잔 반에 생강 5조각과 총백葱白 7마디를 함께 넣고 7할이 되게 달여 찌꺼기를 버리고 따뜻하게 복용한다.

車前子散은 除下焦畜熱하야 小便不通하고 淋瀝作痛이라

車前子 檳榔 木通 陳皮 赤芍 赤茯苓 當歸 滑石 石韋炙去毛各一兩

右㕮咀하야 每服五錢호대 水二盞으로 煎一盞하야 溫服이니 以利爲度요 未利면 再服이니 食前이라

차전자산車前子散은 하초下焦에 남은 열熱이 있어서 소변이 불통하고 방울방울 떨어지면서 아픈 경우를 다스린다.

車前子 檳榔 木通 陳皮 赤芍 赤茯苓 當歸 滑石 石韋炙 去毛 各一兩

위 약재들을 썰어 이 중 5돈을 물 2잔에 넣고 1잔이 되게 달여 식전에 따뜻하게 복용하는데, 소변이 나오지 않으면 다시 복용한다.

망우산忘憂散은 심경心經에 열熱이 쌓여 소변이 적삽赤澁하여 불통하고 방울방울 떨어지면서 통증이 있는 경우를 다스린다.

琥珀양의 많고 적음을 가리지 않는다.

위 약재를 곱게 갈아 5푼을 진하게 끓인 망우초 뿌리를 달인 물에 타서 식전에 복용한다.

忘憂散은 治心經蓄熱하야 小便赤澁不通하고 淋瀝作痛이라

琥珀不拘多少

右爲細末하야 每服五分호대 濃煎萱草根湯調下니 食前이라

【東醫寶鑑】婦人·子淋

계자복령산葵子茯苓散

治孕婦小便不利 冬葵子 赤茯苓 各等分 右爲末 每二錢 米飮調下仲景

망우산忘憂散

治子淋 琥珀爲末 每半錢 取萱草根一握 煎湯調下正傳

삼출음參朮飮

治孕婦 轉胞尿閉 四物湯方見血門 材各一錢 加人參 白朮 半夏 陳皮 各一錢 甘草五分 右剉作一貼 入薑三 水煎 飮後探吐之 又與又吐 小便立通 神效丹心

第七十六問 임신 중 대변 문제

大便이 或利或秘者는 何也오

대변이 혹 잘나오기도 하고 혹 변비가 되기도 하는 것은 무엇 때문인가?

答曰 大腸者는 傳導之官이니 變化出焉[335]이라하니 獨受陰陽之濁하야 化其糟粕하야 傳不潔之道라 若三焦不調하고 臟腑不和하야 受熱則津液竭燥하고 腸胃否[336]澁하고 大便不通이요 有寒則腹痛腸鳴하고 水穀併下라 故로 熱則宜清而通之요 寒則宜溫而固之라

대장은 전도傳導의 관직官職으로 변화가 나온다고 하는데, 홀로 음양陰陽의 탁기濁氣를 받아들여 조박糟粕을 만들어 불결한 것을 내보낸다. 만약 삼초三焦와 장부臟腑가 조화롭지 못해 열熱을 받으면 진액津液이 마르고 장위腸胃가 막혀 대변을 볼 수 없게 되고, 한寒이 있으면 복통, 장명腸鳴이 있으면서 수곡水穀을 쏟아 내게 된다. 그러므로 열熱로 변비가 생기면 마땅히 청법清法을 써서 통하게 해야 하고, 한寒으로 설사가 생기면 마땅히 온법溫法을 써서 고삽固澁해야 한다.

建中散은 治脾胃不和하야 中脘氣滯하야 宿寒留飮하고 停積不消하고 心腹刺痛[337]하고 脇肋膨脹하고 嘔吐痰涎하고 逆噫氣하고 呑酸하고 腸鳴泄痢하고 水穀不化하고 肢體倦怠하고 不思飮食이라

건중산建中散은 비위脾胃가 조화롭지 못해서 중완中脘에 기氣가 정체되어 오랫동안 한사寒邪가 머물러 유음留飮이 있고, 적체된 것이 소화되지 못하면서 명치 부위에 찌르는 듯한 통증이 있고, 옆구리가 팽창하면서 담연痰涎을 구토嘔吐하고, 트림과 신물이 넘어오고, 장명腸鳴과 소화되지 않은 설사를 해서 몸이 피곤하고, 음식 생각이 나지 않는 경우를 다스린다.

青皮—本無青皮 棗子—觔 厚

335) 大腸者 傳導之官 變化出焉(대장자 전도지관 변화출언): 大腸은 小腸 아래에 위치하고 小腸에서 받아들인 것을 傳導 작용에 의하여 음식물의 최종 변화체인 糟粕을 내보내는 작용을 한다.
336) 否: 막힐 비.
337) 刺痛(자통): 송곳으로 찌르듯 아픈 통증.

青皮다른 책에는 青皮가 없다. 棗子一觔 厚朴一觔 甘草 半夏湯泡 洗浸 五兩 陳皮八兩 乾薑炮 五兩

위 여섯 가지 약재들을 물 3말에 넣고 달여서 물이 다 마를 때까지 달인다.

人參去蘆 一兩 藿香一兩 訶子炮 取二兩 白朮一兩 草豆蔻去皮 一兩 白茯苓一兩

위 약재들을 곱게 썰어 이 중 2돈을 물 2잔에 생강 3조각과 함께 넣고 6할이 되게 달여 찌꺼기를 버리고 식전에 따뜻하게 복용한다.

朴一觔 甘草 半夏湯泡洗浸五兩 陳皮八兩 乾薑炮五兩

以上六味를 用水三斗로 煮하야 令水盡焙乾이라

人參去蘆一兩 藿香一兩 訶子炮取二兩 白朮一兩 草豆蔻去皮一兩 白茯苓一兩

右爲飮子하야 每服二錢호대 水二盞으로 薑三片을 煎六分하야 去渣溫服이니 食前이라

사미환장환四味換腸丸은 대변이 나오려고 할 때 배가 아프고, 설사를 하면서 음식을 먹으려 하지 않는 경우에 사용하니, 이러한 증상은 사려가 많기 때문이다. 혹 한기寒氣가 쌓여서 설사를 하는 경우도 있다. 일명 백출지리환白朮止痢丸이다.

白朮三分 訶子炮 去核 取肉 三分 肉豆蔻三分

위 약재들을 곱게 갈고, 종유분鐘乳粉 1냥과 밀가루 죽을 섞어 오동 씨 크기로 환을 만들어 매번 50환을 빈속에 숙수熟水로 복용하는데, 두세 번만 먹어도 바로 효과가 있다.

四味換腸丸은 治便下覺에 臟腑疼痛하고 泄痢飮食不美니 因多思所致라 或寒氣積하야 遂成其痢라一名白朮止痢丸이라

白朮三分 訶子炮去核取肉三分 肉豆蔻三分 鐘乳粉一兩

右爲細末하야 入鐘乳粉하야 拌麪糊爲丸桐子大하야 每服五十丸호대 空心熟水送下니 止[338]進三兩服이면 便効라

열熱이 있는 경우는 사순음자**四順飮子**를 복용하니 대변이 나오지 않는 경우와 얼굴이 붉고 몸에 열熱

熱者는 服**四順飮子**니 治大便不通과 面赤身熱이라

338) 止: 只也. 다만 지.

大黃 白芍 甘草 當歸各等分

右爲麤散하야 每服五錢호대 水盞半으로 煎一盞하야 去滓溫服이니 不拘時라

이 있는 경우를 다스린다.

大黃 白芍 甘草 當歸 各等分

위 약재들을 거칠게 갈아 이 중 5돈을 물 1잔 반에 넣고 1잔이 되게 달여 찌꺼기를 버리고 수시로 따뜻하게 복용한다.

麻仁丸은 治腸中受風하야 津液燥少하야 往往大便秘라

麻仁去皮研二兩 枳實四兩麸炒 白芍四兩 大黃四兩炮 厚朴二兩 杏仁二兩

右爲細末하야 蜜丸梧桐子大하야 米飮下二十丸이요 未通이면 加至三十丸이라

마인환麻仁丸은 장腸이 풍사風邪에 적중하여 진액津液이 말라서 때로 변비가 되는 경우를 다스린다.

麻仁去皮 研 二兩 枳實 麸炒 四兩 白芍四兩 大黃 炮 四兩 厚朴二兩 杏仁二兩

위 약재들을 곱게 갈아서 꿀에 오동 씨 크기로 환을 만들어 미음米飮으로 20환을 복용하는데, 그래도 대변을 보지 못하면 30환까지 늘린다.

寒者는 **理中湯**이니 治腸胃冷熱濕하야 泄瀉注下하고 水穀不分하야 腹中雷鳴이요 及傷時氣하야 裏寒外熱하고 霍亂吐痢하고 手足厥冷하고 胸痺心疼하고 逆氣結氣를 竝皆治之라

人參 甘草 白朮 乾薑炮各二兩 肉豆蔻 砂仁各二兩

右爲飮子하야 每服三錢호대 水盞半으로 煎一盞하야 去滓熱服이니 食前이라

한寒하여 설사하는 경우에는 이중탕**理中湯**을 쓰는데, 장위腸胃에 냉冷, 열熱, 습사濕邪가 침범하여 소화되지 않은 설사를 하면서 배에서 장명腸鳴이 있거나, 전염성 질환으로 이한외열裏寒外熱하면서 곽란霍亂하면서 토하고 설사하며, 수족이 궐랭厥冷하면서 가슴에 통증이 있고 기운이 치밀어 오르거나 막힌 경우를 모두 다스린다.

人參 甘草 白朮 乾薑炮 各二兩 肉豆蔻 砂仁 各二兩

위 약재들을 잘게 썰어 이 중 3돈을 물 1잔 반에 넣어 1잔이 되게 달여 찌꺼기를 버리고 식전에 뜨겁게 복용한다.

煮朴丸은 治臟寒泄痢라

자박환煮朴丸은 장臟이 차서 설사泄瀉하는 경우를

다스린다.

北棗半觔 川芎四兩 生薑切片 四兩

위 약재들을 물 3사발에 넣고 끓인 다음 말려서, 생강은 두꺼운 절구로 찧어 다시 대조육大棗肉과 같이 절구에 넣어 잘게 찧는다. 이것을 마유麻油를 바른 손으로 작은 동전 만하게 떼어내 은근한 불에 쬐어 말려서 아래의 약에 넣는다.

蒼朮米泔浸 茴香炒 甘草炙 官桂去皮 新者 神曲 麥蘗炒淨秤 蓬朮煨 各四兩 砂仁 良薑炒 各二兩 肉豆蔻煨 二兩 丁香一兩 川薑二兩

위 약재들을 곱게 갈아 물로 달여 멀건 풀로 개어 오동 씨 크기로 환을 만들어 매번 100알을 수시로 미음탕米飮湯과 함께 복용한다.

北棗半觔 川芎四兩 生薑切片四兩

已上三味를 水三椀으로 煎乾하고 將生薑厚杵爛하야 入棗肉一處하야 再杵令細하야 以麻油塗手하고 担[339]如小錢하야 慢火焙乾하야 入後藥이라

蒼朮米泔浸 茴香炒 甘草炙 官桂去皮新者 神曲 麥蘗炒淨秤 蓬朮煨各四兩 砂仁 良薑炒各二兩 肉豆蔻煨二兩 丁香一兩 川薑二兩

右爲細末하야 水煮하야 薄糊爲丸梧桐子大하야 每服百粒호대 米飮湯下니 不拘時라

두구귤홍산豆蔻橘紅散은 온비溫脾와 양위養胃하는 효능이 있어 수곡水穀을 소화시키고 음식을 당기게 한다.

丁香 木香一兩 白豆蔻仁 人參 白朮 厚朴 神麯 乾薑炮 半夏曲炒 陳皮去白 藿香葉去土 甘草炙 各半兩

위 약재들을 곱게 갈아 이 중 3돈을 물 1잔에 생강 3조각과 대추 1개를 함께 넣고 7할이 되게 달여 찌꺼기를 버리고 빈속에 따뜻하게 복용한다.

豆蔻橘紅散은 溫脾養胃하야 消穀嗜食이라

丁香 木香一兩 白豆蔻仁 人參 白朮 厚朴 神麯 乾薑炮 半夏曲炒 陳皮去白 藿香葉去土 甘草炙各半兩

右爲細末하야 每服三錢호대 水一盞으로 薑三片과 棗一個를 煎七分하야 去滓空心溫服이라

339) 担: 들어 올릴 담.

【東醫寶鑑】 大便 · 大便秘結

당귀윤조탕當歸潤燥湯

一名潤燥湯 治血燥大便秘澁 當歸 大黃 熟地黃 桃仁 麻仁 生甘草 各一錢 生地黃 升麻 各七分 紅花二分 右剉先取七味 作一貼 煎將至半 乃入桃仁 麻仁 煎至半 空心服丹心

소풍윤장환疎風潤腸丸

治風熱鬱滯 大便閉澁乾燥 須潤燥 和血疎風 則自然通矣 麻子仁二兩半 桃仁二兩 皂角燒存性一兩三錢 大黃 羌活 各一兩 防風 當歸 各三錢 右爲末 蜜丸梧子大 白湯下五七十丸東垣

第七十七問 임신 중 두 다리 부종

임신 8~9개월에 두 다리가 모두 붓는 것은 왜 그런가?

妊娠至八九箇月에 兩脚俱腫은 何也오

임신 8~9개월에 이르러 다리가 붓는 경우는 수병水病으로 보고 치료해서는 안 되는데, 진기眞氣를 뺏을까 두려워서이다. 이런 증상이 보이면 출산이 쉬운 경우로, 대개 자궁子宮에 수혈水血이 많아서 태胎가 마르지 않아 쉽게 출산할 수 있으니 마땅히 순기順氣하고 활태滑胎하는 약을 복용해야 한다. 만약 임신 초기에 붓는 경우 수기水氣가 과다한 것으로 태아胎兒가 형체를 이루지 못하고 유산할 수도 있다.

答曰 妊娠至八九月에 腿脚腫者는 不可爲水病治之니 恐導其眞氣라 見此狀者는 則知其易產也니 蓋胞藏水血俱多하야 不致胎燥라 故로 云易產也니 當服順氣滑胎之藥이요 若初妊而腫者는 是水氣過多니 兒未成體요 恐壞胎也라

지각산枳殼散은 태기胎氣를 기르고 자궁子宮을 편안하게 하여 태중胎中에 발생하는 대부분의 악질惡疾을 다스리고 출산을 용이하게 한다..

枳殼去穰 炒 四兩 甘草炙 一兩

위 약재들을 곱게 갈아 이 중 2돈을 끓는 물에 타서 빈속에 복용한다. 출산일에 3회 복용한다.

枳殼散은 養胎氣하고 安和子臟하니 治胎中一切惡疾하고 能令胎滑易產이라

枳殼去穰炒四兩 甘草炙一兩

右爲細末하야 每服二錢호대 沸湯調服이니 空心이라 入月日[340]하야 進三服이라

유백피탕楡白皮湯은 활태滑胎해서 출산을 쉽게 하는데, 임신 중 붕루崩漏로 자궁에 혈血이 없어지거나, 산통이 너무 빨리 있어 출산할 때가 아닌데 양수가 먼저 터져 태포胎胞가 건조하게 되어 난산難產

楡白皮湯은 滑胎易產하니 治妊娠曾因漏胎去血커나 臨產驚動太早하고 產未至에 穢露先下하야 致胎胞乾燥하야

340) 入月日(입월일): 출산하는 날을 의미함.

臨產艱難이라

冬葵子一兩 木通半兩 楡白皮一兩 瞿麥一兩 牛膝去苗酒浸焙三分 大麻仁去殼各三分

右爲麤末하야 每服三錢호대 水盞半으로 煎八分하야 去滓溫服이니 不拘時라

이 되는 경우를 다스린다.

冬葵子一兩 木通半兩 楡白皮一兩 瞿麥一兩 牛膝去苗酒浸焙 三分 大麻仁去殼 各三分

위 약재들을 곱게 갈아 이 중 3돈을 물 1잔 반에 넣고 8할이 되게 달여 찌꺼기를 버리고 수시로 따뜻하게 복용한다.

救生散은 安胎益氣易產이라

人參 阿子濕紙裹煨熟去核 陳皮炒 白朮炒 大麥肉炒 神曲炒 各半兩

右爲細末하야 每服二錢호대 水一盞으로 煎六分하야 去滓하고 入月에 加一倍하고 用水二盞으로 煎一盞하야 空心溫服이니 服之면 能令兒緊小요 乳母無患이라

구생산救生散은 안태安胎하고 익기益氣하여 쉽게 출산케 한다.

人參 阿子濕紙裹煨熟 去核 陳皮炒 白朮炒 大麥肉炒 神曲炒 各半兩

위 약재들을 곱게 갈아 이 중 2돈을 물 1잔에 넣고 6할이 되게 달여 찌꺼기를 버리고 복용하고, 출산하는 달에는 약량을 배로 늘려 물 2잔에 넣고 1잔이 되게 달여 빈속에 따뜻하게 복용한다. 이 약을 복용하면 태아胎兒가 출산 시에 수축해서 산모가 질환이 없게 된다.

【東醫寶鑑】婦人 · 子腫

이어탕鯉魚湯

治子腫 白朮 赤茯苓 各二錢 白芍藥 當歸 各一錢半 橘紅五分 右剉作一貼 先取鯉魚一箇 修事如食法 水煮取清汁一盞半 入藥及薑七片 煎至一盞 空心 溫服 以水盡腫消爲度良方

복령탕茯苓湯

治子腫 當歸 川芎 白芍藥 熟地黃 白朮 赤茯苓 澤瀉 條芩 梔子炒 麥門冬 厚朴 甘草 各七分 右剉作一貼 薑五片 水煎服醫鑑

전생백출산全生白朮散

治同上 白朮一兩 生薑皮 大腹皮 陳皮 茯苓皮 桑白皮 各五錢 右爲末 每二錢 米飮調下正傳

第七十八問 임신 중 양생법

姙娠十月將養[341]之法은 何如오

임신의 10개월 동안의 양생은 어떻게 하는가?

答曰 陰搏陽別[342]을 謂之有子라하니 此는 是血氣和調하야 陽施陰化也라 診其手少陰脉動甚者는 妊子也니 所謂妊者는 陽旣授始하야 陰妊之也라 娠則以時而動 故로 曰妊娠也라

척맥尺脈의 박동이 뚜렷하여 촌맥寸脈과 구별되면 임신한 맥상이라고 하는데, 이는 혈기血氣가 조화와 양陽이 퍼져 음陰으로 변화하는 것이다. 수소음맥手少陰脈의 움직임이 심하면 임신한 것으로 보는데, 임신의 '임妊'은 양陽이 베풀어서 음陰이 잉태한 것을 말하고, '신娠'은 때에 맞추어 움직이는 것을 말한다.

姙娠一月을 名始胚니 飮食精熟[343]하고 酸美受御라 宜食大麥하고 無食腥辛이니 是謂正才라

임신 1개월은 시배始胚인데 음식을 잘 익혀 먹어야 하고 되도록 시고 기름진 음식을 먹어야 한다. 보리를 먹는 것이 좋으며 비리거나 매운 음식은 피하는 것이 마땅하다.

姙娠一月에 足厥陰脉養이요 不可鍼灸其經이니 足厥陰內屬於肝하고 肝主於筋及血하니 一月之時에 血行否澁하니 不爲力事라 寢心安靜하야 無令恐畏라

임신 1개월에는 족궐음맥足厥陰脈이 길러지니 그 경맥經脈에 침과 뜸을 시술해서는 안 된다. 족궐음맥足厥陰脈은 안으로 간肝에 연결되고 간肝은 근筋과 혈血을 주재하므로 이 달에는 혈행血行이 원활하지 못하니 힘든 일은 하지 말고 편히 누워서 안정을 취하고 두려움이나 공포를 피해야 한다.

姙娠一月은 陰陽新合爲胎니 寒多爲痛이요 熱多猝驚이라

임신 1개월은 음양陰陽이 처음 합하여 태胎가 형성되는 시기로, 한寒이 많으면 통증이, 열熱이 많으

---

341) 將養(장양): 將理와 攝養.
342) 陰搏陽別(음박양별): 妊娠에서 나타나는 脈象. 陰은 尺脈을 陽은 寸脈을 가리키는데, 尺脈의 박동이 뚜렷하게 滑利하여 寸脈과 뚜렷이 구별되는 것을 말한다.
343) 精熟(정숙): 정통하다, 숙련되다. 훤히 알고 있다. 사물에 정통하고 능숙하다.

면 갑작스러운 동요가 발생하게 된다.

무거운 것을 들어 허리가 아프고, 배가 그득하면서 자궁이 당기면 갑자기 유산을 하게 되므로, 미리 오자계탕烏雌雞湯을 복용하여 안정시키는 것이 좋다.

烏雌雞一隻 炙 평상시 방법으로 먹는다. 茯苓二兩 吳茱萸一升 芍藥 人參 白朮 各三兩 麥門冬五合 阿膠二兩 甘草一兩

물 1말 2되에 닭을 넣고 6되가 될 때까지 달여 닭을 버리고 그 물에 위의 열 가지 약재(실제는 복령·오수유·작약·인삼·백출·맥문동·감초 등 일곱 가지 약재)를 썰어 넣고 다시 3되가 될 때까지 끓인 뒤 거기에 술 3되를 붓고 아교阿膠를 녹여 다시 3되가 될 때 까지 달이고, 식혀서 1되씩 하루에 세 번 복용한다.

擧重腰疼하고 腹滿飽急하야 猝有所下하니 當預安之요 宜服烏雌雞湯이라

烏雌雞一隻炙如常法食 茯苓二兩 吳茱萸一升 芍藥 人參 白朮各三兩 麥門冬五合 阿膠二兩 甘草一兩

右十味㕮咀하야 水一斗二升으로 煮雞하야 取汁六升하고 去雞下藥하야 煎取三升하고 內[344]酒三升하야 幷膠烊[345]盡하야 取三升放溫하야 每服一升이니 日三服이라

임신 첫째 달에 유산이 되는 경우는 임신 첫 달에 미리 오계자탕烏雌雞湯을 복용하고, 보태탕補胎湯으로 치료한다.

人參 防風 細辛 烏梅肉 白朮 各一兩 大麥一合 熟地一兩 吳茱萸半兩 洗七次

위 약재들을 가루 내어 이 중 3돈을 물 1잔 반에 생강 3조각과 함께 넣고 7할이 되게 달여 찌꺼기를 버리고 빈속에 복용한다. 한寒이 많은 경우는 세신細辛과 수유茱萸를 배로 하고, 갈증이 있는 경우는 세신細辛을 빼고 괄루근括蔞根을 더하고, 만약 걱정이 많다면 대맥大麥을 빼고 백자인栢子仁 3홉을 더하여 복용한다.

妊娠曾於第一箇月에 墮胎者는 入月에 預服此藥이요 治之는 補胎湯이라

人參 防風 細辛 烏梅肉 白朮各一兩 大麥一合 熟地一兩 吳茱萸半兩洗七次

右爲飮子하야 每服三錢호대 水盞半으로 薑三片을 煎七分하야 去滓空心服이라 寒多者는 倍細辛茱萸요 渴者는 去細辛加括蔞根이요 若有所思면 去大麥하고 加栢子仁

344) 內: 納也. 거둘 납.
345) 烊: 녹일 양.

三合服之라

妊娠二月을 名始膏니 無食腥辛之物이요 居心靜處라 男子勿勞니 百節皆痛하면 是謂胎藏也라

少陽者는 膽之脉也니 主於精이라 二月之時는 兒精成於胞裏 故로 足少陽養之니 足少陽은 在足小指間에 本節後附骨上一寸陷中者가 是라

妊娠二月에 陰陽居經이니 若有寒하면 多壞不成이요 有熱하면 則萎萃怯弱이요 中風寒有所動搖하야 心滿하고 臍下脹急하고 腰背強痛하고 猝有所下하고 乍寒乍熱하니 服艾葉湯이라

人參 當歸 艾葉 甘草 麻黃去根節 丹參各一兩 阿膠炒二兩

右爲㕮咀하야 每用一兩호대 水盞半으로 棗三枚과 薑五片을 好酒一盞하야 煎一半盞去滓分爲二服이니 食前이라

임신 2개월은 시고始膏인데, 비리고 매운 음식물을 먹지 말아야 하고 마음이 고요한 곳에 머물러 남자와 만나서는 안 되며, 이때가 되면 모든 관절에 통증이 있으므로 자궁子宮을 태장胎藏이라고 부른다.

소양少陽은 담膽의 맥이니 정精을 주재한다. 2개월의 때는 태아胎兒의 정精이 자궁子宮에 자리 잡는 때이니 족소양足少陽을 길러야 한다. 족소양足少陽은 새끼발가락 사이 본절 뒤에 붙어 있는 뼈의 위쪽 1촌寸 지점의 움푹 파인 곳을 말한다.

임신 2개월에는 음양陰陽이 경經에 위치하는 때이니(수정란이 착상 되는 시기) 만약 한寒하면 대부분 유산하게 되고, 열熱하면 태아胎兒가 시들어 겁약怯弱하게 되며, 풍한사風寒邪에 맞으면 태아胎兒가 동요되어 심만心滿하고 배꼽 아래가 당겨 급박하고 허리와 등이 갑자기 아프고 갑자기 유산하려 하면서 한열왕래寒熱往來하면 애엽탕艾葉湯을 복용한다.

人參 當歸 艾葉 甘草 麻黃去根節 丹參 各一兩 阿膠炒二兩

위 약재들을 썰어 이 중 1냥을 복용하는데 물 1잔 반에 대추 3개와 생강 5조각, 좋은 술 1잔을 함께 넣고 1잔 반이 되게 달여 찌꺼기를 버리고 반으로 나누어 식전에 복용한다.

妊娠曾於第二箇月에 墮胎者는 入月에 預當養其胎

임신하여 둘째 달에 유산이 되는 경우는 그 둘째 달에 미리 자궁子宮을 길러야하므로 황금탕黃芩湯을

복용한다.

黃芩 人參 阿膠炒碎 各一兩 當歸半兩 炒乾 吳茱萸一分洗七次 焙乾 微炒

위 약재들을 썰어 이 중 3돈을 물 1잔 반에 생강 3조각과 함께 넣고 8할이 되게 달여 찌꺼기를 버리고 식전에 복용한다. 만약 아주 불안함을 느낀다면 오매烏梅 1냥을 더한다.

藏이니 服黃芩湯이라

黃芩 人參 阿膠各一兩炒碎 當歸半兩炒乾 吳茱萸一分洗七次焙乾微炒

右爲㕮咀하야 每服三錢호대 水盞半으로 薑三片을 煎八分하야 去滓니 食前이라 如覺大段不安하면 加烏梅一兩이라

임신 3개월은 시태始胎로 이때는 혈血은 순행되지 않고 형상이 만들어지기 시작하였지만 뚜렷한 형태는 없어서 사물을 보는 대로 변하니 귀한 왕공王公이나 호인好人, 단정端正하고 장엄한 것을 보아야 하고, 곱사등이나 난쟁이, 못생긴 사람이나 원숭이는 보지 말아야 하며, 생강과 토끼고기를 먹지 말고, 칼이나 먹줄을 품지 말아야 한다.

아들을 얻고 싶으면 활과 화살을 들고 수탉을 쏘고, 들판에서 살찐 말을 타며, 호랑이나 표범 그리고 달리는 개를 봐야 하고, 딸을 얻고자 한다면 비녀와 옥 반지를 착용하며 구슬을 가지고 놀아야 한다. 아이가 아름답고 단정하기를 바란다면 희고 둥근 아름다운 옥을 자주 보고, 공작을 보고, 잉어를 먹어야 한다. 아이가 지혜롭기를 바라면 소의 심장心臟과 대맥大麥을 먹어야 하고, 자식이 현명하

妊娠三月은 始胎니 當此之時에 血不流通하고 形像始化이나 未有定儀하야 見物而變하니 欲令見貴盛王公好人하고 端正莊嚴이요 不欲令見傴僂侏儒와 醜惡形人과 及猿猴之類하고 無食薑兎하고 無懷刀繩이라 欲得見男者면 操弓矢하야 射雄雞하고 乘肥馬於田野하고 觀虎豹及走犬이라 其欲得女者면 則箸346) 簪347) 珂348) 環349)하고 弄珠璣요 欲令子美好端正者면 數視白璧美玉하고 看孔雀하고 食鯉魚요 欲令兒多智有力

346) 箸: 젓가락 저.
347) 簪: 비녀 잠.
348) 珂: 마노 옥 가.
349) 環: 고리 환.

이면 則噉牛肉心하고 食大麥이요 欲令子賢良盛德이면 端心正坐하야 清和虛一하고 坐無邪席하고 立無偏倚하고 行無邪徑하고 目無邪視하고 口無邪言하고 心無邪念하고 無妄喜怒하고 無得思慮하고 食無到[350]臠[351]하고 無邪臥하고 無横足하고 思欲瓜果하고 噉味酸葅[352]하고 好芬芳하고 惡[353]見穢臭[354]니 是謂外像而變者也라

手心主養之니 手心主者는 脉中精神이요 內屬於心이니 能混神 故로 手心主養之라 手心主穴은 在掌後横文者가 是니 診其妊娠脉滑疾이라가 重以手按之散者는 胎已三月也라 妊娠三月에 爲定形이니 有寒則大便青이요 有熱則小便赤이요 不赤則黃이라 若猝驚恐懼하고 憂愁嗔恚하야 傷動於筋脉하니 繞臍痛커나 或腰背痛하고 猝有所下하니 服**雄雞湯**이라

고 어질어 덕德을 이루기를 바란다면 마음을 단정히 하고 앉아 정신을 맑게 비우며, 나쁜 자리에 앉지 말고, 삐딱하게 서지 말고, 몸으로 사특한 행위를 하지 않으며, 눈으로 사특한 것을 보지 말고, 입으로 사특한 말을 하지 말고, 마음에 사특한 생각을 갖지 말고, 망령되이 기뻐하거나 화내지 말며, 사려가 많지 않아야 하고, 잘못된 고기를 먹지 말고, 삐딱하게 눕지 말고, 발을 옆으로 해서 걷지 말아야 하며, 잘 익은 과일을 생각하고, 신 채소 절임을 먹고, 꽃향기를 좋아하고, 악취를 싫어해야 하니, 이는 밖을 본떠 태아胎兒가 변함을 말한 것이다.

임신 3개월은 수심주手心主가 기르니 수심주手心主는 맥脈 가운데 정신精神이 깃들어 있고, 안으로 심心과 연결되어 신神을 혼란하게 할 수 있으므로 수심주手心主를 길러야 하는 것이다. 수심주手心主의 혈穴은 손바닥 뒤 횡문橫文 위에 있으니 임신을 진맥함에 맥이 활질滑疾하다가 무겁게 손을 누르면 흩어지는 것은 태아胎兒가 이미 3개월이 된 것이다. 임신 3개월에 형태가 정해지니 한사寒邪가 있으면 대변색이 푸르고, 열사熱邪가 있으면 소변색이 붉거나 누렇게 된다. 갑자기 놀라거나 두렵고, 우수憂愁나 진노함이 있으면 근맥筋脈을 움직여 태아胎兒가 상할 수 있으니 배꼽 주위로 통증이 있거나 허리와 등이 아프면서 갑자기 유산하려 하면 **웅계탕**

350) 到: 기만할 도.
351) 臠: 저민 고기 련.
352) 葅: 채소 절임 저. 원서에는 ++ 아래 殂로 되어 있음
353) 惡: 미워할 오.
354) 臭: 냄새 취. 原著에는 死 위에 日로 되어 있음

雄雞湯을 복용한다.

人參 麥門冬 白茯苓 當歸 白朮 甘草 川芎 白芍各一兩 阿膠二兩

위 약재들을 썰어 이 중 1냥을 오계즙烏雞汁 1잔 반에 대추 2개와 좋은 술 1잔과 같이 넣고 1잔 반이 되게 달여 찌꺼기를 버리고 2회로 나누어 식전에 복용한다.

人參 麥門冬 白茯苓 當歸 白朮 甘草 川芎 白芍各一兩 阿膠二兩

右爲㕮咀하야 每服用一兩호대 入煮烏雞汁一盞半하야 棗二枚와 好酒一盞을 煎至一盞半하야 去滓分作二服이니 食前이라

임신하여 셋째 달에 유산이 되는 경우는 임신 셋째 달에 **복신음자茯神飮子**를 복용한다.

茯神 丹參 龍骨各一兩 人參 阿膠炒 當歸 甘草炙各二兩 赤小豆炒一合

위 약재들을 썰어 이 중 3전을 물 1잔 반에 대추 1개와 함께 넣어 8할이 되게 달여 찌꺼기를 버리고 따뜻하게 복용한다. 요통이 있는 경우는 상기생桑寄生 2냥을 더해서 빈속에 복용한다.

妊娠曾於第三箇月에 墮胎者은 入月에 宜服**茯神飮子**라

茯神 丹參 龍骨各一兩 人參 阿膠炒 當歸 甘草炙各二兩 赤小豆炒一合

右爲㕮咀하야 每服三錢호대 水盞半으로 棗一枚를 煎八分하야 去滓溫服이니 腰痛者는 加寄生二兩하야 空心服이라

임신 4개월에는 비로소 수정水精을 받아 혈맥血脈을 형성하니 그 음식은 보리나 메벼가 마땅하고, 그 국은 물고기나 기러기가 마땅한데, 이는 영양이 풍부한 것들로 이로써 귀와 눈이 통하며 경락經絡을 행하니 씻을 때도 한기寒氣와 서기暑氣를 멀리 피해야 한다.

수소양手少陽은 삼초三焦의 맥이고, 안으로 육부六腑

妊娠四月之時에 始受水精하야 以成血脉이니 其食宜麥秔[355]이요 其羹宜魚鴈이라 是謂盛榮이니 以通耳目而行經絡하야 洗浴遠避寒暑라

是手少陽者는 三焦之脉也요 內屬於腑하니 四月之

355) 秔: 메벼 갱.

時에 兒六腑順成이라 故로 手少陽養之니 手少陽穴은 在手小指間에 本節後二寸이 是也라

診其妊娠四月에 欲知男女면 左脉疾爲男이요 右脉疾爲女요 俱疾爲生二男이라

當此之時엔 愼勿瀉之니 必致産後之殃이라하니 何謂也오 是手少陽三焦之脉이 內屬於三焦니 靜形體하고 和心志하고 節飮食이라

妊娠四月에 若有寒이면 心中欲嘔하고 胸滿不食이요 有熱則小便頻數하야 如淋狀하고 臍下若急하며 卒風寒이면 項頸強痛하고 寒熱驚惕하고 腰背及腹痛하야 往來不定하고 或胎上急迫하야 心頭煩悶不安하고 卒有所下에는 宜服菊花湯이라

當歸 人參 麥門冬 甘草 麻黃去節 半夏湯洗七次 阿膠炒 二兩 菊花半兩

右爲㕮咀하야 每服四錢호대 水盞半으로 薑三片과 棗一枚를 煎八分하야 去滓空心溫服이요 非風寒項強者는 當去麻黃半夏니 緣二藥이 能

에 연결되어 임신 4개월에 태아胎兒의 육부六腑가 이루어진다. 그러므로 수소양手少陽을 길러야 하는데, 수소양手少陽의 혈穴은 수소지手小指 사이 본절本節 뒤 2촌寸이 이곳이다.

임신 4개월에 태아胎兒의 남녀를 판단해 보자면 좌측 맥이 빠른 경우는 남아이고, 우측 맥이 빠른 경우는 여아이며, 모두 빠른 경우는 남아가 두 명이라고 할 수 있다.

이때는 사법瀉法을 쓰면 안 되니 반드시 산후에 재앙이 된다고 하는데, 이는 수소양삼초手少陽三焦의 맥이 안으로 삼초三焦에 연결되니 이때는 몸을 조심하고, 마음을 조화롭게 해야 하며, 음식에 절도가 있어야 한다.

임신 4개월에 만약 한사寒邪가 있으면 심중心中에 구역감이 있고, 흉만胸滿하여 음식을 먹지 못하고, 열사熱邪가 있으면 소변을 자주 보면서 방울방울 떨어지며, 배꼽 아래가 당기게 된다. 갑자기 풍한사風寒邪가 침범하여 목이 뻣뻣하며 아프고, 한열왕래寒熱往來하면서 깜짝 깜짝 놀라고, 허리와 등에서 복부까지 통증이 불규칙하게 발생하면서, 혹 복부가 당기면서 심心과 두부가 번민煩悶하여 불안하면서 유산하려고 하는 경우는 마땅히 국화탕菊花湯을 복용한다.

當歸 人參 麥門冬 甘草 麻黃去節 半夏湯洗七次 阿膠炒 二兩 菊花半兩

위 약재들을 썰어 이 중 4돈을 물 1잔 반에 생강 3조각과 대추 1개를 함께 넣고 8할이 되게 달여 찌꺼기를 버리고 빈속에 따뜻하게 복용한다. 풍한사風寒邪로 인한 항강項強이 없는 경우는 마황麻黃

과 반하半夏를 빼는데, 이 두 약재가 태아胎兒를 손상할 수 있기 때문이다.

損胎라

조중탕調中湯

白芍 白朮 柴胡 甘草炙 烏梅肉 續斷 當歸 川芎 枳實 厚朴 甘李根皮수척한 사람은 제거한다. 各等分

위 약재들을 썰어 이 중 3돈을 물 1잔 반에 생강 4조각과 함께 넣고 8할이 되게 달여 찌꺼기를 버리고 빈속에 따뜻하게 복용한다.

調中湯

白芍 白朮 柴胡 甘草炙 烏梅肉 續斷 當歸 川芎 枳實 厚朴 甘李根皮羸人去之各等分

右爲㕮咀하야 每服三錢호대 水盞半으로 薑四片을 煎八分하야 去滓溫服이니 空心이라

임신 5개월에는 비로소 화정火精을 받아 그 기氣를 이루니 침상에서 늦게 일어나고, 깨끗이 세탁한 의복을 입고 깨끗한 방에 거처하며, 반드시 치마를 두텁게 입어 아침에 햇빛을 받아 한사寒邪의 재앙을 피하며, 식사는 쌀과 보리, 국은 소고기와 양고기로 하며, 수유茱萸로 조화롭게 하고, 오미五味로 조절하니 이는 기氣를 길러 오장五臟을 정하는 것을 말한다.

어떤 책에 "마땅히 어별魚鱉을 먹어야 한다."고 하였으니 족태음足太陰이 기르는 것이다. 족태음비맥足太陰脾脈은 사계四季를 주재하고 5개월의 때에 태아胎兒의 사지가 모두 형성되므로 족태음足太陰을 길러야 한다. 족태음足太陰의 기운이 모이는 혈穴은 족내과足內踝 위 3촌寸에 있다. 임신맥을 진맥할 때 손을 눌러 진찰하여도 흩어지지 않고 단지 빠르고

妊娠五月에 始受火精하야 以成其氣하니 臥必晏[356]起하고 洗浣衣服淨室하고 必厚其裳하야 朝吸天光以避寒殃하고 其食宜稻麥하고 其羹宜牛羊하고 和以茱萸하고 調以五味니 是謂養氣하야 以定五臟者也라

一本에 云 宜食魚鱉이라하니 足太陰養之라 足太陰脾之脉은 主四季요 五月之時에 兒四肢皆成 故로 足太陰養之라 足太陰之穴은 在足內踝上三寸也라 診其妊娠之脉이라가 重手按之不散이로대 但疾不

356) 晏: 늦을 안.

滑者은 五月也요 又其脈數者는 以向懷요 脈緊者는 必胞阻요 脈遲者는 心腹滿喘이요 脈浮者는 必水懷爲腫이라

활맥滑脈이 아닌 경우는 임신 5개월이 된 것이다. 맥이 삭數하면 계속 태아를 품고 있을 것이고, 맥이 긴緊하면 자궁에 막힌 것이 있고, 맥이 지遲하면 심복心腹이 그득하여 천증喘證이 있고, 맥이 부浮하면 반드시 붓게 될 것이다.

妊娠五月에 若有熱하면 頭眩心亂하고 欲嘔者요 有寒하면 則腹痛小便難하고 猝悸恐하고 四肢疼痛이요 寒熱胎動無常하고 或損仆腹痛하야 有所不安하니 服旋覆花湯이라

旋覆花 當歸 人参 黃芪一本黃芩 麥門冬 赤芍 吳茱萸洗七次各一兩 阿膠炒二兩 甘草炙半兩

右爲㕮咀하야 每服四錢호대 水盞半으로 薑三片과 好酒三分을 煎八分하야 空心溫服이라

임신 5개월에 만약 열熱이 있으면 머리가 어지럽고 심란心亂하고 구토하려 하고, 한寒이 있으면 복통이 있으며 소변을 보기 힘들고, 갑자기 두근거리며 무서워하면서 사지가 아프게 된다. 한열寒熱이 있어 태동胎動이 정상이 아니고 혹 타박으로 복통이 있어 태아가 불안하게 되면 **선복화탕**旋覆花湯을 복용해야 한다.

旋覆花 當歸 人参 黃芪다른 책에는 黃芩으로 되어 있다. 麥門冬 赤芍 吳茱萸洗七次 各一兩 阿膠炒 二兩 甘草炙 半兩

위 약재들을 썰어 이 중 4돈을 물 1잔 반에 생강 3조각과 좋은 술 3푼分을 함께 넣고 8할이 되게 달여 빈속에 따뜻하게 복용한다.

妊娠六月에 始受金精하야 以成其筋하니 身欲微勞하고 無得靜處하야 出游於野하고 數觀走犬及視走馬하고 宜食鷙鳥猛獸之肉이니 是謂變腠膂筋하야 以養其爪하고 以牢其背膂니 足陽明養之라 足陽明胃之脈는 主其口目이요 六月之時에 兒口目皆成 故로

임신 6개월에는 금정金精을 받아 근육筋肉을 형성하니 이때는 조용한 곳에 머물기 보다는 조금 몸을 움직여서 들로 나가 거닐면서, 자주 뛰어 다니는 개나 말을 보아야 하고 놀란 새와 매서운 짐승의 고기를 먹어야 하는데, 이렇게 해야 주리腠理와 척려근脊膂筋을 변화시켜 손발톱을 기르고 그 척려근脊膂筋을 튼튼하게 하는데, 이는 족양명足陽明이 기른다. 족양명위足陽明胃의 맥은 입과 눈을 주재하는데, 임신 6개월에 태아胎兒의 입과 눈이 모두 형

성되므로 족양명足陽明을 길러야 한다. 족양명足陽明의 (기운이 있는) 혈穴은 태충太衝 위 2촌寸에 있다.

足陽明養之라 足陽明穴은 在太衝上二寸이 是也라

임신 6개월에 갑자기 태동胎動이 있어 불안하고 한열寒熱이 왕래하고 복통과 함께 전신에 부종浮腫이 갑자기 하혈下血하면서 출산하려는 듯이 복통이 있으면서 수족이 번열煩熱하면 모두 **맥문동탕麥門冬湯**을 복용하는 것이 마땅하다.

妊娠六月에 猝胎動不安하고 寒熱往來하고 腹痛滿身腫하고 驚怖血下하고 腹痛狀如欲產하고 手足煩熱하면 竝宜服**麥門冬湯**이라

麥門冬 人參 甘草炙 黃芩 各一兩 熟地 阿膠蛤粉炒 各二兩

麥門冬 人參 甘草炙 黃芩各一兩 熟地 阿膠蛤粉炒各二兩

위 약재들을 썰어 이 중 4돈을 물 1잔 반에 술 5푼, 생강 5조각과 대추 2개를 같이 넣고 8할이 되게 달여 찌꺼기를 버리고 식전에 따뜻하게 복용한다.

右爲㕮咀하야 每服四錢호대 水盞半에 入酒五分하고 薑五片과 棗二枚를 煎八分하야 去滓溫服이니 食前이라

임신 6개월에 유산이 되는 경우는 임신 여섯 째 달에 미리 **시호산柴胡散**을 복용해야 한다.

妊娠曾於六箇月에 損墮者는 入月에 預服**柴胡散**이라

柴胡去苗 白芍 麥門冬 熟地 蓯蓉酒浸 焙 川芎 白朮 各一兩 甘草炙 半兩

柴胡去苗 白芍 麥門冬 熟地 蓯蓉酒浸焙 川芎 白朮各一兩 甘草炙半兩

위 약재들을 썰어 이 중 4돈을 물 1잔 반에 대추 3개와 함께 넣고 8할이 되게 달여 찌꺼기를 버리고 빈속에 따뜻하게 복용한다.

右爲㕮咀하야 每服四錢호대 水盞半으로 棗三枚를 煎八分하야 去滓溫服이니 空心이라

임신 7개월에는 비로소 목정木精을 받아 골骨을 이루는 때이니, 사지를 움직여서 몸을 수고롭게 하고 몸이 편안하게만 하지 말며, 굴신 동작을 하고 거처는 반드시 건조해야 하고 음식은 찬 것을 피

妊娠七月에 始受木精하야 以成骨하니 勞躬[357]搖肢하야 無使身安하고 動作屈伸하고 居處必燥하고 飮食避寒하고

357) 躬: 몸 궁.

常宜食秔稻[358]하야 以密腠理니 是謂養骨牢齒者也라 手太陰養之니라

하고 되도록 메벼를 먹어 주리腠理를 치밀하게 하니, 이는 골骨을 기르고 치아를 단단하게 하기 위한 것으로 수태음맥手太陰脈이 이를 기른다.

手太陰者는 肺요 肺主皮毛하니 七月之時에 兒皮已成故로 手太陰養之라 手太陰穴은 在手大指本節後白肉際陷中이 是라 診其妊娠七月脉에 實大牢強者는 生이요 沉細者는 死라 懷軀七月에 暴下斗餘水는 其胎必傷而墮니 此非時孤漿預下故也라 喘促하고 頸項腰背強하면 服**葱白湯**이라

수태음手太陰은 폐肺이고 폐肺는 피모皮毛를 주재하니 임신 7개월에 태아胎兒의 피부皮膚가 이미 형성되므로 수태음手太陰이 기른다. 수태음手太陰이 기르는 혈穴은 수대지手大指 본절本節 뒤 백육제白肉際의 움푹 파인 곳이다. 임신 7개월의 맥을 살핌에 실대實大하고 견강牢強한 경우는 살아날 것이고, 침세沈細한 경우는 죽을 것이다. 임신 7개월에 갑자기 한 말 남짓의 물을 쏟는 경우는 그 태아胎兒가 반드시 상하여 유산이 될 것이니 이는 때가 아닌데도 양수가 나왔기 때문이다. 천식喘息이 급박하게 나오고 경항頸項과 요배腰背가 강직强直하면 총백탕葱白湯을 복용한다.

半夏洗七次 黃芪 人參 當歸 黃芩各一兩 阿膠炒二兩 旋覆花 甘草炙 麥門冬去心各等分

半夏洗七次 黃芪 人參 當歸 黃芩 各一兩 阿膠炒 二兩 旋覆花 甘草炙 麥門冬去心 各等分

右爲㕮咀하야 每服四錢호대 水盞半으로 薑三片과 葱白三寸과 好酒半盞을 煎至八分하야 去滓溫服이니 空心이라

위 약재들을 썰어 이 중 4돈을 복용하는데 물 1잔 반에 생강 3조각, 총백葱白 3마디와 좋은 술 반 잔을 함께 넣고 8할이 되게 달여 찌꺼기를 버리고 빈속에 따뜻하게 복용한다.

妊娠曾於第七箇月에 傷墮者는 宜預服**杏仁湯**이라

임신에 7개월이 되었을 때에 유산이 되려는 경우는 미리 행인탕杏仁湯을 복용해야 한다.

杏仁泡去皮尖 鐘乳粉 紫苑 吳茱萸 甘草炙 乾薑炮 五味子 麥門冬 粳米各等分

杏仁泡 去皮尖 鐘乳粉 紫苑 吳茱萸 甘草炙 乾薑炮 五味子 麥門冬 粳米 各等分

위 약들을 썰어 이 중 4돈을 물 1잔 반에 넣고

358) 秔稻(갱도): 메 벼.

8할이 되게 달여 찌꺼기를 버리고 빈속에 복용한다.

右爲㕮咀하야 每服四錢호대 水盞半으로 煎八分하야 去滓空心服이라

임신 8개월에는 토정土精을 받아 피부皮膚를 이루니 마음을 조화롭게 해서 호흡을 안정시켜 기氣로 하여금 흩어지지 않게 하니, 이는 주리腠理를 고밀하게 하고 안색을 광택 있게 하는 것이니 수양명맥手陽明脈이 이를 기른다.

妊娠八月에 始受土하야 以成膚革이니 和心靜息하야 無使氣極이라 是謂密腠理而光澤顏色이니 手陽明養之라

수양명手陽明은 대장의 경맥經脈이고, 대장은 구규九竅를 주재하니 8개월 때에 태아胎兒의 구규九竅가 모두 형성되므로 수양명手陽明을 기르는 것이다. 수양명手陽明의 기운이 있는 혈穴은 대지의 본절 뒤에 움푹 파인 곳이다. 임신 8개월에 맥을 진찰함에 실대實大하고 견강牢強하며 현긴弦緊한 경우는 살고, 침세沈細한 경우는 죽는다. 임신 8개월에 갑자기 풍한사風寒邪에 맞아 감촉되면, 신체가 아프고 잠깐 추웠다가 잠깐 덥고, 태동胎動이 불안하고 항상 두현頭眩이 있는 듯하고 배꼽을 둘러 아프고, 한증寒證이 있고 소변에 백탁白濁이 있거나 혹 다시 누하漏下가 있고 안색이 일정하지 않으면서 허리와 등이 냉통冷痛하고 눈에 보이는 것이 어질어질하니 모두 마땅히 **작약탕芍藥湯**을 복용해야 한다.

手陽明者는 大腸之脉이요 大腸은 主九竅하니 八月之時에 兒九竅皆成 故로 手陽明養之라 手陽明穴은 在大指本節後宛宛中이 是라 診其妊娠八月脉에 實大牢強弦緊者는 生이요 沉細者는 死라 妊娠八月에 忽中風寒하야 有所犯觸하면 身體疼痛하고 乍寒乍熱하고 胎動不安하고 常若頭眩하고 繞臍疼痛하고 有寒하고 小便白濁커나 或復漏下하고 顏色無定하고 腰背冷痛하고 目視茫茫하니 悉宜服**芍藥湯**이라

厚朴二兩 甘草 當歸 白朮各三兩 人參 白芍各一兩

厚朴二兩 甘草 當歸 白朮各三兩 人參 白芍各一兩

위 약재들을 썰어 이 중 4돈을 물 1잔에 술 반 잔, 생강 3조각과 해백薤白 7마디를 함께 넣고 8할이 되게 달여 따뜻하게 복용한다.

右爲㕮咀하야 每服四錢호대 水一盞과 酒半盞으로 薑五片과 薤白七寸을 煎八分하야 溫服이라

妊娠曾於八箇月에 傷墮胎者는 宜服葵子湯이라

厚朴二兩 甘草 當歸 白朮 各三兩 人參 白芍各一兩 柴胡三兩 葵子

右爲㕮咀하야 每服四錢호대 水盞半으로 薑五片과 棗一枚를 煎八分하야 空心溫服이라

妊娠九月에 始受石精하야 以成皮毛요 六腑百節이 莫不畢備하니 飮醴食甘하고 緩帶自持而待之라 時謂養毛髮하고 多才力이니 足少陰養之라 足少陰者는 腎之脉이요 腎主續縷하니 九月之時에 兒脉續縷皆成 故로 足少陰養之라 足少陰穴은 在足內踝後에 微近下前動脉이 是也라 妊娠九月에 若猝得下痢하고 腹滿脹急하고 胎上衝心하고 腰背不可轉側하고 短氣滿悶하면 竝宜服半夏湯이라

半夏湯洗七次 麥門冬 吳茱萸 當歸 阿膠炒各三兩 乾薑一兩 大棗十二枚

右爲㕮咀하야 每服五錢호대 水盞半으로 煎六分하야 去滓하고 入蜜少許하야 空心

임신 8개월에 유산이 되려는 경우는 **규자탕**葵子湯을 복용한다.

厚朴二兩 甘草 當歸 白朮 各三兩 人參 白芍 各一兩 柴胡三兩 葵子

위 약재들을 썰어 이 중 4돈을 물 1잔 반에 생강 5조각과 대추 1개를 함께 넣고 8할이 되게 달여 빈속에 따뜻하게 복용한다.

임신 9개월에는 비로소 석정石精을 받아 피모皮毛를 이루고 육부六腑와 온 관절이 갖추어지지 않는 바가 없으니 단술과 맛있는 음식을 먹고 허리띠를 느슨히 하여도 스스로 보전하면서 출산을 기다린다. 모발과 재능이 길러지는 때로 족소음맥足少陰脈이 이를 기른다. 족소음足少陰은 신腎의 맥이고, 신腎은 잇는 것을 주재하니 9개월의 때에 태아胎兒의 맥이 이어지는 것이 모두 형성되므로 족소음足少陰을 길러야 한다. 족소음足少陰을 기르는 혈穴은 족내과足內踝 뒤에 약간 아래에 맥이 뛰는 곳이다.

임신 9개월에 만약 갑자기 하리下痢가 생기고 복만腹滿하면서 당기고 부풀어 올라 위로 가슴까지 치밀어 오르면서, 허리를 구부릴 수가 없고 숨이 차면서 갑갑해지는 데는 모두 **반하탕**半夏湯을 복용한다.

半夏湯洗七次 麥門冬 吳茱萸 當歸 阿膠炒 各三兩 乾薑一兩 대추十二枚

위 약재들을 썰어 이 중 5돈을 물 1잔 반에 넣고 6할이 되게 달여 찌꺼기를 버리고 꿀을 조금 넣어 빈속에 복용한다. 다른 처방에는 검은 수탉을

끓인 즙汁으로 위 약들을 끓인다고 하였다.

服이라 一方에 用烏雌雞煮汁으로 煎藥이라하니라

임신 9개월에 유산이 되려는 경우는 먼저 **복령저신탕茯苓猪腎湯**을 복용한다.

白茯苓 桑寄生 熟地 白朮 川芎 麥門冬去心 人參各一兩 乾薑炮 半兩

먼저 저신猪腎 1쌍의 지막을 제거하고 물 1사발에 흑두黑豆 1홉을 넣어 함께 끓인 즙 1잔 반을 만들고, 위의 8개 약재를 썰어 이 중 5돈을 여기에 넣고 1잔이 되게 달여 찌꺼기를 버리고 이를 두 번에 나누어 식전에 따뜻하게 복용한다.

妊娠曾於第九箇月에 墮胎者는 宜先服茯苓猪腎湯이라

白茯苓 桑寄生 熟地 白朮 川芎 麥門冬去心 人參各一兩 乾薑炮半兩

右爲㕮咀하야 先以猪腎一對로 切去脂膜하고 用水一碗에 入黑豆一合同煮하야 取汁一盞半하고 入藥八味五錢하야 煎至一盞하야 去滓食前溫服이니 分爲二服이라

임신 10개월에는 오장五臟이 모두 갖추어지고 육부六腑가 가지런히 통해서 천지天地의 기氣가 단전丹田에 들어온다. 그러므로 관절關節과 인신人神을 모두 갖추게 된다. 그러나 활태滑胎할 수 있는 방법을 준비해야 한다.

妊娠十月에 五臟俱備하고 六腑齊通하야 納天地氣於丹田이라 故로 使關節人神咸備이나 然이나 可預備滑胎[359] 方法也라

임신하여 10개월을 채우면 출산하는 달에 미리 출산의 바른 방법을 익히고, 활태滑胎하여 출산을 잘 하도록 **감초산甘草散**을 복용한다.

甘草炙 黑豆炒 大麻仁別研入 糯米 各一兩 乾薑炮 半兩 白茯苓半兩 吳茱萸半兩 洗七次

대마인大麻仁을 제외한 약재들을 곱게 갈아서 마인麻仁 가루를 넣고 함께 섞어 매번 2돈을 따뜻한

妊娠十月滿足하면 入月에 預修正順產理하고 滑胎易產이니 甘草散이라

甘草炙 黑豆炒 大麻仁別研入 糯米各一兩 乾薑炮半兩 白茯苓半兩 吳茱萸半兩洗七次

右爲細末하야 入麻仁末同

359) 滑胎(활태): 출산 시 아이가 잘 나오도록 함. 縮胎라고도 함.

拌하야 每服二錢호대 溫酒調下니 未入月엔 不可調服이라	술로 타서 복용하는데, 출산하는 달에 들어서지 않은 경우는 복용해서는 안 된다.

【東醫寶鑑】婦人 · 十月養胎

婦人懷胎 一月之時 足厥陰脈養 ◯二月 足少陽脈養 ◯三月 手心主脈養 ◯四月 手少陽脈養 ◯五月 足太陰脈養 ◯六月 足陽明脈養 ◯七月 手太陰脈養 ◯八月 手陽明脈養 ◯九月 足少陰脈養 ◯十月 足太陽脈養 ◯諸陰陽 各養三十日 活兒 手太陽少陰 不養者 下主月水 上爲乳汁 活兒養母 ◯四時之令 始于春木 故胎養始於肝膽也良方 ◯姙婦 不可灸刺其經 必墮胎良方

第七十九問 橫産과 逆産

횡산橫産과 역산逆産은 무엇 때문인가?

橫生[360]과 逆産[361]者는 何也오

장차 출산하려고 앉아 있거나 누워 있을 때 사시四時 방면에 순응하고 아울러 오행五行의 금기를 피해야 하니 만약 이를 어기면 대부분 난산難産이 된다. 혹 태루胎漏로 인해 혈血이 없어져 장조臟燥가 되거나, 자장子臟이 오래도록 진병疹病이 있는데 더불어 금기한 바를 지키지 못했거나, 복통을 느끼나 출산이 아직 때가 되지 않아 태동이 있으면서 양수가 일찍 터져 산도産道가 마르고 산부가 힘이 없는데, 또 횡산橫産이나 역산逆産으로 순조롭지 못한 경우는 모두 난산難産이 된다.

혹 태아胎兒가 위로 심心을 핍박한 경우는 모두 임신한 여자가 섭생을 잘 못했기 때문이다.

대개 출산할 즈음에 복통이 있으나 허리가 아프지 않는 경우는 출산의 때가 아니고, 복통이 허리에까지 이어져 심한 경우는 즉 출산하려는 것이니, 그 이유는 신腎은 허리에 징후가 나타나고 포胞는 신腎에 매여 있기 때문이다.

그 척맥尺脈을 진찰함에 크게 굴러 줄에 매여 있는 구슬 같은 경우를 이경離經이라고 하니 낮에 나타나면 밤중에 낳게 된다. 만약 요통이 심한 경우는 바로 아이가 나온다.

答曰 將産坐臥에 須順四時方面하고 幷避五行禁忌니 若有觸犯하면 多令産難이라 或因漏胎去血臟燥커나 或子臟宿挾疹病에 幷觸禁忌커나 或覺腹痛이나 産時未到에 便卽驚動하야 穢露下早하야 致子道乾澁하고 産婦力疲하고 又有橫逆不順者는 皆難産也라 或有子上逼心者는 皆繇妊娠之人이 失於將養也라 大抵臨産之際에 腹痛而腰不痛者는 未産也요 若腹痛連腰甚者는 卽産이니 所以然者는 腎候於腰하고 胞繫於腎 故也라 診其尺脉이 轉大하야 如切繩轉珠者를 謂之離經이니 日中覺하면 夜半生이라 若腰痛甚者는 卽産也라

---

360) 橫生(횡생): 橫産이라고도 함. 출산 시에 태아의 손이 먼저 내려오는 것.
361) 逆産(역산): 倒産이라고도 함. 출산 시에 태아의 발이 먼저 내려오는 것.

愚謂橫生逆產者는 皆因少母하야 未經生育하고 將產之時에 不肯忍痛하니 務欲逼下爲玅[362]라 殊[363]不知時候未到하야 胎氣未至하고 其子未能翻身하야 受逼不過하고 只得一任離胎逕下하야 以至倒生하고 其有橫生者는 其子離胎하야 將欲翻身投下라가 半中之間에 被母逼緊하야 轉身[364]不及하야 以至橫下라 古人이 云 瓜熟蒂落과 粟熟自出이 自然之理라 凡有橫逆은 皆繇母不能忍痛也라

내가 생각하건데 횡산橫產과 역산逆產은 모두 젊은 나이에 임신을 하여 제대로 자라나지 못하고 장차 출산할 때에 통증을 참을 수 없었기 때문이니 단지 아이가 나오도록 힘을 주는 것이 한 가지 방법이다. 아직 출산의 시기가 되지 않았고 또한 태기胎氣가 이르지 않아서, 태아가 몸을 돌리지 않았으며, 힘을 주는 것이 충분하지가 않고 다만 산도產道로 태아胎兒가 떨어져 나오기만을 바라서 거꾸로 서는데 이르게 되고, 횡산橫產은 그 태아가 태반胎盤을 떠나 장차 몸을 돌려 아래로 내려가려다가 중간에 산모가 매우 긴장하여 몸을 돌리는 것을 완전히 하지 못해 횡산橫產에 이른 것이다. 고인이 이르길 오이가 다 익으면 꼭지가 떨어지는 것과 조가 다 익으면 저절로 나오는 것이 자연의 이치이니, 무릇 횡산橫產과 역산逆產은 모두 산모가 통증을 참을 수 없어서 생긴 것이라고 하였다.

烏金散은 治橫生難產과 及催生[365]이라此方은 救子母於頃刻이라

오금산烏金散은 횡산橫產과 난산難產과 최생催生을 다스린다.이 처방은 아이와 산모가 경각에 달려 있는 상황을 구한다.

百草霜 香白芷

百草霜 香白芷

右等分爲細末하야 每服二錢호대 以童便과 醋各少許調하야 更以熱湯으로 化下니 未愈再服이라

위 약재들을 같은 양을 곱게 갈아 그중 2돈을 동변童便과 식초를 조금 넣고 개어서 뜨거운 물로 복용하는데, 낫지 않으면 다시 복용한다.

---

362) 玅: 묘할 묘.
363) 殊: 특히 수.
364) 轉身(전신): 몸을 바꿈.
365) 催生(최생): 아이가 예정보다 일찍 나오는 것.

유향환乳香丸은 난산難産을 다스린다.

乳香一兩 곱게 가루로 만든다.

유양을 곱게 갈아 돼지 심장의 피와 섞어 10환을 만들되, 매번 1환을 끓인 향유탕乳香湯과 같이 복용한다.

乳香丸은 治難産이라

乳香一兩研爲細末

右用猪心血和하야 作十丸호대 每服一丸을 煎乳香湯化下라

태의胎衣를 꺼내는 법은 임신 중 태아胎兒가 복중腹中에 죽어 태의胎衣가 나오지 않거나, 산후에 갑자기 다른 병이 있어서 낭패를 당하는 경우에 쓴다.

만약 태의胎衣가 내려오지 않아 하복下腹이 그득하면 물 1잔 반에 돼지기름 1냥을 넣고 5~7회 달여 돼지기름과 같이 복용한다.

出衣法은 治妊娠胎死腹中하야 衣不出하고 及產後猝有別病하야 欲至狼狽라

若胎衣未下腹滿에 宜水一盞半으로 煮猪脂一兩하야 煎五七沸하야 和脂服下之라

오생환寤生丸은 난산難産을 다스린다.

枳實六兩 다른 책에는 枳殼으로 되어 있다. 桑白皮乾 六兩

위 두 약재를 큰 솥에 넣고 장하수長河水로 한나절 정도 달여 지실枳實이 말랑말랑해 지면 상백피桑白皮를 제거하여 버리고, 지실枳實을 건져 털을 제거하고 얇게 잘라 작은 片을 만들어 불에 말려 약으로 쓴다.

木香半兩 甘草炙 半兩

위 세 가지 약재를 섞어 곱게 갈아 오동 씨 크기로 연밀煉蜜하여 환을 만들어 햇볕에 말려 매일 오전·오후, 그리고 자기 전에 각각 온미음溫米飲을 사용하여 30환을 복용하다가 5~70환까지 늘리는데, 하루 3회 복용한다. 임신 7개월 후에 복용한다.

寤生丸은 治難産이라

枳實六兩一本枳殼 桑白皮乾六兩

已上二味를 入大鐺[366]內하야 以長河水로 煮半日許하야 候枳實透軟하면 去桑白皮不用하고 取枳實去穰하야 薄切作小片子하야 焙乾하고 再入後藥이라

木香半兩 甘草炙半兩

右三件을 和爲細末하야 煉蜜丸桐子大하야 晒乾하야 每日空心日午臨臥에 各用溫米飲으로 送下三十丸이라가 加至五七十丸이니 日三服이요

366) 鐺: 솥 당.

懷七箇月後에 服이라

【東醫寶鑑】婦人 · 十産候

횡산橫産

謂兒先露手 或臂者 治法 當令産母 仰面安臥 收生之人 徐徐先推兒下截 令直上冲通手 以中指摩其肩 推上而正之 漸引手攀其耳 令頭正 候兒身正 門路順 却服催生藥安詳上草 自然易産正傳

역산逆産

逆産者 先露足 橫産者 先露手 坐産者 先露臂 皆用力太早之過也 若手足先露者用細鍼刺兒手足心 入一二分三四次刺之 以鹽塗其上 輕輕送入 兒得痛 驚轉一縮 卽順生下 又兒脚先生者 謂之踏蓮花生 急以鹽塗兒脚心 因急搔之 併以鹽摩母腹上 則自然正生矣正傳

第八十問 熱疾로 인한 복중 태아 사망

열熱이 나서 태아胎兒가 복중腹中에서 죽는 경우는 무엇 때문인가?

熱疾에 胎死腹中者는 何也오

산모가 열질熱疾을 앓아 6일이 넘으면 장부臟腑가 아주 뜨거워져 태아胎兒를 훈증하니 이런 까닭으로 죽게 된다. 죽은 태아胎兒의 몸이 냉冷해져 저절로 나올 수 없으면 흑신산黑神散을 복용해서 태아胎兒를 따뜻하게 하면 잠시 지나 태기胎氣가 온난溫煖해져 저절로 나오게 된다. 어찌 그 태아胎兒가 이미 죽은 것은 산부의 혀가 청색인 것을 통해 알 수 있다.

答曰 因母患熱疾하야 至六日以後에 臟腑極熱하야 熏煮其胎하니 是以로 致死라 緣兒身死冷하야 不能自出하면 但服黑神散하야 煖其胎하면 須臾에 胎氣溫煖하야 即自出이라 何以知其胎之已死오 但看產婦舌青色者가 是其驗이라

흑신산黑神散

官桂 當歸 芍藥 甘草 乾薑炮 **生地** 各一兩 **黑豆**炒焦去皮 二兩 **附子**炮 半兩 다른 책에 蒲黃으로 되어 있다.

위 약재들을 곱게 갈아 이 중 1돈을 빈속에 따뜻한 술로 타서 복용한다.

黑神散

官桂 當歸 芍藥 甘草 乾薑炮 生地各一兩 黑豆炒焦去皮二兩 附子炮半兩一本作蒲黃

右爲細末하야 每服一錢호대 空心溫酒調下라

오금산烏金散은 산후에 출혈로 인해 미혹되거나 어지럽고 패혈敗血이 그치지 않고 소변이 방울방울 떨어져 끊이지 않고 배꼽 주위가 아프고 얼굴과 눈이 어지럽고 무력하여 땀이 많은 경우를 다스리고, 또한 붕루崩漏로 하혈下血하는 것을 다스리니 하혈下血이 과다하여 그치지 않는 경우에 마땅히

烏金散은 治產後血迷血運하고 敗血不止하고 淋瀝不斷하고 臍腹疼痛하고 頭目昏眩하고 無力多汗이요 及治崩中下血하니 過多不止에 宜服이라

麒麟竭 亂髮 松墨煆醋淬 百草霜 當歸頭 肉桂 赤芍 玄胡索 鯉魚鱗燒

右等分爲細末하야 每服二錢호대 溫酒調服下라

복용해야 한다.

麒麟竭 亂髮 松墨煆 醋淬 百草霜 當歸頭 肉桂 赤芍 玄胡索 鯉魚鱗燒

위 약재들을 등분해서 곱게 갈아 매번 2돈을 따뜻한 술과 함께 복용한다.

黑龍丹은 治産後一切血疾垂死者니 但灌藥에 無有不効라

五靈脂 生地 當歸 川芎 高良薑

已上各等分을 入沙合[367]內하야 赤石脂泯縫하고 紙筋鹽泥固濟封合하야 炭火十觔煆通紅하고 去火候冷하야 開取合子看하야 成黑糟乃取出하야 細研入後藥이라

흑룡단黑龍丹은 산후에 모든 혈질血疾로 태아胎兒가 죽은 경우를 다스리니 약을 먹자마자 효과가 있다.

五靈脂 生地 當歸 川芎 高良薑

이상 같은 양의 약재를 사기그릇에 넣고 적석지赤石脂로 덮은 뒤 종이 끈과 소금 갠 것으로 단단하게 봉합하여 탄화炭火 10근으로 붉게 달군 뒤 불을 제거하고 식혀 덮고 있는 것을 열어서 탄 검은 지게미를 꺼내어 곱게 갈아 약에 쓴다.

硫黃研一分半 花乳石煆一分 乳香別研一分半 琥珀研一分 百草霜別研五兩

右同爲細末하야 醋煮糊丸彈子大하야 每服一丸호대 炭火燒通紅에 投生薑自然汁과 與無灰好酒各小一合과 小便半盞內하야 研開頓服이면 立効라

硫黃研 一分半 花乳石煆 一分 乳香別研 一分半 琥珀研 一分 百草霜別研 五兩

위 약재들을 곱게 갈아 식초로 달여 풀에 탄환 크기로 환을 만들어 매번 1환을 붉게 달군 숯불에 생강과 함께 넣어 얻은 자연즙自然汁과 불에 넣지 않은 좋은 술, 작은 1잔과 소변 반 잔을 함께 넣어 갈아서 한 번에 복용하면 즉시 효과가 있다.

---

367) 沙合(사함): 沙盒이라고도 함. 사기그릇.

궁궁탕芎藭湯은 산후에 피가 나온 것이 과다해서 어지럽고 답답해 정신이 없어 병이 난 경우를 치료하는데, 붕루나 상처, 발치 등으로 출혈이 심해 그치지 않으면서, 마음이 허번虛煩하고 현훈眩暈하면서 머리와 눈이 캄캄한 경우와 이롱耳聾이 있으면서 귀가 꽉 막힌 경우와 머리를 들어도 넘어가려고 하는 경우를 모두 다스린다.

當歸 芎藭 各等分

위 약재들을 잘게 썰어 이 중 3돈을 물 1잔 반에 넣고 1잔이 되게 달여 찌꺼기를 버리고 조금 뜨겁게 해서 수시로 복용한다.

芎藭湯은 治產後去血過多하야 運悶不省及傷이요 治去血多한데 崩中去血多하고 金瘡去血多하고 拔牙齒去血多하야 不止요 緣虛心煩眩運과 頭目暗과 耳聾滿塞과 舉頭欲倒를 竝皆治之라

當歸 芎藭各等分

右爲飮子하야 每服三錢호대 水盞半으로 煎一盞하야 去滓稍熱服이니 不拘時라

【東醫寶鑑】婦人 · 產後發熱

시호사물탕柴胡四物湯

治產後發熱 及熱入血室 柴胡 生地黃 各二錢 川芎 赤芍藥 當歸 黃芩 各一錢 人參 半夏 甘草 各五分 右剉作一貼 入薑三片 水煎服 ◯一名三元湯保命

양혈지황탕凉血地黃湯

治產後發熱 生地黃三錢 赤芍藥 當歸 川芎 各一錢半 右剉作一貼 水煎服袖珍

우황고牛黃膏

治產後熱入血室 朱砂 鬱金 各三錢 牛黃二錢半 牡丹皮二錢 甘草一錢 龍腦五分 右爲末 蜜丸皂子大 每一丸 井水化下玉機

궁귀조혈음芎歸調血飮

治產後去血過多 以致發熱 心煩腹痛 頭暈眼花 或口噤神昏 當歸 川芎 白朮 白茯苓 熟地黃 陳皮 便香附 烏藥 乾薑 益母草 牡丹皮 甘草 各七分半 右剉作一貼 入薑五棗二 煎服醫鑑

흑신산黑神散

治産母惡露不下 以致發熱煩躁 當歸 熟地黃 白芍藥酒炒 肉桂 甘草炙 各五錢 沈香 棕櫚灰 蒲黃 沒藥 各二錢半 乳香一錢半 赤芍藥一錢 血竭五分 右爲末 每二錢 好溫酒調下醫鑑

第八十一問 胎衣不下

태반胎盤이 나오지 않는 경우는 무엇 때문인가?

胎衣[368]不下者는 何也오

산모産母가 아이를 낳음에 혈血이 태반胎盤으로 유입되어 태반胎盤이 혈血로 팽창이 되므로 나오지 않으니 치료가 조금 늦어 복중이 창만해서 그 다음 심흉心胸을 위로 찌르니 아프면서 천식喘息이 급박한 경우는 난치難治이다. 탈명단奪命丹을 복용해서 속히 태반胎盤의 혈血을 제거해야 되고 혈血이 흩어져 팽창된 바가 소멸되면 태반이 저절로 나와 아픈 바가 없어질 것이다.

答曰 母生子訖[369]에 血流入衣中하야 衣爲血所脹故로 不得下니 治之稍緩하야 脹滿腹中하야 以次上衝心胸하니 疼痛喘息急者는 難治라 但服奪命丹하야 以速去衣中之血이요 血散脹消면 胎衣自下而無所患이라

탈명단奪命丹

附子半兩 牡丹皮一兩 乾漆碎炒 烟盡 二分半

위 약재들을 가루 내어 초醋 1되로 대황大黃 가루 1냥을 함께 달여 고膏를 만들어 오동 씨 크기로 환을 만들어 따뜻한 술로 복용하니 매번 50환을 수시로 복용한다.

奪命丹

附子半兩 牡丹皮一兩 乾漆碎炒烟盡二分半

右爲末하야 醋一升으로 大黃末一兩을 同熬成膏하야 和藥丸如桐子大하야 溫酒送下니 每服五十丸이요 不拘時라

우슬탕牛膝湯은 아이가 이미 나왔는데 태반胎盤이 나오지 않고 배꼽 주위가 딱딱하면서 창만脹滿하여 급박하게 통증이 있는 경우를 다스리고, 아이가 복중腹中에서 죽어 나오지 않는 경우도 마땅히 복용한다.

牛膝湯은 治産兒已出이로대 胞衣不下하고 臍腹堅滿脹急疼痛이요 及子死腹中하야 不得出者도 宜服이라

滑石八兩 當歸 木通各六兩

---

368) 胎衣(태의): 胎盤.
369) 訖: 이를 흘.

冬葵子五兩 牛膝去苗酒浸焙 瞿麥各四兩	滑石八兩 當歸 木通 各六兩 冬葵子五兩 牛膝去苗 酒浸 焙 瞿麥 各四兩
右爲㕮咀하야 每服三錢호대 水二盞으로 煎八分하야 去滓稍熱服이니 不以時候라	위 약재들을 썰어 매번 3돈을 물 2잔으로 8할이 되게 달여 찌꺼기를 버리고 조금 따뜻하게 해서 수시로 복용한다.

【東醫寶鑑】婦人 · 胞衣不下

탈명단奪命丹

治産後 血入胞衣 脹滿衝心 日久不下 危急者 附子炮五錢 牧丹皮 乾漆炒 各一兩 右爲末 以醋一升 入大黃末一兩 熬成膏和丸 梧子大 酒下五七丸丹心

우슬탕牛膝湯

治産後胞衣不下 腹滿 卽殺人 服此卽爛下 滑石末二錢 木通 當歸 牛膝 瞿麥 各一錢半 冬葵子二錢 右剉作一貼 水煎服良方

삼퇴음三退飮

治胞衣不下 神效 蛇退一條全者 蠶退紙一方 蟬退四十九箇 右並燒存性爲末 順流水調下 立出正傳

第八十二問 난산의 원인

난산難産은 무엇 때문인가?

難生者는 何也오

태아의 측면에 형괴를 이루는 것을 따로 아침兒枕이라고 부르니 아이가 나오려는 때에 아침兒沈이 깨져 패혈敗血과 더불어 그 아이를 감싸기 때문에 난산難産이 되니 승금산勝金散을 복용해서 패혈敗血을 쫓아내면 저절로 나올 것이고, 역산逆産과 횡산橫産도 모두 같이 치료한다.

答曰 胎側에 有成形塊를 別呼爲兒枕이니 子欲生時에 枕破하야 與敗血로 裹[370)]其子 故로 難生이니 但服勝金散하야 逐其敗血하면 卽自生이요 逆生橫生도 竝皆治之라

승금산勝金散

麝香一錢 鹽豉一兩 오래되어 푸른곰팡이가 덮인 것을 태워 붉게 되면 급히 乳鉢로 갈아 가루로 만든다.

위 약들을 곱게 가루 내어 저울추로 두드려 태워 붉게 만든 것을 취해 술을 뿌려 약 1돈 7푼을 섞어 복용한다.

勝金散

麝香一錢 鹽豉一兩舊靑衣裹를 燒令通紅하면 急以乳鉢로 硏爲細末이라

右爲細末하야 取秤鎚燒紅하야 以酒淬之하야 調藥一錢七服이라

호박흑산琥珀黑散은 임산부의 일체 질환과 출산 전 태아胎兒가 죽거나 난산으로 횡산橫産인 경우와 산후에 태반胎盤이 나오지 않는 경우와 제대가 먼저 끊어진 경우와 온몸이 아픈 경우와 입이 마르고 심민心悶한 경우와 시도 때도 없이 말을 못하는 경우와 혈훈血暈처럼 안화眼花가 있는 경우를 잘못하여 암풍暗風으로 여긴 경우와 추웠다 더웠다 하는 것을 잘못하여 학질瘧疾로 여긴 경우와 사지부종四肢浮腫을 잘못하여 수水氣로 여긴 경우와 언어

琥珀黑散은 治産婦一切疾病과 産前胎死産難逆橫生과 産後胎衣不下와 衣帶先斷과 遍身疼痛과 口乾心悶과 非時不語와 如血暈眼花를 誤以爲暗風과 乍寒乍熱을 誤以爲瘧疾과 四肢浮腫을 誤以爲水氣와 言語顚倒와 見鬼見神을 誤以爲邪

370) 裹: 쌀 과

祟[371]와 腹脇脹滿과 嘔逆不定을 誤以爲番胃[372]와 大便秘澁과 小便出血을 誤以爲五淋이요 及惡露未盡하야 經候未還하고 起居飮食에 便不戒忌하야 血氣之疾이 聚卽成塊하고 散卽上衝하야 氣急心痛하고 咳嗽多睡하고 四肢虛熱하고 睡驚盜汗하고 崩中敗癥하고 遶臍刺痛이요 或頭面赤하야 因變骨蒸이니 皆宜多服이요 若産後鼻衄하고 口鼻黑色하야 氣起喉中喘急하고 中風口噤은 皆爲難治니 須急服之라 凡産前에 宜進一二服이면 皆能安神順胎요 産後雖無疾이라도 七日內에 亦進一二服이면 能散諸疾이요 或因驚恐하야 變生他證하야도 當連服이면 取効라

琥珀別研 朱砂別研 松墨 百草霜 新羅白附子 血苗灰鯉魚鱗各二分半 黑衣竈屋塵各半兩一作突烟 麝香別研 白僵蠶炒去絲 當歸去蘆各二分半

右爲細末하야 每二錢호대

가 조리가 없는 경우와 귀신鬼神을 본 경우를 잘못하여 사수邪祟로 여긴 경우와 복부와 옆구리가 창만脹滿한 것과 구역嘔逆이 멈추지 않는 것을 잘못하여 번위番胃로 여긴 경우와 대변이 잘 안 나오는 것과 소변에 출혈이 있는 것을 잘못하여 오림五淋으로 여긴 경우를 다스리고 오로惡露가 다 나오지 않아 경후經候가 돌아오지 않고 기거起居와 음식을 삼가지 않아 혈기血氣의 질환이 모여 괴를 이루고 흩어지면 상충해서 기급氣急하여 심통心痛이 있고 해수하며 잠을 많이 자고 사지에 허열虛熱이 있고 자다가 놀라서 도한盜汗을 흘리고 징가癥瘕가 나오고 배꼽을 둘러 찌르는 듯한 통증이 있고 혹 두면이 붉어 골증骨蒸으로 변한 경우를 다스리니 모두 여러 번 복용함이 마땅하고, 만약 산후에 코피가 있고 입과 코가 흑색이 되어 후중喉中에 천급喘急함이 있고 중풍中風으로 구금口噤한 경우는 모두 난치가 되니 모름지기 급히 복용해야 한다. 산전에 마땅히 1~2회 복용하면 모두 안신安神 작용이 있고 태아胎兒를 잘 다스릴 수 있고, 산후에 비록 다른 질환이 없더라도 7일 내에 또한 1~2회 복용하면 여러 질환을 없앨 수가 있고, 혹 놀라거나 공포로 인해 타증이 발행해도 마땅히 연이어 복용하면 효과를 얻을 수 있다.

琥珀別研 朱砂別研 松墨 百草霜 新羅白附子 血苗灰鯉魚鱗 各二分半 黑衣竈屋塵 各半兩 다른 곳에는 '突烟'이라 되어 있다. 麝香別研 白僵蠶炒 去絲 當歸去蘆 各二分半

371) 邪祟(사수): 제 정신을 잃고 미쳐가는 증세.

372) 番胃(번위): 翻胃 또는 反胃라고도 함. 식후에 脘腹이 脹滿하며 朝食暮吐하고 혹은 暮食朝吐하며 不消化物을 吐出하고 정신이 피로하여 힘이 없으며 舌이 淡白하고 脈細無力하며 음식물이 들어가면 토하므로 이렇게 부른다.

위 약재들을 곱게 가루 내어 매번 2돈을 태운 생강과 따뜻한 술과 동변童便에 타서 복용하니 식전에 복용한다.

炒薑溫酒에 和童便調下니 食前이라

【東醫寶鑑】 婦人 · 難産

최생단催生丹

治産難及橫産逆産 臘月兎腦一箇取髓 去皮膜 研如泥 乳香細末二錢半 丁香細末一錢 麝香二分半 右拌勻和丸 鷄頭實大卽芡仁 陰乾油紙裹 每取一丸 溫水磨化服 卽産 隨男左女右手握樂出 是驗須臘日合妙良方

흑신산黑神散

治産難及橫逆産 凡坐草日久 漿水多下 則其血必乾 子道艱澁 如舟坐灘 須湧水而後可通 服此藥 再固其血 則如魚得水決 自轉生 百草霜 白芷 各等分 右爲末 每取二大錢 清酒童便 各半盞 入麝香少許 同煎沸熱服 不過再服 卽驗良方 ◯一法 服此藥後外用葱白二斤 搗爛鋪於小腹上 取急水灘頭沙一斗 炒熱布裹 於葱上輕輕略揉 卽産入門 ◯一名 催生如神散 一名 神應黑散丹心

第八十三問 산후 血運

産後血運者는 何也오

산후에 혈운血運이 있는 경우는 무엇 때문인가?

答曰 産後에 氣血暴虛하야 未得安靜하고 血隨氣上하야 迷亂心神 故로 眼花라 甚者令人迷絶하고 口噤神昏氣冷하니 醫者不識하야 呼爲暗風이라하야 若作此治면 病必難愈니 但服**清魂散**이라

澤蘭葉二分半 人參二分半 荊芥穗乙兩 川芎半兩 甘草炙一分

右爲細末하야 每服一錢호대 熱湯溫酒各半盞調하야 下咽喉면 即開眼氣定하야 人事省이라

산후에 기혈氣血이 갑자기 허약해져 안정을 얻지 못하고 혈血이 기氣를 따라 올라가 심신心神을 어지럽히므로 안화眼花가 있다. 심한 경우는 사람을 미혹하여 정신을 잃게 하고 구금口噤이 있거나 정신精神이 어지럽고 기氣가 냉冷하게 되니 치료하는 자가 모르고 암풍暗風으로 여겨, 만약 이로 다스리면 병이 반드시 낫기 어려우니 **청혼산清魂散**을 복용해야한다

澤蘭葉二分半 人參二分半 荊芥穗乙兩 川芎半兩 甘草炙 一分

위 약재들을 곱게 가루 내어 매번 1돈을 뜨거운 물과 따뜻한 술 각각 반 잔으로 섞어 목구멍으로 복용하면 눈이 열리고 기氣가 안정되어 의식을 차리게 된다.

七寶散은 初産後에 調血和氣하야 補虛하야 壓驚悸하고 治虛運이라

朱砂研 桂心 乾薑炮 當歸 羚羊角 川芎 人參 茯苓各半分

右爲細末하야 若産婦平和에 三日以前으로 直至滿月히 每日各取一字하야 以羌活豆淋酒로 調下니 空心服이라 若覺心胸煩熱이면 即減桂薑이요 冷即加之요 腹

칠보산七寶散은 산후 초기에 혈기血氣를 조화롭게 해서 허약함을 보해서 경계驚悸를 안정시키고 허운虛運을 다스린다.

朱砂研 桂心 乾薑炮 當歸 羚羊角 川芎 人參 茯苓各半分

위 약재들을 곱게 가루 내어 가령 산부가 안정이 됨에 3일 이전부터 바로 마지막달에 이르기까지 매일 각각 1회 복용량을 취해서 강활두림주羌活豆淋酒에 타서 복용하니 빈속에 복용한다. 가령 심흉에 번열煩熱을 느끼면 즉 계심桂心과 건강乾薑을 감소시키고, 냉冷을 느끼면 더하고, 복통에 당귀當歸

를 더하고, 심민心悶에 영양각羚羊角을 더하고, 심흉心胸의 기단氣短에 계桂를 더하고, 음식을 먹지 못하거나 혹 오심惡心에는 인삼人參을 더하고, 힘없이 떠는 증상에 복령茯苓을 더해서 임의대로 짐작하니 낮에 2회 복용하고, 밤에 1회 복용하고, 술을 마시지 않는 사람은 동변童便에 술을 조금 섞어 복용한다.

痛에 加當歸요 心悶에 加羚羊角이요 心胸氣短에 加桂요 不下食커나 或惡心에 加人參이요 虛顫[373]에 加茯苓하야 以意斟酌이니 日二服하고 夜一服이요 不飮酒者는 童便에 酒少許調下라

【東醫寶鑑】婦人 · 血暈

청혼산清魂散

治産後血暈 荊芥穗五錢 川芎二錢半 人參 澤蘭葉 各一錢二分半 甘草一錢 右爲末 以溫酒熱湯 各半盞 調二錢 灌之下咽 卽甦良方

탈명산奪命散

治血暈 譫妄 沒藥 血竭 各等分 右爲末 每三錢 以童便好酒各半盞 煎數沸 調服神效 ○一名血竭散丹心

형개산荊芥散

治血暈如神 荊芥穗 搗爲末 每二錢 童便一盞 調熱服 口噤斡開 灌之湯液

초묵산醋墨散

防血暈 墨半錠 燒赤 投醋中 硏細 每五分 淡醋湯調下 卽效良方

373) 虛顫(허전): 빌 허, 떨 전. 虛運과 같이 떠는 증상이지만 虛證을 겸한 것으로 판단됨.

第八十四問 산후 口乾과 痞悶

産後에 口乾痞悶者는 何也오

산후에 입이 마르고 비민痞悶한 경우는 무엇 때문인가?

答曰 産後에 宮胃太虛하야 血氣未定하니 食麪太早하면 胃不能消化하야 麪毒結聚於胃脘하야 上熏胸中하니 是以로 口乾煩渴하고 心下痞悶하니 醫者不識하야 認爲胸膈壅滯니 此宜服**見晛丸**이라

薑黃 京三棱 華澄茄 人參 青皮 高良薑 蓬朮各等分

右爲末하아 用細蘿蔔하야 慢火煮令爛하야 研細하야 將汁煮糊爲丸桐子大하야 蘿蔔湯下니 不拘時라

산후에 위부胃部가 아주 허해서 혈기血氣가 정해진 바가 없으니 너무 일찍부터 (임신 초기에) 면麪을 먹으면 위胃가 소화할 수가 없어서 면독麪毒이 위완胃脘에 맺혀 위로 흉중을 훈증하니 이런 까닭으로 입이 말라 번갈하고 심하心下가 비민痞悶하니 의사가 모르고 흉격이 막혔다고 오인하니 이는 마땅히 **견현환見晛丸**을 복용해야 한다.

薑黃 京三棱 華澄茄 人參 青皮 高良薑 蓬朮 各等分

위 약재들을 가루 내어 가는 나복자蘿蔔子를 써서 약한 불로 달여 문드러지게 해서 곱게 갈아 즙을 달여 풀에 오동 씨 크기로 환을 만들어 나복탕蘿蔔湯으로 수시 복용한다.

木香丸은 治婦人有妊傷食이라

京三棱此藥은 能落胎하니 不可用이라 前胡五分代之요 產后用之면 無礙라 木香 人參 茯苓去皮各二錢

右爲細末하야 麵糊丸如菉豆大하야 每服三十丸호대 熟水送下라

목향환木香丸은 부인이 임신 시에 음식에 상한 경우를 다스린다.

京三棱이 약재는 유산케 할 수 있으니 (임신 시에) 사용할 수 없다. 전호前胡 5푼을 대용하고, 산후에 쓰면 장애가 없을 것이다. 木香 人參 茯苓去皮 各二錢

위 약재들을 곱게 가루 내어 밀가루 풀에 녹두菉豆 크기로 환을 만들어 매번 30환을 끓인 물로 복용한다.

백출산白朮散은 기氣가 음식을 조화롭게 하지 못하는 것을 다스리니 허학사許學士가 말하길 임부가 음식에 상함에 약을 쓰기 어려우나 오직 2개 처방이 맞는다고 하였다.

白朮炒 一兩 乾紫蘇一兩 白芷微炒 三錢 人參七錢半 川芎 訶子皮다른 책에는 '訶子肉'으로 되어 있다 青皮 各半兩 甘草二錢半

위 약재들을 거칠게 가루 내어 매번 2돈을 물 1잔으로 생강 3조각과 함께 7할이 되게 달여 수시로 따뜻하게 복용한다.

白朮散은 治氣不調和飮食하니 許學士云 妊婦傷食에 難得藥이나 惟此二方이 穩捷374)이라하니라

白朮炒一兩 乾紫蘇一兩 白芷微炒三錢 人參七錢半 川芎 訶子皮一本作肉 青皮各半兩 甘草二錢半

右爲麤末하야 每服二錢호대 水一盞으로 薑三片을 煎七分하야 溫服이니 不拘時候라

육군자탕六君子湯은 흉격으로 비색鼻塞하고 비한脾寒으로 먹기 싫어하는 것을 다스리니 조성燥性의 약을 복용할 수 없다.

枳殼麩炒 陳皮 人參 白朮 白茯苓 半夏洗 各等分

위 약재을 썰어 매번 5돈을 물 2잔에 생강 5조각과 함께 1잔으로 달여 찌꺼기를 버리고 수시로 따뜻하게 복용한다.

六君子湯은 治胸膈痞塞하고 脾寒不嗜食이니 燥藥不得服이라

枳殼麩炒 陳皮 人參 白朮 白茯苓 半夏洗各等分

右爲㕮咀하야 每服五錢호대 水二盞으로 薑五片을 煎一盞하야 去滓溫服이니 無時라

【東醫寶鑑】胸 · 胸痞

지실이중원枳實理中元

治寒實痞滿 枳實麩炒 人參 白朮 白茯苓 乾薑炮 甘草炙 各等分 右爲末 蜜和一兩 作四丸 熱湯化下得效 ○傷寒結胸 心胸痞痛 手不得近 氣欲絶 陷胸湯丸 皆不效 用此如神綱目

---

374) 捷: 빠를 첩.

가미함흉탕加味陷胸湯

治熱痞 胸膈滿痛 桔梗 枳殼 各一錢五分 半夏 黃芩 黃連 瓜蔞仁 麥門冬 各一錢 右剉作一貼 薑五片 水煎服醫林

시경반하탕柴梗半夏湯

治痰熱盛 胸痞脇痛 柴胡二錢 瓜蔞仁 半夏 黃芩 枳殼 桔梗 各一錢 靑皮 杏仁 各八分 甘草四分 右剉作一貼 薑三片 水煎服入門

第八十五問 산후 한열 왕래

산후에 추웠다 더웠다 하는 것은 무엇 때문인가?

產後에 乍寒乍熱者는 何也오

음양陰陽이 조화롭지 못하고 패혈敗血이 흩어지지 않는 것이 모두 추웠다가 더웠다가 하게 한다. 산후에 혈기血氣가 허손虛損하고 음양陰陽이 조화롭지 못해 음陰이 왕성하면 잠깐 사이에 춥고 양陽이 왕성하면 잠깐 사이에 덥고, 음양陰陽이 모두 왕성하면 혹 춥기도 하고 혹 덥기도 한다. 가령 산로產勞로 인해 장부臟腑를 상해서 혈血이 허약해져 펴지지 못하므로 패혈敗血로 하여금 흩어지지 않게 해서 폐肺에 들어가면 열熱이 되고, 비脾에 들어가면 한寒이 되는 것이다. 의사가 학질로 오인하여 치료하는 것은 잘못이다. 음양陰陽이 조화롭지 못하면 증손사물탕增損四物湯이 마땅하고, 패혈敗血이 흩어지지 않으면 탈명단奪命丹이 마땅하다. 또 묻기를 양자는 어떻게 구별하는가? 답하길 때때로 찌르는 듯 통증이 있는 경우는 패혈敗血이고, 단 한열寒熱만 있으면서 타증이 없는 경우는 음양陰陽이 조화롭지 못한 것이다.

答曰 陰陽不和하고 敗血不散이 皆令乍寒乍熱이라 產後에 血氣虛損하고 陰陽不和하야 陰勝則乍寒하고 陽勝則乍熱하고 陰陽相勝 則或寒或熱이라 若因產勞傷臟腑하야 血弱不得宣越 故로 令敗血不散하야 入於肺則熱이요 入於脾則寒이라 醫人誤作瘧疾治는 謬矣라 陰陽不和면 宜增損四物湯이요 敗血不散이면 宜奪命丹이라 又問二者는 何以別之오 答曰 時有刺痛者는 敗血也요 但寒熱無他證者는 陰陽不和也라

증손사물탕增損四物湯

當歸 芍藥 人參 川芎 乾薑 各一兩 甘草炙 四分

위 약재들을 썰어 매번 2돈을 물 1잔으로 생강 5조각과 함께 6할이 되게 달여 찌꺼기를 버리고 뜨겁게 복용한다.

增損四物湯

當歸 芍藥 人參 川芎 乾薑各一兩 甘草炙四分

右爲㕮咀하야 每服二錢호대 水一盞으로 薑五片을

煎六分하야 去滓熱服이라

增損柴胡湯은 治婦人產後에 虛羸와 發寒과 飮食少와 腹脹이라

柴胡三錢 人參 甘草 半夏 白芍 陳皮 川芎

右爲㕮咀하야 每服四錢호대 水盞半으로 薑三片과 棗一枚를 煎七分하야 溫服이니 食後日三服이라

증손시호탕增損柴胡湯은 부인의 산후에 허리虛羸와 발한發寒과 음식을 적게 먹는 경우와 복부 창만脹滿을 다스린다.

柴胡三錢 人參 甘草 半夏 白芍 陳皮 川芎

위 약재들을 썰어 매번 4전을 물 1잔 반으로 생강 3조각과 대추 1개와 함께 7할이 되게 달여 식후에 하루 3회 복용한다.

猪腎湯은 治產後日淺하야 久坐視聽言語多커나 或運動勞力하야 遂覺頭項及肢節皮肉疼痛하고 乍寒乍熱하니 此是蓐勞[375]라

猪腎一對去脂膜 當歸 芍藥 生薑各三兩 桂心 葱白一合

右以水八升으로 緩火煮腎汁六升하야 澄清內에 入諸藥煮取二升하야 分三次溫服이라

저신탕猪腎湯은 출산 후에 얼마 지나지 않아 오래 앉아 보고 듣고 말하는 것이 많았거나 혹 운동하여 힘을 써서 두항頭項과 지절肢節과 피육皮肉에 통증이 있고 잠깐 동안 추웠다가 더웠다가 하는 것을 느끼는 것을 치료하니 이는 욕로蓐勞이다.

猪腎一對 去脂膜 當歸 芍藥 生薑 各三兩 桂心 葱白一合

위 약재들을 물 7되에 완만한 불로 달여 신즙腎汁이 6되가 되게 해서 맑은 물 내에 모든 약재를 넣고 (다시) 달여 2되를 취해서 3회로 나누어 따뜻하게 복용한다.

加減八珍湯

當歸一錢半 川芎一錢 熟地薑汁炒五錢 白朮一錢 白茯苓一錢

가미팔진탕加減八珍湯

當歸一錢半 川芎一錢 熟地薑汁炒 五錢 白朮一錢 白茯苓一錢 人參三分 益母草一錢 陳皮五分 砂仁五分

375) 蓐勞(욕로): 산부가 분만 후에 氣血이 휴손되고, 調養을 잘못했거나 혹은 피로가 과도하고 風冷에 손상되어 나타내는 병증이다.

위 약재들을 썰어 물 2종지 반으로 7할이 되게 달여 식전에 따뜻하게 복용하고, 2제를 복용한 후에 익모환益母丸을 주어 사이사이에 복용하니 익모환益母丸을 복용할 때에는 궁귀탕芎歸湯을 사용한다.

人參三分 益母草一錢 陳皮五分 砂仁五分

右爲㕮咀하야 水一鐘半으로 煎七分하야 食前溫服이요 二劑後에 與益母丸으로 間服하니 服益母丸은 用芎歸湯으로 送下라

【東醫寶鑑】婦人 · 産後發熱

시호사물탕柴胡四物湯

治産後發熱 及熱入血室 柴胡 生地黃 各二錢 川芎 赤芍藥 當歸 黃芩 各一錢 人參 半夏 甘草 各五分 右剉作一貼 入薑三片 水煎服 ○一名三元湯保命

양혈지황탕凉血地黃湯

治産後發熱 生地黃三錢 赤芍藥 當歸 川芎 各一錢半 右剉作一貼 水煎服袖珍

우황고牛黃膏

治産後熱入血室 朱砂 鬱金 各三錢 牛黃二錢半 牡丹皮二錢 甘草一錢 龍腦五分 右爲末 蜜丸皂子大 每一丸 井水化下玉機

궁귀조혈음芎歸調血飮

治産後去血過多 以致發熱 心煩腹痛 頭暈眼花 或口噤神昏 當歸 川芎 白朮 白茯苓 熟地黃 陳皮 便香附 烏藥 乾薑 益母草 牡丹皮 甘草 各七分半 右剉作一貼 入薑五棗二 煎服醫鑑

흑신산黑神散

治産母惡露不下 以致發熱煩躁 當歸 熟地黃 白芍藥酒炒 肉桂 甘草炙 各五錢 沈香 棕櫚灰 蒲黃 沒藥 各二錢半 乳香一錢半 赤芍藥一錢 血竭五分 右爲末 每二錢 好溫酒調下醫鑑

第八十六問 산후 四肢虛腫

產後에 四肢虛腫者는 何也오

산후에 사지에 허종虛腫이 있는 경우는 무엇 때문인가?

答曰 產後에 敗血乘虛하야 停積於五臟하면 不行經絡하야 流入於四肢하야 畱滯日深하면 却還不得하야 腐壞如水 故로 令四肢面目浮腫이라 醫人不識하고 便作水氣治니 凡治水氣에 多用導水藥이면 極虛라 夫產後既虛를 是謂重虛니 往往因致夭枉이나 但服調經散이면 自然血行하야 腫消라

산후에 패혈敗血이 허를 틈타서 오장五臟에 쌓이면 경락經絡으로 (혈血이) 행해지지 못해 사지로 들어가 정체되는 것이 날로 심하면 도리어 돌아올 수가 없어서 물처럼 썩어 문드러지니 그러므로 사지와 얼굴과 눈이 붓는다. 의사가 알지 못하고 수기水氣로 보고 치료하니 수기水氣를 다스림에 물을 빼는 약을 많이 사용하면 아주 허해지게 된다. 무릇 산후에 이미 허한 것을 중허重虛라고 부르니 왕왕 요절할 수 있으나 조경산調經散을 복용하면 자연히 혈血이 순환되어 부종이 사라진다.

調經散此方은 百發百中이라

沒藥研 琥珀研各一分 官桂 赤芍 當歸各一兩 細辛 麝香研各半分 甘草炙二錢 嚴氏方中多此一味藥

右爲細末하야 每服五分七호대 生薑汁과 溫酒各少許로 調服이라

조경산調經散이 처방은 백발백중이다.

沒藥研 琥珀研 各一分 官桂 赤芍 當歸 各一兩 細辛 麝香研 各半分 甘草炙 二錢 『엄씨제생방嚴氏濟生方』 중에 이 본초가 가장 많다.

위 약재들을 곱게 가루 내어 매번 5푼 7리를 생강즙과 따뜻한 술 각각 조금으로 섞어 복용한다.

正脾散은 治大病之後에 脾氣虛弱하야 中滿腹脹하고 四肢虛浮하야 狀若水氣에 此藥治之요 及產後四肢浮腫이라

정비산正脾散은 대병 후에 비기脾氣가 허약해서 중만中滿하며 복부가 창만하고 사지가 허부虛浮해서 수기水氣와 같은 상태일 때 이 약으로 다스리고, 산후에 사지부종을 다스린다.

蓬朮 香附 茴香炒 甘草炙 陳皮 各等分

위 약재들을 곱게 가루 내어 매번 2돈을 등심모과탕燈心木瓜湯에 타서 달여 복용한다.

蓬朮 香附 茴香炒 甘草炙 陳皮各等分

右爲細末하야 每服二錢호대 煎燈心木瓜湯하야 調下라

【東醫寶鑑】婦人 · 産後浮腫

대조경산大調經散

治産後腫滿 喘急 尿澁 黑豆炒一兩 茯神五錢 琥珀一錢 右爲末 烏頭 紫蘇葉 煎湯調下二錢良方

소조경산小調經散

治産後浮腫 當歸一兩 桂心 赤芍藥 各五錢 沒藥 琥珀 甘草 各二錢 細辛 麝香 各一錢 右爲末 每一錢 溫酒入薑汁 調服良方

정비산正脾散

治産後通身浮腫 蓬朮炮 便香附子 陳皮 茴香 甘草炙 各等分 右爲末 每二錢 燈心木通 煎湯調下正傳

第八十七問 산후에 귀신 들린 것

産後에 乍見鬼神者는 何也오

산후에 잠깐씩 귀신을 보는 경우는 무엇 때문인가?

答曰 心主身之血脉하니 因産傷耗血脉하야 心氣則虛하고 敗血停積하야 上干於心하야 心不受觸하야 遂致心中煩躁와 臥起不安과 乍見鬼神과 言語顚倒하니 醫人不識하야 呼爲風邪라 如此治之면 必不得愈나 但服調經散에 加生龍齒一捻이면 得睡卽安이라

심心은 몸의 혈맥血脈을 주재하니 출산으로 혈맥血脈을 손상함으로 인해 심기心氣가 허해지고 패혈敗血이 쌓여 위로 가서 심心을 침범하나 심心이 (직접) 침범을 받을 수가 없어서 심중心中이 번조煩躁한 경우와 눕거나 일어서거나 불안한 경우와 잠깐씩 귀신을 보는 경우와 언어에 조리가 없는 경우에 이르니 의사가 알지 못하고 풍사風邪라 칭한다. 이와 같이 치료하면 반드시 나을 수가 없으나, 조경산調經散을 복용함에 생용치生龍齒 한 줌을 더하면 잠을 자고 편안해진다.

調經散方은 見八十六問이라

右件藥은 如前이니 每服에 加龍齒一捻[376]이라

조경산調經散 처방은 86문에 보인다.

위 약재는 앞에 보이니 매번 복용함에 용치龍齒 한 줌을 더한다.

柏子仁散은 治産後에 謊言亂語하니 繇內虛少血하야 邪氣攻心이라

柏子仁 遠志 人參 桑寄生 防風 琥珀細研 當歸 熟地 甘草各半兩

백자인산柏子仁散은 산후 언어착란을 치료하니 이는 내허內虛로 혈血이 적어져 사기邪氣가 심心을 공격했기 때문이다.

柏子仁 遠志 人參 桑寄生 防風 琥珀細研 當歸 熟地 甘草 各半兩

---

376) 捻: 잡을 념. 손가락으로 잡을 만큼의 양을 의미함.

위 약재들을 썰어 매번 복용함에 물 2잔으로 백양심白羊心 1개를 넣고 잘라서 먼저 7할이 되게 달이고 심장心臟 찌꺼기를 제거하고 약 5돈을 투하해서 다시 4할이 되게 달여 찌꺼기를 버리고 수시로 따뜻하게 복용한다.

右爲㕮咀하야 每服에 以水二盞으로 入白羊心一箇하야 切碎先煎七分하야 去心滓하고 須下藥五錢하야 更煎四分하야 去滓溫服이니 不拘時라

호박산琥珀散은 산후에 혈사血邪가 심心을 공격해서 혼미하면서 답답하고 언어가 착란한 경우를 다스린다.

琥珀研 鐵粉 各一兩 人參 茯苓 乾生地 阿膠各七分半 炒해서 黃色으로 만든다. 朱砂研 半兩 遠志七錢半 去心 甘草 麝香研 各二錢半

위 약재들을 곱게 가루 내어 이미 간 약을 넣고 같이 잘게 갈아 매번 1돈을 금은탕金銀湯에 타서 수시로 복용한다.

琥珀散은 治產後에 血邪攻心하야 迷悶하고 言語錯亂이라

琥珀研 鐵粉各一兩 人參 茯苓 乾生地 阿膠各七分半炒令黃色 朱砂研半兩 遠志七錢半去心 甘草 麝香研各二錢半

右爲細末하야 入研了藥하고 同和極細하야 每服一錢호대 金銀湯調下니 無時라

【東醫寶鑑】婦人 · 產後見鬼譫妄

교감지황전원交感地黃煎元

治產後眼見黑花 發狂如見鬼狀 或中風角弓反張 或下血如豚肝狀 臍腹胸痛結爲癥瘕 生地黃二斤 洗擣以布裂汁 留滓 生薑二斤 洗擣以布裂汁留滓 以生薑汁炒地黃滓 以地黃汁炒生薑滓 各至乾燥爲末 爲度 蒲黃炒四兩 當歸 玄胡索 琥珀 各一兩 右爲末 蜜丸彈子大 當歸酒化下一丸局方

영신고寧神膏

治產後亡血 心神昏悶 言語失常 不得睡臥 酸棗仁炒 人參 赤茯苓 各一兩 琥珀七錢半 朱砂 乳香 各五錢 右爲末 燈心大棗煎湯調下一錢 或蜜丸彈子大薄荷湯化下一丸入門

복령산茯苓散

治產後心虛怔忡不定 言語錯亂 人參 當歸 山藥 甘草 各一錢半 遠志 茯神 桂心 麥門冬 各七分半 右剉作一貼 入薑三棗二 水煎服正傳

백자인산柏子仁散

治產後譫言妄語 皆心血虧欠 心神不守所致 柏子仁 遠志 人參 桑寄生 防風 琥珀 當歸 熟地黃 甘草 各等分 右剉每五錢 先以白羊心一枚 煮汁取二盞 乃入藥煎至一盞 去渣 溫服正傳

第八十八問 산후 不語

산후에 말을 못하는 것은 무엇 때문인가?

産後에 不語者는 何也오

사람의 심장에는 구멍이 7개 털이 3가닥이 있다고 한다. 산후에 혈기血氣가 흩어져 있어서 패혈敗血을 쌓으면 심규心竅를 막아 신지神志가 명료할 수가 없고, 또 심기心氣는 혀에 통하니 심기心氣가 폐색하면 혀 또한 강직해진다. 그러므로 말을 하지 못하는 것이 이와 같으니 **칠진산七珍散**을 복용해야 한다.

人參 石菖蒲 熟地 川芎 各一兩 細辛一錢半 防風半兩 朱砂半兩 研

위 약재들을 곱게 가루 내어 매번 1돈을 금은박하탕金銀薄荷湯에 타서 수시로 복용한다.

答曰 人心에 有七孔三毛[377]라 産後에 血氣多端[378]하야 致停積敗血하면 閉於心竅하야 神志不能明了요 又心氣通於舌하니 心氣閉塞하면 則舌亦強矣라 故로 令不語如此하니 但服**七珍散**이라

人參 石菖蒲 熟地 川芎 各一兩 細辛一錢半 防風半兩 朱砂半兩研

右爲細末하야 每服一錢호대 金銀薄荷湯調下니 不拘時라

교감지황환交感地黃丸은 부인이 산전과 산후에 눈에 흑색이 보이거나, 혹 발광狂狂해서 귀신을 보는 듯 하고, 태반胎盤이 내려오지 않고, 실음하여 말을 하지 못하고, 심복心腹이 창만脹滿하고, 수곡水穀이 소화되지 않는 경우를 다스린다.

生地깨끗이 씻어 갈아 베로 즙을 짜서 찌꺼기를 남겨둔다. 생강즙으로 지황 찌꺼기를 태우고 지황즙으로 생강 찌꺼기를 태워 마르면 그만 둔다.

交感地黃丸은 治婦人産前産後에 眼見黑色커나 或即發狂하야 如見鬼狀하고 胞衣不下하고 失音不語하고 心腹脹滿하고 水穀不化라

生地洗淨研하야 以布絞汁하야 留滓라 以薑汁으로 炒地黃滓하고 地黃汁으로 炒生

377) 칠공삼모(七孔三毛) : 북두칠성과 목숨을 관장하는 三台星을 상징하는 말로 심장이 생명에서 중요한 장기임을 비유한 것이다.

378) 多端(다단): 일이 흐트러져 가닥이 많음.

薑滓하야 各至乾爲度라 生薑洗刮淨研하야 以布絞取汁하야 留滓各二觔이라 當歸一兩 琥珀別研一兩 玄胡索糯米炒令赤去米 蒲黃炒 小茴香四兩

右爲細末하야 蜜丸彈子大하야 當歸湯化下一丸이니 食前이라

生薑씻어 잘라 갈아 베로 즙을 짜서 찌꺼기 각 2근을 남긴다. 當歸一兩 琥珀別研 一兩 玄胡索맵쌀로 볶아 적색으로 만들어 밥쌀을 제거한다. 蒲黃炒 小茴香四兩

위 약재들을 곱게 가루 내어 꿀에 탄환 크기로 환을 만들어 당귀탕當歸湯으로 1환을 복용하니 식전에 복용한다.

【東醫寶鑑】婦人 · 産後不語

칠진산七珍散

治産後不語 人參 生地黃 石菖蒲 川芎 各二錢 細辛 防風 辰砂 各一錢 右爲末 每一錢 薄荷湯調服 ○加甘草一錢 名曰八珍散産實

고봉산孤鳳散

治産後閉目不語 白礬爲細末 每取一錢 熱水調下 不以時産實

第八十九問 산후 복통 및 설사

산후에 복통이 있고 또 설사하는 경우는 무엇 때문인가?

産後腹痛하고 又瀉痢者는 何也오

산후에 장위腸胃가 허약해서 한사寒邪가 쉽게 들어오니 가령 만삭이 되지 않았는데 차가운 음료를 마시고 풍을 당하면 허를 틈타 침입하여 (한사寒邪가) 흉격胸膈에 머무르고 복부와 늑골에 흩어진다. 그러므로 복통이 나고 퍼지는 것이 몽둥이나 칼로 찌르는 듯해서 대장으로 들어가 수곡水穀이 소화되지 않아 설사를 하고 장명腸鳴이 있거나 혹 적백리赤白痢가 있고 협륵부가 팽창하거나 혹 돌아다니는 통증이 있으니 급히 조중탕調中湯을 복용하면 곧 나으나 만약 의사가 적체積滯로 여겨 조치하면 화가 떠나지 않을 것이다.

答曰 産後에 腸胃虛怯하야 寒邪易浸하니 若未滿月에 飮冷當風하면 乘虛進襲하야 留於胸膈하고 散於腹肋이라 故로 腹痛作하고 陳如錐刀所刺하야 流入大腸하야 水穀不化하야 洞洩腸鳴커나 或下亦白하고 脇肋膨脹커나 或走痛不定하니 急服調中湯이면 立愈나 若醫者以爲積滯取之면 則禍不旋踵이라

조중탕調中湯

高良薑 當歸 官桂 白芍 附子 川芎 各一兩 甘草半兩 人參半兩

위 약재들을 썰어 매번 3돈을 물 2잔으로 1잔이 되게 달여 찌꺼기를 버리고 빈속 식전에 복용한다.

調中湯

高良薑 當歸 官桂 白芍 附子 川芎各一兩 甘草半兩 人參半兩

右爲㕮咀하야 每服三錢호대 水二盞으로 煎一盞하야 去滓熱服이니 空心食前이라

정통산定痛散은 산후에 악혈惡血이 그치지 않고, 복내腹內에 열통熱痛이 있어 참을 수가 없고, 태아胎兒가 안정되지 않는 경우를 다스린다.

定痛散은 治産後에 惡血不止하고 腹內熱痛不可忍하고 及兒未定이라

當歸 芍藥各二兩 桂心一兩

右爲㕮咀하야 每服二錢호대 各盞半으로 生□[379]子大拍破를 煎至六分하야 去滓溫服이요 如洞泄腸鳴者는 加附子乾薑下服이라

當歸 芍藥 各二兩 桂心一兩

위 약재들을 썰어 매번 2돈을 각각 (물) 1잔 반으로 생강 으깬 것과 함께 넣고 6할이 되게 달여 찌꺼기를 버리고 따뜻하게 복용하고, 가령 설사로 장명腸鳴이 있는 데에는 부자附子와 건강乾薑을 가해 복용한다.

又方은 治產後瘀血이 怯痛不已라

宜用五積散에 加乾薑良薑丁香官桂하야 用煮酒童便各一盞하야 熱服이면 立効요 又方 獨用肉桂末하야 調好酒服之면 立効라

또 다른 처방은 산후의 어혈瘀血이 겁나게 아파 낫지 않는 경우를 다스린다.

마땅히 오적산五積散을 사용함에 건강乾薑과 양강良薑과 정향丁香과 관계官桂를 더해서 술과 동변童便 각각 1잔을 사용하여 달여 뜨겁게 복용하면 곧 낫고, 또 다른 처방으로 육계肉桂 가루 하나만을 사용해서 좋은 술에 섞어 복용하면 곧 효과가 있다.

【東醫寶鑑】 婦人 · 産後泄痢

적기산的奇散

治産後泄瀉 惡露不行 此餘血 滲入大腸爲瀉下 靑黑色物 是驗 大荊芥穗於盞內 然火燒存性 不得犯油火 入麝香少許 硏爲末 每取一錢 沸湯一二 呷調服 神效得效

379) 『産寶百問』의 내용과 다르지만 내용상 生薑으로 봐야 한다.

第九十問 산후 전신동통

산후에 온몸이 아픈 것은 무엇 때문인가?

産後에 遍身疼痛者는 何也오

산후에 온 마디가 열리고 혈맥血脈이 유주해서 기약氣弱함을 만나면 경락經絡과 기육肌肉의 사이에 혈血이 정체함이 많아 여러 날이 되어 흩어지지 않으면 골절이 원활하지 않고 근맥筋脈이 당기고 급박急迫하게 된다. 그러므로 허리와 등이 움직여지지 않고, 수족이 움직여지지 않고, 몸에 열이 나면서 두통이 있게 된다. 만약 의사가 상한傷寒으로 여기고 치료하면 땀이 나와 근맥이 상하고 수족이 궐랭厥冷해서 변하여 다른 병을 만드니 진통산趁痛散을 복용해서 조용히 제거해야 한다.

答曰 産後에 百節開張하고 血脉流走하야 遇氣弱 則經絡肉分之間에 血多留滯하야 累日不散이면 則骨節不利하고 筋脉引急이라 故로 腰背不得轉側하고 手足不能動搖하고 身熱頭痛也라 若醫以傷寒으로 治之면 則汗出而筋脉傷하고 手足厥冷하야 變生他病하니 但服趁[380]痛散하야 以嘿[381]除之라

진통산趁痛散

牛膝酒浸 當歸 官桂 白朮 黃芪 各半兩 薤白二錢半 생강半兩 甘草二錢半 獨活半兩

위 약재들을 거칠게 가루 내어 매번 2돈을 물 1잔 반으로 7할이 되게 달여 찌꺼기를 버리고 따뜻하게 복용하고, 본방을 매번 반 냥을 물 5잔으로 2잔이 되게 달여 2회로 나누어 따뜻하게 복용한다.

趁痛散

牛膝酒浸 當歸 官桂 白朮 黃芪各半兩 薤白二錢半 生薑半兩 甘草二錢半 獨活半兩

右爲麤末하야 每服二錢호대 水一盞半으로 煎七分하야 去滓溫服이요 本方每服半兩호대 水五盞으로 煎二盞하야 分作二次溫服이라

380) 趁: 좇을 진.
381) 嘿: 고요할 묵.

透經湯方은 見十八問中이라 | 투경탕透經湯 처방은 18문에 있다.

【東醫寶鑑】婦人 · 產後雜病

인삼형개산人參荊芥散

治血風體痛 寒熱盜汗 頰赤口乾 痰嗽胸滿 或月水不調 臍腹胸痛 痃癖成塊 人參 荊芥 生乾地黃 柴胡 鱉甲 酸棗仁炒 枳殼 羚羊角 白朮 各七分半 桂心 川芎 當歸 防風 牡丹皮 赤芍藥 甘草 各五分 右剉作一貼 入薑三片 煎服入門

第九十一問 산후 변비

산후에 대변이 잘 안 나오는 경우는 무엇 때문인가?

產後에 大便秘澁者는 何也오

출산으로 누워 수혈水血이 모두 아래로 향하고 장위腸胃가 허약해서 진액津液이 부족하니 이런 까닭으로 대변이 잘 안 나오는 것이다. 가령 5~6일 동안 복중腹中에 그득히 답답한 것은 마른 똥이 장부臟腑에 건삽乾澁해서 나올 수 없는 것일 뿐이니 마인환麻仁丸을 복용해서 진액으로 적셔준다. 만약 열熱이 있다고 오인하여 한약寒藥을 사용하면 양陽이 사라지고 음陰이 길러져 변동하여 여러 가지 증상이 나와 목숨이 위태로워진다. 이는 소시호탕증小柴胡湯證의 잘못이니 살피지 않을 수 없다.

答曰 產臥水血俱下하고 腸胃虛弱하야 津液不足하니 是以로 大便秘澁不通也라 若五六日腹中悶脹者는 有燥糞在臟腑하야 以其乾澁未能出耳니 宜服麻仁丸하야 以津潤之라 若誤以爲有熱而投之以寒藥이면 則陽消陰長하야 變動百出하야 性命危矣라 此是小柴胡湯之證誤니 不可不謹이라

麻仁丸『삼인방三因方』에 이르길 "출혈이 많아 장조臟燥로 대변이 잘 안 나오면 진실로 마땅히 적셔 줘야 한다. 대황大黃은 가볍게 쓰기 어려워 보이니 파를 이용하여 침과 초와 차로 환을 만들고 다음에 파로 된 차로 복용하면 반드시 통한다."고 하였는데 내가 살펴보건대 이 말처럼 대황大黃을 가볍게 쓸 수 없는 것이 맞다.

麻仁研 枳殼麩炒 人參 大黃 各半兩

위 약재들을 곱게 가루 내어 꿀에 오동 씨 크기로 환을 만들어 빈속에 따뜻한 술로 복용하니 통하지 않으면 환 수를 늘려 복용한다.

麻仁丸三因方에 云 去血過多하야 臟燥大便秘澁하면 則固當潤之라 大黃은 似難輕用이니 候蔥涎調醋茶爲丸하고 次以蔥茶下之면 必通이라하니 愚按컨대 此言大黃不可輕用者是라

麻仁研 枳殼麩炒 人參 大黃各半兩

右爲細末하야 蜜丸桐子大하야 空心溫酒下니 未通이면 加丸數服이라

滋腸五仁丸은 治血氣不足하야 大腸閉滯하야 傳送艱難이라

桃仁 杏仁各一兩炒去皮尖 柏子仁半兩 松子仁一錢三字 郁李仁麩炒 陳皮別爲末四兩

右五仁을 別研爲膏하고 合橘皮同研하야 煉蜜爲丸桐子大하야 每服三十丸이라가 至五十丸이니 食前米飮下요 更看虛實하야 加減이라

자장오인환滋腸五仁丸은 혈기血氣가 부족해서 대장이 막혀 전송하는 것이 힘든 증상을 다스린다.

桃仁 杏仁各一兩 炒 去皮尖 柏子仁半兩 松子仁一錢 三字 郁李仁麩炒 陳皮別爲末 四兩

위 5가지 약재의 씨를 갈아서 고膏를 만들고 귤피橘皮와 같이 갈아 오동 씨 크기로 연밀煉蜜하여 환을 만들어 매번 30환을 복용하다가 50환까지 늘리니 식전에 미음米飮으로 복용하고, 다시 허실을 살펴 가감한다.

【東醫寶鑑】 婦人 · 産後大便秘結

자장오인환滋腸五仁丸

治産後陰血虛耗 大便閉澁 橘紅末四兩 杏仁 桃仁 各一兩 栢子仁五錢 松子仁二錢半 郁李仁一錢 右各另研爲膏 合橘紅末蜜丸梧子大 米飮下五六十丸正傳

第九十二問 산후 血崩

산후에 혈붕血崩이 있는 경우는 무엇 때문인가?

產後血崩者는 何也오

출산으로 누워 있다가 경락經絡을 모손耗損하고 맥이 평상으로 회복되지 않았는데 노역勞役으로 움직여 상하면 혈血이 갑자기 무너지는데 이르고 (피가) 방울방울 떨어지는 것이 그치지 않는다. 혹 짠 음식을 함부로 먹어 영위營衛를 상하게 하면 또한 변하여 붕루崩漏가 된다. 만약 아랫배가 그득하며 아프면 간경肝經이 이미 무너진 것이니 난치가 된다. 마땅히 급히 **고경환固經丸**을 복용해야 한다.

艾葉 赤石脂煅 補骨脂炒 木賊 各半兩 附子一隻酒 去皮臍

위 약재들을 가루 내어 진미陳米를 넣어 풀에 오동 씨 크기로 환을 만들어 식전에 따뜻한 술로 30환을 복용하고, 미음米飮으로 복용하는 것 또한 좋다.

答曰 產臥傷耗經絡하고 脈未平復한대 勞役損動하면 致血暴崩하고 淋瀝不止라 或因鹹味不節하야 傷蠹榮衛면 亦變崩中이라 若小腹滿痛하면 肝經已壞니 爲難治라 當急服**固經丸**이라

艾葉 赤石脂煅 補骨脂炒 木賊各半兩 附子一隻酒去皮臍

右爲末하야 陳米糊和丸桐子大하야 食前에 溫酒下三十丸이요 米飮도 亦得이라

숙건지황산熟乾地黃散은 붕루崩漏로 하혈下血이 그치지 않는 경우와 심신心神이 번민煩悶한 경우와 두목頭目이 혼중昏重한 경우를 다스린다.

熟地一兩半 甘草 蒲黃 各半兩 蟹爪微炒 二合 白茯苓 伏龍肝七錢半 桂心 白芍 當歸微炒 各三錢 阿膠炒黃 一兩 熟布燒灰 三兩 다른 책에는 곤포昆布로 되어 있다.

위 약재들을 거칠게 가루 내어 매번 4돈을 물 1잔 반에 죽여竹茹 1푼과 함께 넣어 6할이 되게 달여 찌꺼기를 버리고 수시로 따뜻하게 복용한다.

熟乾地黃散은 治崩中下血不止와 心神煩悶과 頭目昏重이라

熟地一兩半 甘草 蒲黃各半兩 蟹爪微炒二合 白茯苓 伏龍肝七錢半 桂心 白芍 當歸微炒各三錢 阿膠炒黃一兩 熟布燒灰三兩一本昆布

右爲麤末하야 每服四錢호대 水盞半에 入竹茹一分하야 煎六分하야 去滓溫服이니 不拘時라

【東醫寶鑑】婦人 · 血崩

보기양혈탕補氣養血湯

治小産後 下血不止 人参 黃芪 當歸 白朮 白芍藥酒炒 艾葉 阿膠 川芎 青皮 香附子炒 縮砂研 甘草炙 各一錢 右剉作一貼 水煎服回春

第九十三問 산후 腹脹 및 구토

산후에 배가 부르며 답답하고 구토가 그치지 않는 경우는 무엇 때문인가?

産後에 腹脹悶滿하고 嘔吐不定者는 何也오

패혈敗血이 비위脾胃에 흩어져 비脾가 받으면 수곡水穀의 정미精微를 운화할 수가 없어서 창만脹滿하게 되나 위胃가 받으면 수곡水穀이 소화되지 않은 것을 수납할 수가 없으므로 구역嘔逆이 나게 된다. 의사가 모르고 가령 심히 지토약止吐藥을 상복하게 치료하면 병과 약이 서로 침범해서 변하여 더욱 정기正氣를 상하여 질환이 더욱 난치가 된다.

答曰 敗血散於脾胃하야 脾受之면 不能運化精微而致脹滿이나 胃受之면 不得受納水穀不化而生嘔逆이라 醫者不識하야 若以尋常服止吐藥으로 療之면 病與藥不相干하야 轉更傷動正氣하야 疾愈難治라

장승탕匠勝湯『삼인방三因方』에 저승탕抵勝湯이라고 하였다.

赤芍 半夏泡 澤蘭葉 人參 陳皮 各一錢 甘草一錢 生薑半兩

위 약재들을 거칠게 가루 내어 매번 3전을 물 1잔 반으로 7할이 되게 달여 찌꺼기를 버리고 식전에 뜨겁게 복용한다.

匠勝湯三因方에 名抵勝湯이라

赤芍 半夏泡 澤蘭葉 人參 陳皮各一錢 甘草一錢 生薑半兩

右爲麤末하야 每服三錢호대 水盞半으로 煎七分하야 去滓熱服이니 食前이라

팔순리중환八順理中丸은 새로 출산함에 혈기血氣가 모두 상해서 오장五臟이 갑자기 허해지고 지체가 파리해지고 소기少氣로 다한多汗하는 경우를 다스린다. 산후에 100일이 됨에 매일 상복해서 기氣를 기르며 허한 것을 보하고 구토를 그치게 한다.

甘草 人參 白茯苓 神麯炒 各半兩 乾薑炮 一兩 砂仁二兩

八順理中丸은 治新產에 血氣俱傷하야 五臟暴虛하고 肢體羸乏하고 少氣多汗이라 纔產直百晬日에 每日常服하야 壯氣補虛하고 止嘔吐라

甘草 人參 白茯苓 神麯

炒各半兩 乾薑炮一兩 砂仁二兩
麥蘗二兩 白朮四兩

右爲末蜜丸하야 每服三十丸호대 食前薑湯下커나 或加半夏麴一兩하야 入鹽點服이라

麥蘗二兩 白朮四兩

위 약재들을 가루 내어 꿀로 환을 만들어 매번 30환을 식전에 생강탕으로 복용하거나 혹 반하국半夏麴 1냥을 더해서 소금을 조금 넣어 복용한다.

【東醫寶鑑】 婦人 · 産後嘔逆

저성탕抵聖湯

治産後嘔逆 惡心不能飮食 赤芍藥 半夏 澤蘭葉 人參 陳皮 各一錢半 甘草五分 右剉作一貼 入薑七片 水煎服濟生 ○一名拒勝湯正傳

향령환香靈丸

治産後嘔不止 丁香 辰砂另硏 各六分 五靈脂一錢 右硏匀 用狗膽 或猪膽 和丸 芡實大 以生薑陳皮煎湯 磨化一丸服之本事

第九十四問 산후 입과 코 주변의 기미와 코피

산후에 입과 코에 기미가 올라오는 경우와 코피가 나는 것은 무엇 때문인가?

産後에 口鼻黑氣起와 及鼻衄者는 何也오

양명陽明은 경맥經脈의 바다이니 코에서 기시해서 이마 중으로 교차하고 윗니에 들어가 돌아 입을 끼고 나오고 인중人中에서 좌에서 우로 우에서 좌로 교차한다. 산후에 기혈氣血이 흩어지고 영위營衛가 다스려지지 않아 어지러이 흩어져 여러 경맥經脈에 들어가면 도리어 나올 수가 없다. 그러므로 입과 코에 기미가 생기고 변하여 코피가 나온다. 이런 까닭은 산후에 허열虛熱이 변해서 질환을 만드는 것이니 그 질환은 치료할 수가 있고, '위절폐패胃絕肺敗'라고 부른다. 이 한 증을 자세히 살펴보건대 보경부保慶府에는 이런 처방이 없고 급히 호박흑산琥珀黑散을 복용하는 것이 가하니 그 병인病人을 보고서 코에 기미가 사라지고 코피가 멈추면 살아난다.처방은 제82문에 보인다.

答曰 陽明者는 經脈之海니 起於鼻하야 交頞中하고 入上齒하야 還出俠口하고 交人中左之右右之左라 產後에 氣消血散하야 榮衛不理하야 散亂入於諸經하면 却還不得이라 故로 令口鼻黑氣起와 及變鼻衄이라 此緣產後에 虛熱이 變生此疾하니 其疾不可治요 名曰胃絕肺敗라 詳此一證컨대 保慶府[382] 無方이요 可急服琥珀黑散이니 視其病人하야 鼻黑退하고 衄止者는 活이라方은 見第八十二問中이라

【東醫寶鑑】婦人 · 衄血

産後口鼻黑色 起及鼻衄者 名曰胃絶肺敗 此證不可治急 用荊芥散及禳法<良方> ◯産後氣血散亂 入於諸經 不得還元 故口鼻黑色 起及變鼻衄 名曰胃絶肺敗 宜用犀角地黃湯救之方見血門 入門

382) 保慶府(보경부): 湖南省 邵陽市의 옛 지명.

第九十五問 산후 喉中 氣急 및 천식

産後에 喉中氣急喘者는 何也오

산후에 후중喉中에 기급氣急하여 천식이 있는 경우는 무엇 때문인가?

答曰 榮者血也요 衛者氣也라 榮行脉中하고 衛行脉外하야 相隨上下를 謂之榮衛라 因産所下過多하야 榮血暴竭하면 衛氣無主하야 獨聚於肺中이라 故로 令喘也라 此는 名孤陽絶陰이요 難治라 若産後惡露不快하고 敗血停凝하야 上熏於肺도 亦令喘急이라 如此에 但服奪命丹하면 血去하야 喘急自止라 奪命丹은 方見八十一問이라

영營은 혈血이고, 위衛는 기氣이다. 영營은 맥 가운데를 행하고 위衛는 맥외脈外를 행해서 서로 위아래를 따르는 것을 영위營衛라고 한다. 출산하여 하혈下血한 것이 많은 까닭으로 영혈營血이 갑자기 마르면 위기衛氣도 머무를 바를 몰라 홀로 폐중肺中에 모인다. 그러므로 천식이 있게 된다. 이는 '고양절음孤陽絶陰'이라고 부르고 난치이다. 만약 산후에 오로惡露가 다 나오지 않고 패혈敗血이 정체되어 막혀 위로 폐肺를 훈증하는 것 또한 천급喘急하게 한다. 이와 같음에 탈명단奪命丹을 복용하면 혈血이 제거되어 천급喘急도 저절로 그치게 된다. 탈명단奪命丹은 처방이 제81문에 보인다.

旋覆花湯은 治産後傷風커나 或風寒暑濕하야 咳嗽喘滿하고 痰涎壅塞이라 如服奪命丹하야 喘不定이면 可服此藥이라

선복화탕旋覆花湯은 산후에 상풍傷風하였거나 혹 풍한서습風寒暑濕으로 인해서 해수咳嗽와 천만喘滿을 하고 담연痰涎이 막히는 것을 다스린다. 가령 탈명단奪命丹을 복용해서 천식이 그치지 않으면 이 약을 복용할 수 있다.

前胡 麻黃 杏仁 五味子 茯苓 甘草 赤芍 旋覆花 半夏麯 人參 玄及 各等分

前胡 麻黃 杏仁 五味子 茯苓 甘草 赤芍 旋覆花 半夏麯 人參 玄及 各等分

右爲飮子하야 每服四錢호대 水盞半으로 薑五片과 棗

위 약재들을 음자飮子로 만들어 매번 4돈을 물 1잔 반으로 생강 5조각과 대추 1개와 함께 7할이 되게 달여 식전에 따뜻하게 복용한다.

一枚를 煎七分하야 溫服이니
食前이라

【東醫寶鑑】 婦人 · 喘嗽

이모산二母散

治産後惡露 流入肺經 咳嗽 知母 貝母 白茯苓 人参 各一錢 桃仁 杏仁 各二錢 右剉作一貼 水煎服聖惠

소삼소음小参蘇飮

治産後 敗血入肺 面黑發喘 欲死者 蘇木二兩 剉水二椀 煎至一椀 調人参細末二錢服之雲岐

第九十六問 산후 중풍

產後中風者는 何也오

산후중풍은 무엇인가?

答曰 產後五七日內에 強力下床커나 或月內에 傷於房室커나 或憂怒하야 擾蕩冲和커나 或灼炙하야 傷動臟腑면 初에 眼澁口噤하고 肌肉瞤搐하야 以漸腰脊筋急強直者는 不治니 此乃人作非偶爾라 中風所得이 本集無方이나 三因方에 評之頗詳이라

산후 5~7일 내에 힘을 주고 침대에서 내려오거나 혹 1개월 내에 성관계를 하여 몸을 상하거나 혹 우울감이나 노기怒氣가 있어 충화로운 기氣를 흔들거나 혹 기름진 음식을 먹어 장부臟腑를 상하게 하면 처음에 안구가 건조하고 입이 안 열어지고 기육肌肉이 꿈틀거려 점차 요척腰脊의 근이 급박하게 강직되는 경우는 다스릴 수가 없으니 이는 사람이 (그리되도록) 만들어 낸 것이고 우연히 일어난 일이 아닐 따름이다. 중풍으로 얻은 바이니 본서에는 처방이 없으나 『삼인방三因方』에 평한 것이 자못 상세하다.

八風湯은 治迷惑如醉와 狂言驚悸와 恍惚見鬼라

팔풍탕八風湯은 미혹하여 취한 듯한 경우와 광언狂言이 있고 경계驚悸가 있는 경우와 황홀하여 귀신을 보는 경우를 다스린다.

天雄 當歸 人參各五兩 附子 防風 大門冬 蜀椒 獨活各四兩 烏頭 秦艽 細辛 白朮 乾薑各三錢 山茱萸 五味子 桔梗 香白芷 柴胡 莽草各半兩

天雄 當歸 人參 各五兩 附子 防風 大門冬 蜀椒 獨活 各四兩 烏頭 秦艽 細辛 白朮 乾薑 各三錢 山茱萸 五味子 桔梗 香白芷 柴胡 莽草 各半兩

右爲末하야 每服二錢호대 溫酒調下日三服이라 以身中覺如鍼刺者는 藥行也라

위 약재들을 가루 내어 매번 2돈을 따뜻한 술로 타서 하루에 3회 복용한다. 몸 중에 침으로 찌르는 듯한 통증을 느끼는 경우는 약이 작용을 하는 것이다.

독활산獨活散은 산후중풍에 구금口噤과 어깨와 뒷목이 강직하고 사지가 당기는 경우를 다스린다.

獨活 桂心 甘草炙 當歸炒 다른 책에는 川芎으로 되어 있다. 麻黃 附子炮 細辛半兩 防風八味

매번 4돈을 물과 술 각 반 잔으로 7할이 되게 달이면 입을 억지로 벌리고 넣어준다.

獨活散은 治產後中風에 口噤과 肩項強直하고 四肢拘急이라

獨活 桂心 甘草炙 當歸炒 一本作川芎 麻黃 附子炮 細辛半兩 防風八味

每服四錢호대 水酒各半盞煎七分하면 拗開口灌之라

【東醫寶鑑】婦人 · 產後風痓

귀형탕歸荊湯

治產後風痓 荊芥穗 微炒 當歸身尾 各等分 右爲末 每三錢 豆淋酒 調下入門

독활주獨活酒

治產後風痓 獨活 白鮮皮 各五錢 右剉 酒二升煎取一升 分二服本草

유풍산愈風散

治產後中風 荊芥穗略炒爲末 每三錢 豆淋酒 調下得效 ○一名擧鄕古拜散產寶

교가산交加散

治產後痓 生地黃一斤 生薑十二兩 各搗自然汁 以生地黃汁炒生薑滓 以生薑汁炒生地黃滓 合焙乾爲末 每三錢 溫酒調服入門

방풍당귀산防風當歸散

治產後痓 防風 當歸 川芎 熟地黃 各二錢半 右剉作一貼 水煎服海藏

혈풍탕血風湯

治產後諸風攣急 或痿弱 川芎 當歸 熟地黃 白朮 白茯苓 各一兩 白芍藥 秦艽 羌活 白芷 各七錢 防風五錢 右以一半爲細末 溫酒調下二錢 以一半爲末 蜜丸梧子大 溫酒呑下五七十丸丹心

第九十七問 산후 心痛

産後心痛者는 何也오

산후에 심통心痛이 있는 경우는 무엇 때문인가?

答曰 心者는 血之主也니 有伏宿寒氣면 因産大虛한대 寒搏於血하야 血凝不得消散하야 其氣逆冲擊於心之經脉이라 故로 心痛이니 但以大岩蜜湯으로 治之라 寒去면 則血脉溫而經絡通하야 心痛自止나 若誤以爲所傷療之면 則虛極寒益甚矣라 心絡寒甚하야 傳之正經하면 則變眞心痛하야 朝發夕死하고 夕發朝死하니 不可輕用藥如此라

심心은 혈血을 주재하니 오래된 한기寒氣가 있으면 출산으로 크게 허한데 한사寒邪가 혈血을 쳐서 혈血이 응체되어 흩어지지 않아 그 기氣가 역상逆上하여 심경맥心經脈을 치게 된다. 그러므로 심통心痛이 발생하니 대암밀탕大岩蜜湯으로 치료해야 한다. 한사寒邪가 제거되면 혈맥血脈이 따뜻해지고 경락經絡이 통해서 심통心痛이 저절로 그치나, 만약 질환이 있는 바대로 오인하여 치료하면 허증이 한증寒證을 더욱 심하게 한다. 심락心絡에 한사寒邪가 심해서 정경正經으로 전하면 변하여 진심통眞心痛이 되어 아침에 발병하면 저녁에 죽고 저녁에 발병하면 아침에 죽으니 이처럼 가벼이 약을 사용할 수 없다.

大岩蜜湯

熟地 當歸 獨活 吳茱萸洗 官桂 芍藥 乾薑 甘草各二兩 細辛 小草遠志苗也各一兩

右爲麤末하야 每服五錢호대 水三盞으로 煎一盞하야 去滓溫服이니 不拘時라

대암밀탕大岩蜜湯

熟地 當歸 獨活 吳茱萸洗 官桂 芍藥 乾薑 甘草各二兩 細辛 小草遠志의 싹이다. 各一兩

위 약재들을 거칠게 가루 내어 만들어 매번 5돈을 물 3잔으로 1잔이 되게 달여 찌꺼기를 버리고 수시로 따뜻하게 복용한다.

四神散은 治産後畜血不消하야 積聚作塊하야 急切疼痛과 及心腹酸痛下痢라

사신산四神散은 산후에 남겨진 혈血이 사라지지 않아 적취積聚가 괴塊를 이루어 급박하게 통증이 있는 경우와 심복心腹이 시리고 아프며 하리下痢하

는 경우를 다스린다.

當歸 乾薑炮 川芎 赤芍

위 약재들을 가루 내어 매번 3돈을 따뜻한 술로 타서 수시로 복용한다.

當歸 乾薑炮 川芎 赤芍

右爲末하야 每服三錢호대

溫酒調下니 不拘時라

【東醫寶鑑】 婦人 · 産後心腹腰脇痛

팔미흑신산八味黑神散

治産後惡露不盡 心胸臍腹撮痛 及血迷血暈 蒲黃 赤芍藥 乾薑 肉桂 當歸 熟地黃 甘草 各一兩 黑豆四兩炒 右爲末每二錢 童便溫酒調下局方 ○本方 加百草霜五錢 又名烏金散得效

도인탕桃仁湯

治産後惡露 方行忽然斷絶 腰腹重痛 或流注腿股作痛 桃仁 蘇木 生地黃 各五錢 虻虫 水蛭並炒 各三十枚 右爲末 每三錢水一盞煎至六分 去滓 溫服 惡血下 卽止 如有大痛處 必作癰疽 宜取五香連翹湯方見癰疽 去大黃 水煎入竹瀝服之良方

도계당귀환丸桃桂當歸丸

治産後惡露 方行忽然斷絶 驟作寒熱 臍腹百脈皆痛 狀如錐刺 桂心 赤芍藥 各五錢 當歸 桃仁 沒藥 各二錢半 虻虫 水蛭並炒 各三十枚 右爲末 醋麪糊和丸 豌豆大 醋湯下三十丸良方

몰약산沒藥散

治産後血瘀作痛 沒藥三錢 虻虫炒二錢 水蛭炒一錢 麝香一字 右爲末 每取二錢 服之保命

第九十八問 산후 熱悶과 脚氣

産後에 熱悶氣上하고 轉爲脚氣者는 何也오

산후에 열熱로 답답하여 기氣가 위로 치밀고 변하여 각기脚氣가 되는 경우는 무엇 때문인가?

答曰 産臥에 血虛生熱하고 復因春秋取涼過多와 地之蒸濕하야 因足履之所着而爲脚氣니 其狀熱悶掣瘲하고 驚悸心煩하고 嘔吐氣上하니 皆其候也라 但服小續命湯三兩劑면 必愈나 若醫者誤用逐敗血藥으로 攻之면 則血去而疾增益劇이라

산후에 누워있으면서 혈허血虛로 열熱을 생하고 다시 봄가을에 냉기를 많이 받은 경우와 땅의 증습蒸濕한 기운을 받음으로 인해 신발이 닿는 바에 따라 각기脚氣가 된 것이니 그 증상이 열熱로 답답하고 풍증風證이 있는 듯하고 경계驚悸로 심번心煩하고 구토로 기氣가 역상하니 모두 그 징후이다. 소속명탕小續命湯 3냥으로 복용하면 반드시 나으나 만약 의사가 축패혈약逐敗血藥을 오용하여 공벌하면 혈血이 제거되어 질환이 더욱 극심해진다.

小續命湯此藥은 不論胎前産後하고 或入風邪虛極하야 遍身疼痛커나 或疾喘不定者는 宜服之라 加麝香半夏入하고 每服에 水二盞으로 候煎熟傾藥汁後에 另以麝入于內하야 再煎一二沸하야 食前服이니 一二服이면 神効라

人參 黃芩 官桂 麻黃 防己各一兩 生薑五兩 芎藭 芍藥 甘草 白朮各一兩 附子一隻去皮 防風一兩半

右爲㕮咀하야 每服三錢호대 水二盞으로 煎八分하야 去滓溫服이니 不拘時라

소속명탕小續命湯 이 약은 태전胎前이나 산후를 막론하고 혹 풍사風邪가 허가 극한 상황에 들어가 온몸이 아프거나 혹 천식이 그치지 않는 것을 앓을 때 이 약을 복용한다. 사향麝香과 반하半夏를 더해서 넣고 매번 복용함에 물 2잔으로 잘 달여지도록 약즙이 나오는 것을 기다린 후에 별도로 사향麝香을 안에 넣어 다시 1~2차례 달여 식전에 복용하니 1~2회 복용하면 신효가 있다.

人參 黃芩 官桂 麻黃 防己 各一兩 生薑五兩 芎藭 芍藥 甘草 白朮 各一兩 附子一隻 去皮 防風一兩半

위 약재들을 썰어 매번 3돈을 물 2잔으로 8할이 되게 달여 찌꺼기를 버리고 수시로 따뜻하게 복용한다.

대구풍산大驅風散은 갑자기 죽을 듯 하고 풍사風邪가 신체와 오장五臟을 공벌해서 언어가 어눌하고 신지가 어둡거나 혹 습기濕氣를 밟아 변하여 각기脚氣가 된 경우에 이 처방이 더욱 좋다.

麻黃二兩 芎藭一兩半 石膏煨 一兩半 肉桂 白芷 甘草 乾薑炮 當歸 黃芩 杏仁去皮尖 炒 各二分

위 약재들을 썰어 매번 4돈을 물 1잔 반으로 6할이 되게 달여 찌꺼기를 버리고 수시로 복용한다. 조금 뜨겁게 복용해서 땀이 나면 그만둔다. 다른 처방에 형개荊芥와 죽력竹瀝 5홉을 함께 달이면 크게 효험이 있다 하고, 각기脚氣에 백출白朮 1냥과 건모과乾木瓜 1냥을 더하고 건강乾薑을 제거한다.

大驅風散은 治猝中欲死하고 風攻身體及五臟하야 言語蹇澁[383]하고 神思冒昧[384]커나 或履濕氣하야 變爲脚氣에 此方尤妙라

麻黃二兩 芎藭一兩半 石膏煨一兩半 肉桂 白芷 甘草 乾薑炮 當歸 黃芩 杏仁去皮尖炒各二分

右爲㕮咀하야 每服四錢호대 水盞半으로 煎六分하야 去滓하니 不以時候라 稍熱服하야 汗出爲度라 一方에 入荊瀝五合同煎하면 大驗이요 如脚氣에 加白朮一兩과 乾木瓜一兩하고 去乾薑이라

【東醫寶鑑】足 · 脚氣治法

당귀염통탕當歸拈痛湯

治濕熱脚氣腫痛 羌活 茵蔯酒炒 黃芩酒炒 甘草炙 各一錢 知母 澤瀉 赤茯苓 猪苓 白朮 防己 各六分 人參 苦參 升麻 乾葛 當歸 蒼朮 各四分 右剉作一貼 水二盞浸藥少時 煎至一盞 空心臨臥各一服寶鑑

지실대황탕枳實大黃湯

治濕熱脚氣腫痛 大黃酒煨三錢 羌活一錢半 當歸一錢 枳實五分 右作一貼 水煎空心服寶鑑

383) 蹇澁(건삽): 절뚝발이 건, 떫을 삽. 언어에 조리가 없는 상태로 말하는 모양.
384) 冒昧(모매): 사리를 따지지 않고 무작정 하는 모양.

第九十九問 산후 汗出 과다로 痓風이 생기는 경우

産後에 汗出多而變痓風者는 何也오

산후에 땀이 많이 나와 변하여 치풍痓風이 된 경우는 무엇 때문인가?

答曰 産後血虛하고 內理不腠密이라 故로 多汗이라 因遇風邪하야 搏變痓風이라 痓者는 口噤不開하고 背強而直이라 如風發癎狀이 搖頭馬鳴하고 身反折하고 須臾十發하고 氣息如絶하니 宜速斡口灌之小續命湯이니 稍緩이면 即汗出如雨요 手拭不及者는 不可治라 三因方에 云 既汗多는 如何오 更服麻黃桂等이 不若大局方大聖散이니 亦良藥이라

산후에 혈허血虛하고 안으로 주리가 고르지 않다. 그러므로 땀이 많이 난다. 풍사風邪를 만난 것으로 인해 부딪혀 치풍痓風이 된다. 치痓는 구금口噤으로 입이 열리지 않고 등 부위가 강직하다. 가령 풍증風證이 간질癎疾과 같은 형상을 발생하는 것이 머리를 흔들며 말소리를 내고 신체가 꺾이고 잠깐 동안에 10회나 발하고 호흡이 끊어질 듯하니 마땅히 속히 입을 벌리고 소속명탕小續命湯을 넣어 주면 조금 있다가 땀이 비오듯 나오고 손으로 더듬어 미치지 못하는 경우는 다스릴 수가 없다. 『삼인방三因方』에 이미 땀이 많은 경우는 어떠한가? 나시 마황麻黃이나 육계肉桂 등을 복용하는 것이 크게 『화제국방和劑局方』의 대성산大聖散만 못하니 또한 좋은 약이다.

小續命湯方은 見九十八問이라

소속명탕小續命湯처방은 98문에 보인다.

防風湯은 治産後中에 如角弓時時反張하고 口噤이라

防風一兩 葛根一兩 芎藭 生地 藁本 杏仁去皮尖各一兩 獨活二兩 甘草 桂心 防己 蔓荊子各七錢半 麻黃一兩

右爲㕮咀하야 每服四錢

방풍탕防風湯은 산후에 각궁角弓과 같이 때때로 몸이 뒤집어짐이 있고 구금口噤한 경우를 다스린다.

防風一兩 葛根一兩 芎藭 生地 藁本 杏仁去皮尖 各一兩 獨活二兩 甘草 桂心 防己 蔓荊子 各七錢半 麻黃一兩

위 약재들을 썰어 매번 4돈을 물 1잔 반으로 6할이 되게 달여 찌꺼기를 버리고 수시로 따뜻하게 복용한다.

호대 水盞半으로 煎六分하야
去滓溫服이니 不拘時라

【東醫寶鑑】婦人 · 産後風痓

귀형탕歸荊湯

治産後風痓 荊芥穗 微炒 當歸身尾 各等分 右爲末 每三錢 豆淋酒 調下入門

독활주獨活酒

治産後風痓 獨活 白鮮皮 各五錢 右剉 酒二升煎取一升 分二服本草

유풍산愈風散

治産後中風 荊芥穗略炒爲末 每三錢 豆淋酒 調下得效 ○一名擧鄕古拜散産寶

교가산交加散

治産後痓 生地黃一斤 生薑十二兩 各搗自然汁 以生地黃汁炒生薑滓 以生薑汁炒生地黃滓 合焙乾爲末 每三錢 溫酒調服入門

방풍당귀산防風當歸散

治産後痓 防風 當歸 川芎 熟地黃 各二錢半 右剉作一貼 水煎服海藏

혈풍탕血風湯

治産後諸風攣急 或痿弱 川芎 當歸 熟地黃 白朮 白茯苓 各一兩 白芍藥 秦艽 羌活 白芷 各七錢 防風五錢 右以一半爲細末 溫酒調下二錢 以一半爲末 蜜丸梧子大 溫酒呑下五七十丸丹心

第一百問 산후 下血 과다로 인한 虛極生風

產後所下過多하야 虛極生風者는 何也오

산후에 하혈下血이 과다하고 허한 것이 극해서 풍風을 생하는 경우는 무엇 때문인가?

答曰 婦人은 以榮血爲主하니 因產血下太多하면 氣無所主하야 唇青肉冷하고 汗出하고 目瞑神昏하야 命在須臾니 此는 但虛極生風也니 如此에 急服**濟危上丹**이면 良이나 以風藥治之면 則誤矣라

乳香 五靈脂 硫黃 太陰玄精石研 桑寄生 眞阿膠 卷栢生 陳皮各等分

右將上四味同研하고 石器內微火炒動하야 勿令焦하고 炒了에 再研極細하고 後에 入餘藥末이라 用地黃汁으로 和糊丸如桐子大하야 溫酒下二十丸이요 當歸酒下尤妙라

부인은 영혈營血을 주로 하니 산혈產血이 아주 많이 나오면 기氣가 머무를 바가 없어서 입술이 파랗고 기육이 냉冷해지고 땀이 나오고 눈이 침침하여 정신이 어두워 목숨이 경각에 이르면 이것이 '허극생풍虛極生風'이니 이와 같음에는 급히 제위상단**濟危上丹**을 복용하면 좋으나 풍약風藥으로 치료하면 그르치게 된다.

乳香 五靈脂 硫黃 太陰玄精石研 桑寄生 眞阿膠 卷栢生 陳皮 各等分

위 4가지 약재를 함께 갈고 석기 안에 미약한 불로 볶되 흑색이 되지는 않게 하고 볶은 이후에 다시 곱게 갈고 후에 나머지 가루를 넣는다. 지황즙地黃汁을 사용하여 풀에 오동 씨 크기로 환을 만들어 따뜻한 술로 20환을 복용하는데, 당귀주當歸酒로 복용하는 것이 더욱 좋다.

神授散은 治產後一切疼痛이니 不論大小하고 以致危篤者는 皆可服이라

百合水浸洗 乾薑炮 甘草 當歸 川芎各二兩 青皮 桂心 牡丹皮 白芍 陳皮各五兩 神麯炒 麥肉一本麥冬王宇泰書作麥芽 人參

신수산神授散은 산후에 모든 통증을 다스리니 대소를 막론하고 위급함이 중한데 이른 경우는 모두 복용할 수 있다.

百合水浸洗 乾薑炮 甘草 當歸 川芎 各二兩 青皮 桂心 牡丹皮 白芍 陳皮 各五兩 神麯炒 麥肉다른 책에 麥冬으로 되어 있고, 왕우태서王宇泰書에는 麥芽로 되어 있다. 人參 各三兩 紅花一兩半

위 약재들을 썰어 매번 2돈을 물 1잔에 생강 3조각과 대추 1매와 함께 7할이 되게 달여 빈속에 찌꺼기를 버리고 따뜻하게 복용한다. 임부는 복용할 수 없으니 허한 사람은 모란피牡丹皮와 홍화紅花를 제거하고 부자附子 3냥을 더한다.

各三兩 紅花一兩半

右爲㕮咀하야 每服二錢호대 水一盞에 薑三片과 棗君一少枚를 煎七分하야 空心去滓溫服이라 妊婦는 不可服이니 虛者는 去牡丹皮紅花하고 加附子三兩이라

【東醫寶鑑】 婦人 · 血崩

제위상단濟危上丹

治産時下血過多 虛極生風 脣青肉冷 汗出 目瞑 命在須臾 切不可用正風藥 亟投此

乳香 硫黃 五靈脂 太陰玄精石 陳皮 桑寄生 阿膠 卷栢 各等分 右將前四石藥 研微火炒 再研細 方入後四藥爲末 以生地黃汁和丸梧子大 溫酒下二三十丸得效

찾아보기

ㄱ

가감팔진탕 加減八珍湯 277
가미사물탕 加味四物湯 41
가미사칠탕 加味四七湯 85
가미이건탕 加味理建湯 128
가미이진탕 加味二陳湯 85
가미전씨백출산 加味錢氏白朮散 113
가미패독산 加味敗毒散 88
가미함흉탕 加味陷胸湯 218, 275
가출산 訶朮散 202
갈근탕 葛根湯 220
감리단 坎離丹 50
감리환 坎离丸 51
감맥대조탕 甘麥大棗湯 82
감수산 甘遂散 144
감초산 甘草散 256
강랑산 蜣蜋散 145
강심탕 降心湯 114
강염탕 薑鹽湯 210
강합원 薑合圓 63
개울도기탕 開鬱導氣湯 98
거사산 祛邪散 107
건중산 建中散 235
건지황환 乾地黃丸 222
견현환 見晛丸 273
경제단 經濟丹 49
계지복령탕 桂枝茯苓湯 167
계황산 雞黃散 200, 202
고경환 固經丸 125, 228, 292
고본건양단 固本健陽丹 54
고봉산 孤鳳散 285
고삼환 苦參丸 138
고주탕 苦酒湯 121
고진환 固眞丸 150
공진단 拱辰丹 42, 43
과체산 瓜蒂散 122
교가산 交加散 300, 306
교감지황전원 交感地黃煎元 282
교감지황환 交感地黃丸 284
교애궁귀탕 膠艾芎歸湯 169
교애사물탕 膠艾四物湯 169
교애탕 膠艾湯 37, 167, 169, 226
구미안신환 九味安腎丸 116
구사탕 驅邪湯 197
구생산 救生散 241
국방안신원 局方安腎元 116
국화탕 菊花湯 249
궁강산 芎羌散 55
궁궁탕 芎藭湯 264
궁귀보중탕 芎歸補中湯 178
궁귀조혈음 芎歸調血飮 104, 264, 278
궁귀탕 芎歸湯 125
궁소산 芎蘇散 187, 193
궁소음芎蘇飮 187
권백환卷栢丸 177
귀량절명산歸涼節命散 181
귀련환歸連丸 199
귀원산歸原散 164, 206
귀형탕歸荊湯 300, 306
규자복령산葵子茯苓散 234
규자탕 宜服葵子湯 255

김궤당귀산金匱當歸散 159
금심환芩心丸 41
금연반하탕芩連半夏湯 164, 206
금출탕芩朮湯 158
금화산金華散 20
길경지각탕桔梗枳殼湯 216

ㄴ

내보궁귀탕 內補芎歸湯 78
내보당귀환 內補當歸丸 38, 157
내복단 來復丹 102, 107

ㄷ

단연단 丹鉛丹 53
당귀기생탕 當歸寄生湯 169
당귀산 當歸散 40, 41, 228
당귀염통탕 當歸拈痛湯 304
당귀육황탕 當歸六黃湯 128
당귀윤조탕 當歸潤燥湯 239
당귀음 當歸飮 18
당귀음자 當歸飮子 211
당귀작약산 當歸芍藥散 199
당귀작약탕 當歸芍藥湯 201
당귀지황탕 當歸地黃湯 129, 172
당귀환 當歸丸 115
당기아위원 撞氣阿魏元 29
당기아위원 撞氣阿魏圓 27
대건중탕 大建中湯 127
대구풍산 大驅風散 304
대녕산 大寧散 202
대단하환 大斷下丸 99
대보익당귀환 大補益當歸丸 151
대복피산 大腹皮散 181
대성산 大聖散 27
대성일립금단 大聖一粒金丹 106
대안산 大安散 195
대암밀탕 大岩蜜湯 301
대조경산 大調經散 280
대칠기탕 大七氣湯 64
도인산 桃仁散 45
도인전환 桃仁煎丸 31
도인탕 桃仁湯 302
도홍산 桃紅散 57
독활산 獨活散 300
독활주 獨活酒 300, 306
동규자 冬葵子 184
동규자산 冬葵子散 182, 233
두구귤홍산 豆蔻橘紅散 238
두중산 杜仲散 115, 171
두중환 杜仲丸 171
두충환 杜冲丸 117

ㅁ

마인환 麻仁丸 143, 237, 290
마황순주탕 麻黃醇酒湯 122
만령산 萬靈散 87
만병환 萬病丸 32
만통환 萬痛丸 33
망우산 忘憂散 234
맥문동음자 麥門冬飮子 114
맥문동탕 麥門冬湯 252
목단피탕 牡丹皮湯 45
목통산 木通散 173, 181
목향순기산 木香順氣散 65
목향순기환 木香順氣丸 29
목향통기원 木香通氣圓 96
목향환 木香丸 273
몰약산 沒藥散 134, 302
몰약제통산 沒藥除痛散 27
몽강황련환 蒙薑黃連丸 201

ㅂ

반하복령탕 半夏茯苓湯 161, 164, 206
반하탕 半夏湯 255
반하후박탕 半夏厚朴湯 92
방풍당귀산 防風當歸散 300, 306
방풍산 防風散 58
방풍탕 防風湯 305
백개자산 白芥子散 111
백자인산 柏子仁散 281, 283

백자인원 柏子仁圓 35
백자인탕 柏子仁湯 112
백출산 白朮散 156, 162, 208, 224, 274
백출탕 白朮湯 202
백풍탕 百風湯 110
백합산 百合散 214, 215
벽피탕 蘗皮湯 122
별갑환 鱉甲丸 133
보경고진탕 補經固眞湯 150
보궁환 補宮丸 150
보기양혈탕 補氣養血湯 293
보수단 補髓丹 116
보신탕 補腎湯 117
보안백출산 保安白朮散 188
보안산 保安散 170
보영탕 補榮湯 79
보음환 補陰丸 52, 54
보중궁궁탕 補中芎藭湯 40
보태탕 補胎湯 244
복량환 伏梁丸 135
복령반하탕 茯苓半夏湯 63, 80, 81
복령산 茯苓散 283
복령저신탕 茯苓猪腎湯 256
복령탕 茯苓湯 175, 241
복령환 茯苓丸 110, 161
복룡간산 伏龍肝散 125, 227, 229
복선복화탕 服旋覆花湯 251
복신산 茯神散 139, 141
복신음자 茯神飮子 248
복총백탕 服葱白湯 253
분돈환 奔豚丸 136
분심기음 分心氣飮 66
불수산 佛手散 166
비기환 肥氣丸 135
비기환 痞氣丸 135
빈랑산 檳榔散 180

ㅅ

사물고련탕 四物苦練湯 98
사물탕 四物湯 79, 155, 158
사미환장환 四味換腸丸 236
사순음자 四順飮子 236
사신산 四神散 301
사제백출산 四製白朮散 129
사제향부환 四製香附丸 23
사칠탕 四七湯 66, 84, 162
사향원 麝香元 61
사향환 麝香丸 60
삼령백출산 參苓白朮散 209
삼습탕 滲濕湯 100
삼신환 三神丸 45
삼재환 三才丸 122
삼출음 參朮飮 234
삼퇴음 三退飮 267
상기생산 桑寄生散 168, 169
상륙적소두탕 商陸赤小豆湯 174
생미모 生眉毛 90
생발약 生髮藥 89
생부탕 生附湯 100
생진양혈탕 生津養血湯 114
서각산 犀角散 211
서경탕 舒經湯 111
석곡산 石斛散 51
석위산 石葦散 231
석위음자 石葦飮子 143
선복화탕 旋覆花湯 251, 297
성비음자 醒脾飮子 196
세신오미자탕 細辛五味子湯 205
세폐산 洗肺散 73
세풍산 洗風散 118
소교애탕 小膠艾湯 169
소삼소음 小參蘇飮 204, 298
소속명탕 小續命湯 303, 305
소시호가지황탕 小柴胡加地黃湯 102, 107
소시호탕 小柴胡湯 71
소요산 逍遙散 37
소조경산 小調經散 280
소지황환 小地黃丸 161
소풍산 消風散 164
소풍윤장환 疎風潤腸丸 239

소합향원 蘇合香元 68
소합향환 蘇合香丸 67
숙건지황산 熟乾地黃散 292
순영탕 順榮湯 30
승금산 勝金散 268
승양제습탕 升陽除濕湯 125, 228
시호산 柴胡散 252
시호사물탕 柴胡四物湯 103, 264, 278
시호지각탕 柴胡枳殼湯 193
시호지황탕 柴胡地黃湯 104
식분환 息賁丸 136
신건음자 神健飮子 71
신비탕 神秘湯 204
신선오운단 神仙烏雲丹 90
신선취보단 神仙聚寶丹 46, 48
신수산 神授散 307
신조환 神助丸 92
신착탕 腎着湯 116
십전산 十全散 186

ㅇ

아교산 阿膠散 166, 186
안영탕 安榮湯 178
안태산 安胎散 172
안태음 安胎飮 171, 172
안태화기산 安胎和氣散 175
안태환 安胎丸 159
압자전 鴨子煎 202
애엽탕 艾葉湯 245
양기활혈단 養氣活血丹 148
양붕교애탕 陽崩膠艾湯 123
양영탕 養榮湯 24, 25
양혈지황탕 凉血地黃湯 104, 125, 228, 264, 278
여성탕 如聖湯 178
역산 逆産 261
영신고 寧神膏 282
영양각탕 羚羊角湯 221
예복시호산 預服柴胡散 252
오금산 烏金散 259, 262
오령산 五苓散 209
오령지산 五靈脂散 21, 111
오미안태환 五味安胎丸 178
오생환 寤生丸 260
오자계탕 烏雌雞湯 244
오향염통환 五香拈痛丸 97
옥설탕 沃雪湯 58
옥용산 玉容散 119
옥진원 玉眞圓 56
옥촉산 玉燭散 32
옥포두 玉抱肚 96
온경탕 溫經湯 21, 27
완식단 緩息丹 214
용뇌계소환 龍腦鷄蘇丸 76
용부양진탕 茸附養眞湯 40
용치호박산 龍齒琥珀散 102
우슬탕 牛膝湯 266, 267
우황고 牛黃膏 264, 278
우황사심탕 牛黃瀉心湯 108
우황환 牛黃丸 106
웅계탕 雄雞湯 247
웅황환 雄黃丸 223
원지환 遠志丸 141
위생탕 衛生湯 32
유백피탕 楡白皮湯 240
유비탕 柔脾湯 78
유풍산 愈風散 300, 306
유향환 乳香丸 260
육군자탕 六君子湯 274
육신산 六神散 72
음붕고경환 陰崩固經丸 124
응통원 應痛元 111
이기산 二氣散 84
이기탕 理氣湯 110
이모산 二母散 204, 298
이어탕 鯉魚湯 175, 183, 241
이중탕 理中湯 208, 237
이진탕 二陳湯 162
인삼강활탕 人參羌活湯 192
인삼산 人參散 163

인삼석고탕 人參石膏湯 114
인삼좌산 人參剉散 35
인삼형개산 人參荊芥散 289
인삼환 人參丸 155
인진오령산 茵陳五苓散 121
입험환 立驗丸 75

ㅈ

자계환 紫桂丸 149
자금단 紫金丹 62, 65
자금산 紫金散 134
자박환 煮朴丸 237
자석영원 紫石英圓 19
자울원 紫菀圓 73
자울탕 紫菀湯 214
자음양혈환 滋陰養血丸 90
자장오인환 滋腸五仁丸 291
자혈탕 滋血湯 28, 31
작약감초탕 芍藥甘草湯 98
작약탕 芍藥湯 254
장승탕 匠勝湯 294
저성탕 抵聖湯 205
저신탕 猪腎湯 277
적기산 的奇散 287
적룡단 赤龍丹 124
적복령탕 赤茯苓湯 205
적석지산 赤石脂散 199
전도산 顚倒散 145
전생백출산 全生白朮散 175, 242
정기탕 正氣湯 129
정력환 葶藶丸 94
정비산 正脾散 279, 280
정통산 定痛散 286
정향산 丁香散 145, 208
정향안위탕 丁香安胃湯 63
제생석고탕 濟生石膏湯 197
제위상단 濟危上丹 307, 308
조경산 調經散 38, 279, 281
조경양혈원 調經養血元 38
조기환 調氣丸 217
조세약 澡洗藥 138
조중탕 調中湯 250, 286
조태산 罩胎散 186, 192
주자당귀환 酒煮當歸丸 152
죽력탕 竹瀝湯 212
죽여탕 竹茹湯 160, 164, 206
죽엽탕 竹葉湯 212
증손사물탕 增損四物湯 276
증손시호탕 增損柴胡湯 277
지각산 枳殼散 158, 240
지각탕 枳殼湯 169
지궁산 枳芎散 131
지루산 止漏散 165
지부탕 地膚湯 231
지실대황탕 枳實大黃湯 304
지실리중탕환 枳實理中湯丸 216
지실이중원 枳實理中元 218, 274
지실치자탕 枳實梔子湯 190
지유산 地楡散 176
지행환 枳杏丸 142
지홍산 止紅散 75
지황산 地黃散 121
지황탕 地黃湯 101
지황환 地黃丸 196
진사취보단 辰砂聚寶丹 113
진주모 眞珠母 144
진주환 眞珠丸 143
진통산 趂痛散 131, 288
진통음자 趂痛飮子 26

ㅊ

차전자산 車前子散 233
창백저피환 蒼柏樗皮丸 149
천궁산 川芎散 58
천궁환 川芎丸 58
천김보태환 千金保胎丸 178
천문동음 天門冬飮 215
천문동탕 天門冬湯 213
철각환 鐵脚丸 145
철분산 鐵粉散 108

청경사물탕 淸經四物湯 22
청기탕 淸肌湯 196
청신양영탕 淸神養榮湯 58
청열사습탕 淸熱瀉濕湯 88
청열조혈탕 淸熱調血湯 22
청평탕 淸平湯 81
청혼산 淸魂散 271, 272
초묵산 醋墨散 272
초인환 椒仁丸 93
초전산 醋煎散 96, 130
총백탕 葱白湯 188, 253
최생단 催生丹 270
취두풍병아 醉頭風餅兒 57
치자대청탕 梔子大靑湯 190
칠기탕 七氣湯 66
칠물탕 七物湯 19
칠보산 七寶散 271
칠제향부환 七製香附丸 23
칠진산 七珍散 284, 285
침향강기탕 沉香降氣湯 19
침향도기환 沉香導氣丸 91
침향리기탕 沉香理氣湯 217
침향전 沉香煎 36

ㅌ

탈명단 奪命丹 266, 267
탈명산 奪命散 272
태조탕 太棗湯 82
통경사물탕 通經四物湯 22
통경원 通經圓 44
통경탕 通經湯 32
통경환 通經丸 20, 45
투경탕 透經湯 60, 289

ㅍ

팔미흑신산 八味黑神散 302
팔순리중환 八順理中丸 294
팔풍탕 八風湯 299
패모산 貝母散 73
평위산 平胃散 65
평폐탕 平肺湯 75, 204
필응산 必應散 70
필해환 蓽薢丸 232

ㅎ

행인탕 杏仁湯 253
향계산 香桂散 225
향련환 香連丸 198
향령환 香靈丸 295
향유산 香薷散 210
향유음 香薷飮 209
혈풍탕 血風湯 300, 306
형개산형개산 荊芥散荊芥散 272
호골산 虎骨散 59, 61
호마산 胡麻散 137
호박산 琥珀散 28, 78, 282
호박흑산 琥珀黑散 268
홍옥산 紅玉散 119
홍화당귀산 紅花當歸散 45
화혈익기탕 和血益氣湯 114
환도계당귀환 丸桃桂當歸丸 302
환원추석환 還元秋石丸 90
환퇴환 換腿丸 87
활락탕 活絡湯 111
활혈단 活血丹 87
황금산 黃芩散 124
황금탕 黃芩湯 245
황기음자 黃芪飮子 127
황련사심탕 黃連瀉心湯 108
황련산 黃連散 122
황련청심음 黃連淸心飮 51
황련화담환 黃連化痰丸 73
황룡탕 黃龍湯 187, 192, 193
회생신고 廻生神膏 145
횡산 橫産 261
흑룡단 黑龍丹 225, 263
흑신산 黑神散 262, 265, 270, 278